普通内科护理学

主 编 牟 静 匡凌云 王爱红 何艳艳
副主编 李芳芳 黄 娜 刘书霞 许 伟 李慎竹
       李慎娟
编 委（以姓氏笔画为序）
       丁 琳 王玉国 王爱红 厉 岩 匡凌云
       刘书霞 许 伟 牟 静 李芳芳 李慎竹
       李慎娟 时春玲 何艳艳 汪 霞 黄 娜
       焦 彦 潘月娜

科学出版社
北 京

内 容 简 介

本书共 11 章，系统地介绍了呼吸系统疾病患者的护理、循环系统疾病患者的护理、消化系统疾病患者的护理、泌尿系统疾病患者的护理、血液及造血系统疾病患者的护理、内分泌代谢性疾病患者的护理、风湿性疾病患者的护理、理化因素所致疾病患者的护理、神经系统疾病患者的护理、内科护理常规操作技术，理论与实际结合，重点突出，实用易懂。本书各部分在编写过程中，力求切合学科的知识结构，具有专业性、系统性、实用性、指导性、先进性等特点。

本书可供在岗护士、高级护理学专业人员培训使用，也可供医院低年资医护工作者学习参考。

图书在版编目（CIP）数据

普通内科护理学 / 牟静等主编. —北京：科学出版社，2021.1
ISBN 978-7-03-066048-0

Ⅰ.①普⋯ Ⅱ.①牟⋯ Ⅲ.①内科学-护理学 Ⅳ.①R473.5

中国版本图书馆 CIP 数据核字（2020）第 170094 号

责任编辑：周 园 朱 华 / 责任校对：贾娜娜
责任印制：李 彤 / 封面设计：范 唯

科学出版社 出版
北京东黄城根北街 16 号
邮政编码：100717
http://www.sciencep.com

北京虎彩文化传播有限公司 印刷
科学出版社发行 各地新华书店经销

*

2021 年 1 月第 一 版 开本：787×1092 1/16
2021 年 1 月第一次印刷 印张：10 3/4
字数：333 000
定价：138.00 元
（如有印装质量问题，我社负责调换）

前　　言

本书按照护理专业人员岗位胜任力的要求，组织临床护理专家编写。编写的基本思路如下。①定位上力求符合基层医院护理学专业人才的培养目标、规格和业务要求，适应当前医院的改革与发展趋势，注重护理人才综合素质和创新能力的培养。②突出以人的健康为中心，以疾病为框架，培养学生科学的临床思维和工作方法，使其能够发现和解决护理过程中的问题。③适应现阶段人民健康需求和疾病谱的变化，注重知识更新。④内容上强调基本知识、基本理论、基本操作，按照标准规范统一。本书旨在让护理专业人员在最短的时间内较好地掌握临床上常见病、多发病的诊疗技术、防治手段及护理程序。

本书内容涵盖了呼吸系统、循环系统、消化系统、泌尿系统、内分泌系统等疾病患者的临床护理，包括了内科常用护理操作技术，共11章。本书结构层次清晰，内容简洁、精练，紧密结合临床护理工作实际，以患者为中心，重点突出，方便实用。本书各章的编审负责人都是从事临床、教学一线多年的资深专家，在编写过程中力求切合学科的知识结构，突出专业性、系统性、实用性、指导性、先进性，相信本书将对基层医院专业护理人员大有裨益。

本书在编写过程中得到了医院领导和专家的大力支持，在此一并表示诚挚的感谢。本书全体编者都以高度认真负责的态度参与工作，但因水平有限，如有疏漏失误，敬请读者及同行专家批评指正，以求再版时改进与完善。

《普通内科护理学》编写组

2019年6月

目　　录

前言
第一章　绪论 ··· 1
　　第一节　护理体检 ·· 1
　　第二节　常用实验室检查 ··· 8
　　第三节　其他检查 ··· 14
　　第四节　内科患者心理护理及疾病各期患者护理 ······································ 18
第二章　呼吸系统疾病患者的护理 ··· 20
　　第一节　概论 ··· 20
　　第二节　急性上呼吸道感染患者的护理 ·· 22
　　第三节　支气管哮喘患者的护理 ·· 23
　　第四节　慢性支气管炎和阻塞性肺气肿患者的护理 ··································· 25
　　第五节　慢性肺源性心脏病患者的护理 ·· 26
　　第六节　支气管扩张患者的护理 ·· 28
　　第七节　肺炎患者的护理 ··· 29
　　第八节　肺结核患者的护理 ·· 31
　　第九节　气胸患者的护理 ··· 32
　　第十节　原发性支气管肺癌患者的护理 ·· 34
　　第十一节　慢性呼吸衰竭患者的护理 ·· 36
第三章　循环系统疾病患者的护理 ··· 38
　　第一节　概论 ··· 38
　　第二节　心力衰竭患者的护理 ·· 40
　　第三节　心律失常患者的护理 ·· 44
　　第四节　心脏瓣膜病患者的护理 ·· 47
　　第五节　冠状动脉粥样硬化性心脏病患者的护理 ······································ 49
　　第六节　病毒性心肌炎患者的护理 ·· 51
　　第七节　原发性高血压患者的护理 ·· 52
第四章　消化系统疾病患者的护理 ··· 55
　　第一节　概述 ··· 55
　　第二节　胃炎患者的护理 ··· 58
　　第三节　消化性溃疡患者的护理 ·· 60
　　第四节　溃疡性结肠炎患者的护理 ·· 63
　　第五节　肝硬化患者的护理 ·· 65
　　第六节　原发性肝癌患者的护理 ·· 67
　　第七节　肝性脑病患者的护理 ·· 69
　　第八节　急性胰腺炎患者的护理 ·· 71
　　第九节　结核性腹膜炎患者的护理 ·· 72
　　第十节　上消化道大量出血患者的护理 ·· 73

第五章　泌尿系统疾病患者的护理 ·········· 77
- 第一节　概论 ·········· 77
- 第二节　慢性肾小球肾炎患者的护理 ·········· 79
- 第三节　原发性肾病综合征患者的护理 ·········· 80
- 第四节　肾盂肾炎患者的护理 ·········· 82
- 第五节　慢性肾衰竭患者的护理 ·········· 84
- 第六节　透析疗法的护理 ·········· 87

第六章　血液及造血系统疾病患者的护理 ·········· 89
- 第一节　概论 ·········· 89
- 第二节　贫血患者的护理 ·········· 90
- 第三节　特发性血小板减少性紫癜患者的护理 ·········· 93
- 第四节　白血病患者的护理 ·········· 94

第七章　内分泌代谢性疾病患者的护理 ·········· 98
- 第一节　概论 ·········· 98
- 第二节　甲状腺功能亢进患者的护理 ·········· 99
- 第三节　糖尿病患者的护理 ·········· 101

第八章　风湿性疾病患者的护理 ·········· 105
- 第一节　概论 ·········· 105
- 第二节　系统性红斑狼疮患者的护理 ·········· 105
- 第三节　类风湿关节炎患者的护理 ·········· 107

第九章　理化因素所致疾病患者的护理 ·········· 109
- 第一节　概论 ·········· 109
- 第二节　急性有机磷农药中毒患者的护理 ·········· 110
- 第三节　急性一氧化碳中毒患者的护理 ·········· 111
- 第四节　中暑患者的护理 ·········· 112

第十章　神经系统疾病患者的护理 ·········· 115
- 第一节　概论 ·········· 115
- 第二节　急性脑血管疾病患者的护理 ·········· 118
- 第三节　癫痫患者的护理 ·········· 120
- 第四节　急性感染性多发性神经炎患者的护理 ·········· 121

第十一章　内科护理常规操作技术 ·········· 123
- 第一节　清洁与舒适管理 ·········· 123
- 第二节　营养与排泄护理 ·········· 127
- 第三节　身体活动管理 ·········· 132
- 第四节　常见症状护理 ·········· 136
- 第五节　皮肤、伤口、造口护理 ·········· 143
- 第六节　气道护理 ·········· 149
- 第七节　引流护理 ·········· 158
- 第八节　围手术期护理 ·········· 163

第一章 绪 论

第一节 护理体检

护理体检是指护士通过自己的感觉器官（眼、耳、鼻、手）或借助简单的检查工具（听诊器、叩诊锤等）对患者全身或身体某些部位进行系统的检查，以了解患者身体健康状况的一种基本方法。

一、护理体检的准备工作和基本检查方法

1. 准备工作

（1）物品准备：治疗盘内应有体温计、血压计、手电筒、压舌板、听诊器、叩诊锤及记录用纸笔等，护理人员应会正确使用。

（2）环境准备：环境应安静、温度适宜、光线充足，必要时使用屏风遮挡。

（3）患者准备：检查前应对患者做好解释工作，解除其顾虑，避免患者有心理负担；患者应取舒适的体位，认真配合检查。

2. 基本方法 护理体检中视诊检查方法用得较多。护理体检应把检查内容的重点放在与护理诊断相关的体格检查上。护理体检的基本方法包括：

（1）视诊：是通过视觉观察了解患者全身或局部的病变特征的一种检查方法。视诊检查要求有温暖的环境和适当的自然光线。在过强或过暗灯光下护理人员不能正确地辨别黄疸、皮疹和出血点。

（2）触诊：是通过手的感觉对患者的某些器官或组织的物理特征进行判断的一种检查方法。触诊一般用手掌面或其尺侧、掌指关节部掌面和手指指腹进行。触诊时要注意对患者的保暖，护士的手不宜过凉、指甲不宜过长、压力适当、由浅入深、先触诊健侧后触诊患侧。

（3）叩诊：用手指叩击患者身体某部的表面，使之产生震动而发出音响。根据震动和音响的特点来判断被检查部位的脏器状态有无异常。叩诊可有实音、浊音、鼓音、清音、过清音。

（4）听诊：直接用耳或借助听诊器听取患者体内相关脏器活动时所产生的微弱声音，根据其变化来推断脏器病变情况。听诊时，环境要安静、温暖、避风。听诊前应注意听诊器的耳件方向是否正确，管腔是否通畅；体件要紧贴被检查部位，以免与皮肤摩擦而产生影响听诊的附加音。

（5）嗅诊：即以嗅觉辨别发自患者体表、呼吸道、胃肠道或呕吐物、排泄物等的异常气味，以判断疾病的性质和变化及疾病与异常气味之间的关系。嗅诊方法是护士用手将患者散发的气味扇向自己的鼻部，以便判断气味的性质。

二、一般状态检查

1. 全身一般状况

（1）体温（T）：正常腋窝温度为36~37℃，低于36℃为体温过低，见于慢性消耗性疾病、极度衰弱、甲状腺功能减退、休克、急性大出血等患者；高于37℃为发热，见于感染、炎症、内出血、恶性肿瘤、无菌性组织破坏、抗原-抗体性疾病和内分泌疾病等患者。

（2）脉搏（P）：测量脉搏可在短时间内获得患者全身状态、循环状态等方面的资料。正常成人脉率60~100次/分。进食后、劳动、情绪激动时脉率可增快。常见的脉搏异常有：

1）速脉：每分钟超过100次，见于发热、贫血、甲状腺功能亢进、心功能不全、周围循环衰竭、心肌炎等情况。

2）缓脉：每分钟低于60次，见于颅内压增高、黄疸、甲状腺功能减退、病态窦房结综合征等。

3）水冲脉：脉搏骤起骤落，急促有力。水冲脉系脉压增大所致，主要见于主动脉瓣关闭不全、甲状腺功能亢进、严重贫血等。检查水冲脉时，将患者的手臂抬高过头，触诊其桡动脉，可感到脉搏急

促有力的冲击。

4）交替脉：脉搏一强一弱交替出现但节律正常，这是心室收缩力强弱不均所致。可见于高血压性心脏病、急性心肌梗死、心肌炎等，交替脉是左心衰竭的重要体征。

5）奇脉：平静吸气时脉搏明显减弱或消失，又称吸停脉，见于心包积液和缩窄性心包炎。

6）不整脉：脉搏不规则地搏动，称不整脉，见于心律失常。如脉率少于心率，称为脉搏短绌，见于心房颤动、期前收缩。计数脉搏的时间至少需要1分钟。

（3）呼吸（R）：正常人的呼吸，男性以腹式呼吸为主，女性以胸式呼吸为主。检查呼吸时，首先应注意呼吸频率、节律、深度的改变，正常成年人静息时的呼吸次数为12~20次/分。

1）呼吸加快：呼吸次数超过每分钟24次，见于肺及胸膜病变、心脏病、发热、严重贫血、甲状腺功能亢进等。

2）呼吸减慢：呼吸次数少于每分钟12次，见于呼吸中枢受到抑制、颅内压升高等。

3）潮式呼吸（亦称陈-施呼吸）：呼吸由浅慢逐渐变为深快，达到最大强度后，呼吸再由深快变为浅慢，继之呼吸暂停数秒，随后又重复出现上述节律，为呼吸中枢兴奋性降低所造成，见于中枢神经系统疾病、中毒等。

4）间停呼吸（亦称比奥呼吸）：呼吸次数明显减少，并且每隔一段时间即有呼吸暂停数秒钟，呈现一定的规律，是呼吸中枢兴奋性显著降低的表现，是病情危急的征象。

5）酸中毒大呼吸（亦称库斯莫尔呼吸）：呼吸加深且频率稍快，见于代谢性酸中毒。

6）呼吸浅快：见于呼吸道阻塞、肺气肿、呼吸衰竭等。

其次应注意呼吸气味的改变：①恶臭味，可见于支气管扩张或肺脓肿患者。②肝腥（肝臭）味，可见于肝性脑病患者。③氨（尿）味，可见于尿毒症患者。④烂苹果味，可见于糖尿病酮症酸中毒患者。⑤刺激性（臭、大蒜）味，可见于有机磷农药中毒患者。

（4）血压（BP）：正常血压值为收缩压＜140mmHg，舒张压＜90mmHg。常见的血压异常包括以下几种：

1）血压升高：收缩压≥140mmHg和（或）舒张压≥90mmHg；短暂的血压升高见于剧烈疼痛、情绪激动、身处寒冷环境、缺氧等；持久的血压升高见于原发性高血压、肾脏疾病等。

2）血压降低：收缩压＜90mmHg，舒张压＜60mmHg，见于休克、心功能不全、心肌梗死等。

3）脉压增大和减少：脉压≥60mmHg为脉压明显增大，见于主动脉瓣关闭不全、甲状腺功能亢进、严重贫血等；脉压＜30mmHg为脉压减小，见于低血压、心包积液、重度主动脉瓣狭窄、心力衰竭等。

（5）意识状态：意识是大脑功能活动的综合表现，正常人意识清晰。凡是能对大脑功能产生影响的疾病，均会引起不同程度的意识改变，即意识障碍。根据意识障碍的程度可分为以下几种。

1）嗜睡：即患者处于病理性睡眠状态，可被唤醒且醒后尚能保持短时间的醒觉状态，一旦刺激去除又迅速入睡，是最轻的意识障碍。

2）意识模糊：意识障碍的程度比嗜睡深，患者有定向障碍，思维和语言也不连贯，对周围环境的理解和判断失常，可有错觉、幻觉、躁动、精神错乱等，常见于急性重症感染的高热期。另有一种以兴奋性增高为主的意识模糊，伴有知觉障碍，称为谵妄，表现为定向力丧失，感觉错乱，乱语躁动。

3）昏睡：患者不易被唤醒，在强烈刺激下（如压迫眶上神经）可被唤醒，醒时答话含糊或答非所问。

4）昏迷：指患者的运动和感觉完全丧失，给予其任何刺激都不能被唤醒。浅昏迷时，患者意识大部分丧失，对声、光等刺激无反应，但对强烈的疼痛刺激出现痛苦表情或肢体回缩等防御反应，存在瞳孔对光反射、角膜反射、吞咽反射、咳嗽反射等；深昏迷时患者意识完全丧失，运动和感觉完全丧失，所有反射均消失，任何刺激都不能将其唤醒，瞳孔散大，大小便失禁或潴留。

（6）面容和表情：正常人表情自如，面色红润，精神饱满。常见的病态面容和表情有下面几种。

1）急性病容：患者表现为面颊潮红、兴奋不安、呼吸急促、痛苦呻吟等，多见于急性感染性疾病。

2）慢性病容：患者表现为面容憔悴、面色苍白或灰暗、精神萎靡、瘦弱无力，多见于慢性消耗性疾病。

3）病危面容：患者表现为面容枯槁、面色灰白或发绀，表情淡漠，眼眶凹陷，目光无神，皮肤湿冷，甚至大汗淋漓，多见于严重脱水、大量出血、休克等患者。

4）二尖瓣面容：患者表现为口唇微绀、两面颊绀红，为毛细血管扩张所致，见于风湿性心脏病、二尖瓣狭窄患者。

5）甲状腺功能亢进面容：患者表现为面容惊愕、眼裂增宽、眼球凸出、目光闪烁、表情兴奋、激动易变。

6）满月面容：患者表现为面如满月、皮肤发红，常伴痤疮和毳毛，见于肾上腺皮质增生和长期应用糖皮质激素的患者。

7）肢端肥大症面容：患者表现为头颅增大、面部变长、下颌增大向前突出、眉弓及两颧部隆起、耳鼻增大、唇舌肥厚。

（7）发育和体型：判断发育是否正常，通常是用年龄、智力和身体状况（身高、体重、第二性征）之间的关系来判断。成人正常发育的指标：胸围等于身高的一半；两上肢水平展开的长度约等于身高；坐高等于下肢的长度。临床上病态发育常与内分泌疾病有关。成年人的体型可以概括为瘦长型、矮胖型和匀称型三种。

（8）营养状态：根据患者的皮肤、毛发、皮下脂肪、肌肉发育等情况进行综合判断。临床上将营养状态分为良好、中等、不良、肥胖四个等级。

（9）体位：患者可因疾病性质或意识状态的不同，而采取不同的体位。常见的有自动体位、被动体位及强迫体位等。

（10）四肢、脊柱与步态：某些疾病可使患者步态异常或姿势改变，如小脑疾病时呈醉酒步态；震颤麻痹症患者呈慌张步态；四肢畸形或脊柱疾病，也可引起姿势和步态的异常。

2. 皮肤黏膜检查

（1）弹性：皮肤弹性与年龄、营养状况、皮下脂肪及组织间隙液体量有关。弹性减退时皮肤皱褶平复缓慢，见于严重脱水，老年人皮肤亦常松弛、弹性减退。常用检查部位为手背或前臂内侧。

（2）湿度：皮肤湿度与汗腺分泌有关。生理情况下，出汗多少可因环境温度、湿度的变化而变化。病理情况下，出汗过多见于风湿病、甲状腺功能亢进等；如出汗发生于夜间熟睡后，称为夜间盗汗；如出汗伴有皮肤厥冷，称为冷汗；皮肤干燥无汗可见于脱水、黏液性水肿、维生素 A 缺乏等。

（3）颜色

1）苍白：多由血红蛋白量减少或末梢毛细血管充盈不足引起，见于贫血、出血、主动脉瓣关闭不全、寒冷、惊恐、休克、虚脱等患者。

2）发红：多由皮肤毛细血管扩张充血、血流加速或红细胞数量增多所致，见于运动、饮酒、发热性疾病、阿托品中毒等。

3）发绀：指血液中还原血红蛋白绝对量超过50g/L时，皮肤黏膜出现青紫色的现象。常见部位有口唇、面颊、指端、耳垂等。

4）黄染：血液中胆红素浓度过高，渗入皮肤和黏膜而使其发黄。见于胆道阻塞、肝细胞损害或溶血性疾病，易在巩膜和口腔黏膜处观察到。另外，食用过多胡萝卜、南瓜、柑橘等也可使皮肤黄染，但黄染部位多在手掌、足底皮肤。

5）色素沉着：皮肤、黏膜色泽加深呈暗褐色，见于慢性肾上腺皮质功能减退及肝硬化等患者。

（4）皮疹：可分为斑疹、玫瑰疹、丘疹、斑丘疹、荨麻疹等。通常是某些疾病诊断的重要依据，常见于皮肤病、传染病、重症感染、药物过敏等。

（5）皮肤或黏膜下出血：主要见于出血性疾病、重症感染、某些中毒及外伤等。根据出血直径大小及伴随情况可分为瘀点（直径在2mm以下的出血点）、紫癜（直径在3～5mm的出血点）、瘀斑（直径在2mm以上的出血点）、血肿（片状出血伴局部皮肤隆起）。

（6）蜘蛛痣：是由于皮肤小动脉末端扩张，使一支小动脉伸展出辐射状的分支而形成的蜘蛛样血管痣。其产生与肝脏对体内雌激素灭活能力减弱有关。检查时（如用棉签杆）压迫痣中心，其辐射状小血管网即消失，压力解除后，蜘蛛痣又出现。常见于慢性肝病患者，也可见于健康的妊娠期妇女。

（7）水肿：为皮下组织的细胞内及组织间隙内的液体潴留所致。若以手指加压，局部组织出现凹陷，称为凹陷性水肿。按凹陷的程度分为轻、中、重三度。黏液性水肿经指压后局部组织无凹陷，称为非凹陷性水肿。其检查方法为指压后停留片刻，观察有无压陷及平复情况。常用检查部位为胫骨前、踝部、足背、腰骶部及额前等浅表骨面部位。

（8）破损与溃疡：各种炎症、外伤、局部受压等均可导致皮肤、黏膜出现破损和溃疡。

1）皮肤：局部持续受压或其他理化因素刺激可使皮肤发生破损与溃疡。

2）口腔黏膜：检查有无黏膜溃疡和感染。口腔炎症可发生黏膜溃疡，长期使用广谱抗生素或衰弱重病者可发生口腔黏膜真菌感染。

3）咽及扁桃体：检查应注意有无充血、水肿、溃疡、渗出物，扁桃体有无肿大、充血、分泌物或脓液。扁桃体肿大一般分为3度：不超过咽腭弓者为Ⅰ度，超过咽腭弓者为Ⅱ度，达咽后壁中线者为Ⅲ度。

3. 淋巴检查 正常情况下浅表淋巴结不大，不易触及。偶可触及颈部、颌下或腹股沟淋巴结，但一般直径小于0.5cm，表面光滑、质软、无压痛，可活动，不与周围组织粘连。

（1）检查的方法、顺序和内容：①方法：使患者被检查部位的皮肤和肌肉放松，护士的手指指腹紧贴被检查部位，由浅入深进行滑行触诊。②顺序：从耳后开始，顺序检查颌下、颈部、锁骨上窝、腋下、腹股沟和腘窝的淋巴结。③内容：检查淋巴结的数目、大小、硬度，有无触痛、粘连，局部皮肤有无红肿。

（2）主要临床意义：①非特异性淋巴结炎，触诊有压痛，但质软、无粘连。②恶性肿瘤淋巴结转移，为局部性，触诊质硬而无压痛，与周围组织粘连而固定。肺癌多向右侧锁骨上窝或腋窝淋巴结群转移；胃癌多向左侧锁骨上窝淋巴结转移。③淋巴结结核，多发生在颈部，与周围组织粘连且相互粘连，晚期破溃后形成瘘管。④全身淋巴结肿大，大小不等，遍及全身，无粘连，多见于淋巴瘤、白血病、传染性单核细胞增多症等。

三、胸部检查

1. 胸部体表标志及其意义

（1）胸骨角：为胸骨柄与胸骨体交界处的突起。胸骨角与第2肋软骨相连接，是计数肋骨的重要标志。

（2）颈椎棘突：低头时第7颈椎棘突最突出，是计数椎骨的骨骼标志。

2. 胸廓与胸壁

（1）正常胸廓：左右两侧的肩部、肩胛骨、锁骨、肋骨大致对称，成年人胸廓的前后径小于左右径。

（2）常见的异常胸廓。①扁平胸：胸廓扁平，前后径小于左右径的一半。见于瘦长体型者、慢性消耗性疾病如肺结核患者。②桶状胸：胸廓呈桶状，前后径明显增大，甚至与左右径相等，肋间隙增宽。多见于肺气肿患者，也可见于老年人和矮胖体型者。③佝偻病胸：胸廓的前后径略大于左右径，胸部上下长度较短，胸骨的中下段前突形似鸡胸；若胸骨下部剑突处显著内陷，形成漏斗胸，称为佝偻病漏斗胸；肋骨与肋软骨连接处隆起呈串珠状，称为佝偻病串珠。④局部异常隆起和凹陷：异常隆起可见于大量胸腔积液、气胸、胸腔肿瘤的患者；异常凹陷可见于肺不张、广泛胸膜粘连。

3. 气管、肺和胸膜

（1）视诊。①呼吸运动：一侧胸壁、胸膜或肺部的病变可使患侧呼吸运动减弱；健侧可有代偿性的呼吸运动增强。双侧呼吸运动减弱见于肺气肿患者。②三凹征：吸气性呼吸困难时，表现为吸气费力、吸气时间延长，严重者在吸气时出现胸骨上窝、锁骨上窝、肋间隙（及腹上角）凹陷，称为三凹征。见于上呼吸道部分梗阻患者，如上呼吸道炎症、水肿或有异物。

（2）触诊。①气管触诊：触诊气管有无偏移。如有大量胸腔积液、气胸或纵隔肿瘤可将气管推向健侧；如有广泛胸膜粘连、肺不张，可将气管拉向患侧。②触觉语颤：语颤减弱见于肺气肿、阻塞性肺不张、大量胸腔积液、气胸；语颤增强见于肺组织炎症或肺实变。

(3) 叩诊：正常肺部叩诊为清音。若在肺部清音区出现其他叩诊音则为异常叩诊音。①过清音：见于肺气肿。②浊音或实音：见于肺炎、胸腔积液、肺部肿瘤。③鼓音：见于气胸。

(4) 听诊

1) 正常呼吸音。①肺泡呼吸音：分布在前胸上部、腋下及肩胛间区下部，吸气时间长于呼气时间。②支气管呼吸音：分布在喉部、胸骨上窝、第6~7颈椎、第1胸椎附近，呼气时间长于吸气时间。③支气管肺泡呼吸音：分布在胸骨角附近及肩胛间区上部第3、4胸椎水平，呼气时间等于吸气时间。

2) 异常呼吸音。①异常肺泡呼吸音：包括肺泡呼吸音减弱、消失或增强。②异常支气管呼吸音：见于肺炎，有时可见于肺空洞、肺受压。

3) 啰音。①干啰音：是气流通过狭窄的支气管或冲击支气管内的黏稠分泌物使之震动而产生的声音。干啰音常发生于双侧肺部，见于慢性支气管炎、支气管哮喘、肺气肿、心源性哮喘。②湿啰音：是由于气管或支气管内有稀薄的分泌物，在呼吸气体通过时，形成的水泡即刻破裂所产生的声音。湿啰音如局限于肺的某部，提示该部有炎症；如发生在两侧肺底，见于肺下部炎症或肺淤血；如两肺布满湿啰音见于急性肺水肿。

胸膜摩擦音是指当胸膜发生炎症时，胸膜的脏层和壁层的表面粗糙，两层胸膜随呼吸运动产生摩擦的声音，屏气时可消失。多见于结核性胸膜炎、胸膜肿瘤。肺与胸膜常见病变的体征见表1-1。

表1-1 肺与胸膜常见病变的体征

病变	视诊		触诊		叩诊		听诊	
	胸廓	呼吸活动	气管位置	语颤	音响	呼吸音	啰音	语音传导
肺实变	对称	患侧减弱	正中	患侧增强	浊音或实音	支气管呼吸音	湿啰音	患侧增强
肺气肿	桶状	患侧减弱	正中	减弱	过清音	减弱	多无	减弱
肺不张	患侧凹陷	患侧减弱	移向患侧	减弱或消失	浊音	减弱或消失	无	减弱或消失
胸腔积液	患侧饱满	患侧减弱	移向健侧	减弱或消失	实音	减弱或消失	无	减弱或消失
胸膜增厚	患侧凹陷	患侧减弱	移向患侧	减弱	浊音	减弱	无	减弱
气胸	患侧饱满	患侧减弱或消失	移向健侧	消失	鼓音	消失	无	消失

4. 心脏和血管

(1) 心前区隆起：正常人心前区无隆起，与右侧相应部位对称。心前区隆起属异常情况。小儿心脏疾病伴有心脏增大，发育中的胸壁左侧受到压迫，使心前区隆起；成人大量心包积液时，心前区饱满，向外膨隆。

(2) 心尖冲动：正常心尖冲动位于胸骨左缘第5肋间，锁骨中线内0.5~1.0cm，搏动范围直径2.0~2.5cm。心尖冲动的位置与横膈、纵隔的位置及心脏的大小有关，并受呼吸、体位等因素的影响。左心室增大时，心尖冲动向左下移位；肺气肿患者右心室增大时，心尖冲动在剑突下；左右心室都增大时，心尖冲动向左下移位并伴有心界的扩大。

(3) 颈静脉怒张和肝颈静脉回流征：正常人立位或坐位时，颈静脉不显露，平卧时可稍见充盈。如坐位时可见颈静脉充盈，称为颈静脉怒张，提示上腔静脉回流受阻；静脉压增高，常见于右心功能不全、心包积液、缩窄性心包炎等。用手按压肿大的肝脏，回流至右心房的血液量增加，上腔静脉回流受阻加重，可使颈静脉充盈更为明显，称肝颈静脉回流征阳性，此为右心功能不全的重要征象之一。

(4) 颈动脉搏动：正常人在安静状态下出现颈动脉的明显搏动，多为病理性，常见于主动脉瓣关闭不全、甲状腺功能亢进及严重贫血。

(5) 毛细血管搏动征：用手指轻压患者指甲末端，或以玻璃片轻压患者口唇黏膜，引起局部变白与发红交替的节律性毛细血管搏动现象称为毛细血管搏动征。主要见于脉压增大的疾病，如主动脉瓣

（6）心尖冲动及心前区搏动：左心室肥大时，触诊手指会被强有力的心尖冲动抬起，称为抬举性搏动。通过触诊，还能判断心前区的其他异常搏动。

（7）震颤：触诊时手指感到的一种细小震动。常见于某些先天性心脏病及心脏瓣膜狭窄。

（8）心包摩擦感：触诊时手指感受到的心前区摩擦震动感，提示心包膜的炎症。

（9）正常心浊音界：心左界在第2肋间与胸骨左缘一致，第3肋间以下逐渐向外呈一凸弧形，至第5肋间。心右界基本与胸骨右缘一致，在第5肋间处稍向右突出。

心浊音界的大小、形状和位置与心脏本身病变及心外因素有关。左心室增大，心左界向左下扩大，常见于主动脉瓣关闭不全、高血压性心脏病；右心室轻度增大时，叩诊心界变化不大，显著增大时，心界向左增大明显，常见于肺源性心脏病、单纯二尖瓣狭窄。

（10）心脏瓣膜听诊区：二尖瓣区位于心尖冲动部，即左锁骨中线内侧第5肋间；肺动脉瓣区位于胸骨左缘第2肋间；主动脉瓣第一听诊区在胸骨右缘第2肋间，第二听诊区在胸骨左缘第3肋间；三尖瓣听诊区位于胸骨体下端左缘，即胸骨左缘第4、5肋间处。

（11）听诊顺序：心脏听诊顺序是自心尖部起逆时针方向依次听诊，即二尖瓣区—肺动脉瓣区—主动脉瓣第一听诊区—主动脉瓣第二听诊区—三尖瓣区。

（12）听诊内容：主要包括心率、心律、心音和心脏杂音。

1）心率：每分钟心跳的次数。正常成人心率为60~100次/分，女性稍快，3岁以下儿童较快，老年人较慢。若超过100次/分称为窦性心动过速，低于60次/分则称为窦性心动过缓。

2）心律：正常成人的心律是规则的，儿童和青少年心律稍有不齐，吸气时心律增快，呼气时心律减慢，这种随呼吸运动而出现的心律的改变称窦性心律不齐，一般无临床意义。临床最常见的心律不齐是期前收缩和心房颤动。

3）心音：正常心音有4个，即第一心音、第二心音、第三心音和第四心音。第一心音是心室收缩开始时二尖瓣、三尖瓣关闭所形成的声音，是心室收缩开始的标志，音调较低，持续时间较长，在心尖部听诊最清楚，与心尖冲动同时出现。第二心音是心室舒张开始时，主动脉瓣、肺动脉瓣关闭所形成的声音，是心室舒张开始的标志，音调较高，持续时间较短，在心底部听诊最清楚，在心尖冲动之后出现。

心音增强常见于二尖瓣狭窄、发热、甲状腺功能亢进等情况，心音减弱常见于心肌炎、心肌梗死、休克等疾病。

额外心音指原有心音之外，出现的病理性附加心音。舒张期附加心音与原有心音构成的三音律，其心率在100次/分以上，像马奔跑时马蹄的声音，称为舒张期奔马律，常见于冠状动脉粥样硬化性心脏病、心肌炎等重症心脏病患者。

4）心脏杂音：由心室壁、瓣膜或血管壁震动产生。有收缩期杂音和舒张期杂音。

四、腹部检查

1. 腹部分区 一般用九区法。由连接左右第10肋骨下缘及连接左右髂前上棘的两条水平线，将腹部分为上、中、下三部；再分别通过左右髂前上棘至前正中线之中点作两条垂直线将上、中、下腹部各分为左、中、右三部，共9个区域。

2. 腹部检查

（1）视诊

1）腹部外形：正常人腹部平坦。过度肥胖、妊娠晚期、大量腹水、胃肠胀气、急性胃扩张、腹内巨大肿瘤等，可使腹部膨隆；极度消瘦、严重脱水、恶病质者腹部凹陷，甚至呈"舟状腹"。

2）腹壁静脉曲张：正常人的腹壁静脉一般看不清楚。当门静脉循环障碍或上、下腔静脉回流受阻时，由于侧支循环形成，腹壁静脉可显而易见，甚至曲张。正常情况下，脐以上的腹壁静脉血流方向向上，脐以下的腹壁静脉血流方向向下。可根据血流方向判断病变的部位，当肝脏门静脉高压时，腹壁静脉曲张以脐为中心，曲张静脉的血流方向与正常相同。如上腔静脉回流受阻，腹壁静脉的血流方向均向下；下腔静脉回流受阻，腹壁静脉血流方向均向上。

3）胃肠蠕动波和肠型：正常人的腹部看不到胃肠型和蠕动波。如有幽门梗阻，在上腹部可见到自左向右移动的胃蠕动波；肠梗阻时，在腹壁可看到肠蠕动波和肠型。

（2）触诊

1）腹壁紧张度：正常人腹壁柔软，无抵抗。当腹内有炎症时，可因腹肌反射性痉挛而使腹壁变硬，有抵抗感，称腹肌紧张。急性胃肠穿孔引起急性弥漫性腹膜炎时，全腹肌肉显著紧张，硬如木板，称"板状腹"。由于慢性炎症，结核性腹膜炎患者腹膜增厚，触诊其腹壁有柔韧感，似揉面团的感觉，称"揉面感"。

2）压痛及反跳痛：当腹内脏器或腹膜有炎性病变时，可出现相应部位的压痛。反跳痛则是壁层腹膜已受炎症累及的征象，是腹膜刺激体征之一。

3）腹部肿块：腹部触及肿块时，应注意其位置、大小、形态、硬度，有无压痛与搏动，能否移动，以及肿块与周围器官和腹壁的关系等。

4）肝脏触诊：正常成人的肝一般触不到，腹壁松弛的患者，深吸气时在其肋下缘可触及肝下缘，但在 1cm 以内；在剑突下可触及肝下缘，多在 3cm 以内；其质地柔软，表面光滑，边缘规则，无压痛，无搏动。

5）脾脏触诊：正常脾不能触及。脾肿大的程度分为轻度肿大（深吸气时，脾下缘在左侧肋下不超过 3cm）、中度肿大（脾下缘在肋缘下 3cm 至脐水平线）和高度肿大（脾下缘超过脐水平线下）。

6）膀胱触诊：对判断有无尿液和尿潴留有较重要的意义。检查时，护士的右手自患者的脐部开始向耻骨方向触诊，触到肿物要注意鉴别是否为胀大的膀胱。胀大的膀胱触诊有囊性感。若按压膀胱时有尿意，排空膀胱后，肿物可缩小或消失。

（3）叩诊

1）正常腹部叩诊音：正常腹部叩诊呈鼓音，肝、脾所在部位呈浊音或实音。明显鼓音可见于胃肠高度胀气、胃肠穿孔。

2）移动性浊音：当腹腔内游离液体超过 1000ml 时，可查得随体位不同而变动的浊音，称移动性浊音。见于肝硬化腹水、渗出性结核性腹膜炎等。

3）肝浊音区：正常人肝浊音界位于右锁骨中线第 5 肋间水平至右肋下缘，肝浊音界扩大见于肝癌、肝脓肿，肝浊音界缩小见于肝硬化、急性重型肝炎，肝浊音界消失见于胃肠穿孔。

4）叩击痛：护士以左手掌平放在被检脏器的体表位置上，右手半握拳用由轻到中等强度力量叩左手背，如患者感到疼痛，称叩击痛。正常人各脏器无叩击痛；肝炎时在肝区有叩击痛；肾周围炎、肾盂肾炎时肾区有叩击痛。

（4）听诊

1）肠鸣音：正常人的肠鸣音每分钟 4～5 次，急性肠炎、消化道出血时每分钟超过 10 次，称肠鸣音亢进；肠麻痹时持续 3～5 分钟以上才听到 1 次或听不到肠鸣音，称肠鸣音减弱或消失。

2）胃振水音：正常人仅在饭后多饮时出现，若空腹或饭后 6～8 小时以上胃部仍有振水音，则提示胃排空不良，多见于幽门梗阻、胃扩张等患者。

五、神经系统检查

1. 瞳孔

（1）瞳孔大小：①正常人两侧瞳孔等大、正圆，直径为 3～4mm。②瞳孔缩小见于有机磷农药、巴比妥类、吗啡等中毒。③瞳孔散大见于青光眼、视神经萎缩、阿托品药物中毒及深昏迷患者。④瞳孔大小不等，常提示颅内病变，如颅内出血、脑肿瘤及脑疝等。

（2）瞳孔对光反射：①直接对光反射：正常人瞳孔受到光线照射后立即缩小，移开光源后瞳孔迅速复原。②间接对光反射：正常时一侧瞳孔受光刺激，对侧瞳孔也立即缩小。③瞳孔对光反射迟钝或消失，见于昏迷患者。④两侧瞳孔散大并伴对光反射消失为濒死的表现。

2. 生理反射 为正常人应具有的神经反射。病理状态下，可出现反射亢进、减弱或消失。生理反射分为浅反射（如角膜反射、腹壁反射）和深反射（如膝腱反射）。

（1）浅反射：刺激皮肤或黏膜所引起的反射，包括①角膜反射：深昏迷者角膜反射消失；②腹壁反射：正常时两侧腹壁肌受到刺激后立即收缩，腹壁反射消失见于胸髓病变、锥体束病损及昏迷患者。

（2）深反射：刺激肌腱或骨膜所引起的反射。最常见的是膝腱反射，即刺激股四头肌肌腱所引起的反射。正常反应为股四头肌收缩，小腿伸展。

3. 病理反射 锥体束病变时，大脑失去对脑干和脊髓的抑制作用而出现的异常反射。最重要的病理反射为巴宾斯基（Babinski）征。巴宾斯基征的正常反应为各趾向趾面屈曲，阳性表现为拇趾背伸，其他四趾呈扇形展开，表明锥体束存在病变，见于脑出血、脑肿瘤等。

4. 脑膜刺激征 是脑膜受到刺激的表现。见于各种脑膜炎、蛛网膜下腔出血、脑脊液压力增高等。脑膜刺激征：颈项强直、克尼格（Kernig）征和布鲁津斯基（Brudzinski）征。

（1）颈项强直：患者仰卧位，下肢伸直，护士用手托其枕部，使其被动屈颈，正常时下颌可贴近前胸。如患者感颈后疼痛，下颌不能贴近前胸，且护士的手感到有抵抗时，即为颈项强直。

（2）克尼格征：患者仰卧位，护士先将其一侧髋关节屈成直角，再用手抬高小腿。正常时可使膝关节伸达135°以上。如在135°以内出现抵抗感伴有疼痛与屈肌痉挛，则为阳性反应。

（3）布鲁津斯基征：患者仰卧位，下肢自然伸直，护士一手托患者枕部，一手置于患者胸前，然后使患者头部前屈，如患者两下肢发生不自主的屈曲，则为阳性反应。

第二节 常用实验室检查

1. 做好护理检查的准备和解释工作 护士在检查前必须根据检查项目的要求做好准备工作和对患者的解释工作。因为许多非疾病因素会影响实验检查的结果，如空腹与否、采集标本时间、运动、服用药物等。例如，空腹问题，多数血液化学检查采血前应禁食12小时，因饮食后可使血液中某些化学成分有所改变，影响测定结果；又如，高脂肪饮食后三酰甘油较空腹时可升高10倍之多；高糖饮食后，血糖迅速升高，3小时才能恢复正常。延长空腹时间，过于饥饿，也会改变血液中某些成分的浓度，如使补体、前清蛋白、转铁蛋白等浓度下降。

2. 正确采集标本 护士应按不同的检查项目，正确地采集标本，采集血液标本时应注意：

（1）不能从输液针头或输液的同一血管抽血，否则所测结果极不准确。

（2）应尽量缩短止血带压迫血管的时间。压迫时间过长，可以使局部静脉扩张、淤血，血液中的某些成分的含量会有所变化。

（3）避免人为溶血，溶血后血细胞内含量较高的成分进入血清，如血细胞内与血浆中钾的浓度相差约22倍、乳酸脱氢酶相差约200倍。重度溶血时许多项目都无法测定。避免溶血的办法：注射器及针头应洁净干燥，止血带不要束缚太紧，针刺时不能使局部组织损伤过多，不能用手挤压局部组织迫使血液流出。抽得血液后，应先将针头卸掉，再将血液沿试管管壁徐徐注入试管内，以免用力挤压或冲击致使红细胞破坏而溶血。

3. 标本采集后的处理 标本放置时间的长短对实验的影响因实验项目而异。例如，做血气分析的血标本，接触空气后可造成二氧化碳分压下降，氧分压上升；血液标本在室温条件下，血糖含量平均每小时下降7%，钾离子可从细胞内移到血清中；脑脊液标本放置过久，可出现细胞破坏、葡萄糖分解、细菌死亡或溶解等现象。

4. 分析检查结果 对检查结果的分析，是护士观察病情和进行健康教育的重要依据。在护理糖尿病患者发现其尿样呈烂苹果气味时，应考虑糖尿病酮症酸中毒；在进行胰岛素治疗时，护士除了正确及时地采集尿糖定性的标本外，还必须掌握尿糖的测定方法及分析测得结果，并将其作为增减胰岛素注射量的参考；对某些药物治疗的患者，可通过白细胞及其分类计数装置观察药物的疗效和不良反应，以推测预后，并按检验结果对患者进行恰当的健康教育。

一、血液检查

1. 血液一般检查

（1）血红蛋白和红细胞数测定

1）血红蛋白和红细胞计数参考值见表1-2。

表1-2 血红蛋白、红细胞计数参考值

人群	血红蛋白（g/L）	红细胞（10^{12}/L）
成人男性	120~160	4.0~5.5
成人女性	110~150	3.5~5.0
新生儿	170~200	6.0~7.0

2）临床意义：①红细胞及血红蛋白生理性减少多见于生长发育迅速的儿童，妊娠中、后期的孕妇及部分老年人；病理性减少可由造血原料不足、造血功能障碍或红细胞丢失、破坏过多等引起。②相对性红细胞增多见于连续呕吐、频繁腹泻、多汗多尿、大面积烧伤等；绝对性红细胞增多主要见于各种生理、病理原因引起的缺氧，如胎儿、新生儿及高原生活、剧烈的体力活动、严重的肺气肿、肺源性心脏病、某些先天性心脏病者等。

（2）白细胞计数及白细胞分类计数

1）参考值：①白细胞计数：成人（4.0~10.0）×10^9/L。②白细胞分类计数：中性粒细胞（0.5~0.7）×10^9/L，嗜酸性粒细胞（0.05~0.5）×10^9/L，嗜碱性粒细胞（0~0.1）×10^9/L，淋巴细胞（0.8~4）×10^9/L，单核细胞（0.12~0.8）×10^9/L。

2）临床意义

中性粒细胞：①生理性增多见于新生儿、妊娠5个月以上孕妇、剧烈运动或劳动后；病理性增多见于急性感染，尤其是化脓菌感染，如肺炎球菌性肺炎、败血症等，也见于粒细胞性白血病及某些恶性肿瘤、严重的组织损伤、急性大出血和急性中毒等。②减少常见于某些革兰氏阴性杆菌感染（如伤寒）、某些病毒感染（如麻疹）、应用某些药物（如氯霉素、抗肿瘤药物）、放射线损害及某些血液病（如再生障碍性贫血、自身免疫性疾病、脾功能亢进）等。③中性粒细胞的核左移常见于急性化脓性感染或急性中毒及急性溶血反应；核右移常见于造血物质不足或骨髓造血功能减退等。

嗜酸性粒细胞：①增多见于过敏性疾病，如支气管哮喘、荨麻疹；寄生虫病，如血吸虫病、蛔虫病和钩虫病；皮肤病，如湿疹、牛皮癣等；也可出现在淋巴系统恶性肿瘤、慢性粒细胞白血病、器官移植排异反应前期。②减少见于伤寒、副伤寒及长期应用糖皮质激素病例。

嗜碱性粒细胞：①增多较少见，主要见于慢性粒细胞白血病。②减少见于速发型过敏性反应如荨麻疹、过敏性休克等。

淋巴细胞：①增多见于某些病毒或细菌感染，如病毒性肝炎、百日咳、结核病等。慢性淋巴细胞白血病患者淋巴细胞也明显增多。②减少主要见于长期接触放射线和应用肾上腺皮质激素之后。

单核细胞：增多见于某些感染，如活动性结核、疟疾、急性感染恢复期、结缔组织疾病、单核细胞白血病等。

2. 其他血液常用检查

（1）网织红细胞计数

1）参考值：正常成人0.005~0.015；绝对值（24~84）×10^9/L。

2）临床意义：网织红细胞增多见于溶血性贫血、出血性贫血、缺铁性贫血及巨幼红细胞性贫血经补充铁剂、叶酸或维生素B_{12}等物质后。网织红细胞减少见于再生障碍性贫血。

(2) 红细胞沉降率（ESR）：简称血沉，是指红细胞在一定条件下沉降的速度。

1）参考值：成年男性0～15mm/1h；成年女性0～20mm/1h。

2）临床意义：血沉增快无特异性，必须结合临床资料才能判断临床意义。例如，结核病、风湿热活动期血沉加快，病情好转则血沉渐趋正常。

(3) 血小板计数：血小板由骨髓成熟巨核细胞产生，其功能为保护毛细血管的完整性，并参与止血和凝血过程。

1）参考值：正常成人血小板$(100～300)\times10^9/L$。

2）临床意义：血小板减少见于造血功能障碍，如再生障碍性贫血、放射病；血小板破坏增加，如特发性血小板减少性紫癜、脾功能亢进；血小板消耗过多，如弥散性血管内凝血；血小板分布异常，如肝硬化等。

(4) 出血时间测定：出血时间是指皮肤毛细血管受一定程度的创伤后血液自然流出至出血停止所需的时间。出血时间的长短主要受血小板数量和功能及毛细血管的结构和功能等因素的影响，而受血浆凝血因子的影响较小。

1）参考值：Duke法1～3分钟，若>4分钟为出血时间延长。

2）临床意义：出血时间延长，见于血小板数量和血小板功能异常，如原发性或继发性血小板减少性紫癜、再生障碍性贫血、血小板无力症及血管功能或结构异常。

(5) 凝血时间测定：凝血时间是指血液自离体后至凝固所需的时间，用以评估血液凝固的能力。

1）参考值：试管法4～12分钟；玻片法2～5分钟；毛细血管法2～6分钟。

2）临床意义：凝血时间延长见于血友病、严重的肝损害、阻塞性黄疸、弥散性血管内凝血后期和使用肝素治疗时等。凝血时间缩短见于血液呈高凝状态时，如弥散性血管内凝血早期、脑血栓或心肌梗死、静脉血栓等。

(6) 血块退缩试验：血块退缩是指血液凝固后，血小板释放出血栓收缩蛋白，使纤维蛋白网发生收缩的程度。主要与血小板的数量和功能有关。

1）参考值：正常时于血凝后0.5～1小时开始退缩，24小时内完全退缩。

2）临床意义：血块退缩不良见于血小板数量显著减少、功能异常或凝血因子异常等，如血小板减少性紫癜、血小板无力症等。

二、尿液检查

1. 尿液一般检查

(1) 标本采集方法：①一般检查将新鲜尿液100～200ml留取于清洁、干燥的容器送检，若为细菌培养则应留取中段尿置于无菌容器内。②对于肾脏疾病或做早期妊娠诊断试验时，以晨尿为好。③成年女性留取标本时，应避免混入阴道分泌物及经血。④标本留取后应立即送检，否则应置于冰箱保存，以防因光照、细菌生长而导致化学物质和有形成分的改变和破坏。⑤可加入适当防腐剂，如甲醛。

(2) 检查内容、参考值及临床意义

1）一般检查。①颜色：正常新鲜尿液为淡黄色透明液体，多尿者的尿色较淡。病理情况下尿色可有下列变化：胆红素尿，尿内含有大量的胆红素，尿色呈深黄、褐色，振荡后有黄色泡沫，于空气中久置后胆红素可氧化为胆绿素，使尿液呈棕绿色，常见于阻塞性黄疸或肝细胞性黄疸；血尿，尿内含有一定量的红细胞称血尿，其颜色为淡红色或红色；血红蛋白尿，尿液呈酱油色，见于急性溶血、恶性疟疾和血型不合的输血反应等；乳糜尿，为白色乳样液体，见于晚期丝虫病或其他原因引起的肾周围淋巴管受阻。②透明度：正常新鲜尿液均为透明液体，放置后可出现微量絮状沉淀，是由少量上皮细胞和黏蛋白组成。常见于尿内含有大量白细胞、脓细胞及细菌等炎性渗出物时，如是盐类结晶则可在加热或加乙酸后溶解。③气味：尿液放置较久，因尿素分解可出现氨臭味；刚排出的尿液即有氨味，为慢性膀胱炎及尿潴留的表现。糖尿病酮症患者，尿液呈烂苹果气味。膀胱直肠瘘患者尿液带粪臭味。

④比重:正常成人尿比重大多在 1.015~1.025。⑤酸碱度:尿液一般为弱酸性,进素食者尿液呈中性或弱碱性,进食肉类食物时尿液呈酸性。在酸中毒、发热或服用氯化铵等药物时,尿液可呈较强的酸性,服用碳酸氢钠类药物或碱中毒时,尿液呈碱性。

2)化学检查。尿液蛋白质定性检查:标本中应加少许甲苯防腐,如发现尿液中有蛋白质,称蛋白尿,多为病理情况。尿蛋白定性结果见表1-3。

表1-3 尿蛋白定性结果

反应结果	符号	蛋白质含量(g/L)
无浑浊	−	0
微浑浊	±	<0.1 以下
浑浊	+	0.1~<0.5
颗粒性浑浊	++	0.5~<2.0
絮状浑浊	+++	2.0~<5.0
块状浑浊	++++	5.0 以上

尿糖定性试验:有班氏法和试纸法两种,前者较准确,后者较方便。班氏尿糖定性结果见表1-4。

表1-4 班氏尿糖定性结果

反应结果	符号	葡萄糖含量(g/L)
蓝色不变	−	0
绿色	+	微量(<5 以下)
黄绿色	++	少量(5~<10)
土黄色	+++	中等量(10~<20)
砖红色	++++	大量(20 以上)

3)显微镜检查。包括有机沉淀物(如红细胞、白细胞、脓细胞、上皮细胞、精子、管型等)和无机物(结晶性沉淀)。①红细胞:正常人尿内无或偶见红细胞,如离心沉淀后的尿沉渣在每高倍视野中平均见到 3 个以上红细胞,称镜下血尿。常见于急慢性肾炎、肾结核、泌尿道结石、肿瘤及出血性疾病。②白细胞及脓细胞:如每高倍视野中超过 5 个即为增多,称镜下脓尿。如果尿中出现大量白细胞和脓细胞,则表示泌尿系统有化脓性炎症。③上皮细胞:正常人尿内无或偶见上皮细胞,如出现大量上皮细胞,常表示泌尿系统有炎症。④管型:是蛋白质在肾小管内凝集而成的圆柱状物,可含有细胞。正常人尿内不应出现,尿内出现大量管型表示肾实质病变。

2. 尿液其他检查

(1)尿酮体检查:酮体是 β-羟丁酸、乙酰乙酸和丙酮的总称,为体内脂肪代谢的中间产物。当因大量脂肪分解而使这些物质氧化不全时,可使其在血中浓度增高而由尿排出,因而丙酮和乙酰乙酸在尿内出现较早,化验简便,故临床常用来测定尿中有无酮体。剧烈运动、高脂饮食、饥饿、妊娠剧吐、重症不能进食等可出现酮尿。糖尿病酮症患者,尿酮体呈阳性。

(2)1 小时细胞排泄率测定:患者准确留取下午 3 个小时的全部尿液送验。正常参考值:男性,红细胞<3 万/小时,白细胞<7 万/小时;女性,红细胞<4 万/小时,白细胞<14 万/小时。急性肾盂肾炎者白细胞排出增多,可达 40 万/小时;急性肾炎者红细胞排出增多。

三、粪便的检查

1. 粪便常规检查

(1)标本采集方法:留取有脓血、黏液部分约蚕豆大的粪便一块,置于清洁不吸水的纸盒或小瓶内，标本必须新鲜，防止尿液混入。

（2）检查内容和主要临床意义

1）一般性状检查：①颜色和性状：正常成人粪便为黄褐色圆柱状软便，婴儿粪便呈金黄色，病理情况下，可有以下改变。食糜样或稀汁样便，见于各种原因引起的腹泻。黏液、脓样或脓血便，见于痢疾、溃疡性结肠炎、直肠癌。黏冻状便，见于过敏性结肠炎患者腹部绞痛之后。鲜血便，见于肠道下段出血性疾病，如痢疾、结肠癌、痔疮等。柏油样便，粪便呈黑色，富有光泽，呈柏油样，见于各种原因引起的上消化道出血。白陶土样便，见于各种原因引起的阻塞性黄疸，其形成是胆汁缺乏，引起粪胆素减少所致。绿色稀便，见于乳儿消化不良，因肠蠕动过快，胆绿素由粪便中排出所致。细条状便，肠道局部狭窄患者经常排细条状或扁条状粪便，见于直肠癌。米泔样便，呈白色淘米水样，内含黏液片块、量多，见于霍乱和副霍乱。②气味：正常粪便因含吲哚及粪臭素，故有臭味。慢性肠炎、胰腺炎、肠道消化不良或直肠癌溃烂继发感染时，粪便可有恶臭。③寄生虫虫体：肉眼可见蛔虫、蛲虫、绦虫节片等较大虫体。

2）显微镜检查：查找寄生虫卵、原虫及各种细胞。镜检见红细胞提示肠道下段炎症或出血性疾病；肠炎患者粪便镜检可见少量白细胞，细菌性痢疾患者粪便镜检可见大量与黏液相混的脓细胞（>15个/HP）和巨噬细胞。

2. 大便隐血试验 对疑有上消化道少量出血的患者，应进行大便隐血检查。

（1）标本采集方法：检查前3天应指导患者避免服用铁剂、维生素C、动物血、肝脏、瘦肉及大量绿叶蔬菜，如有牙龈出血，勿咽下血性唾液，以防大便隐血检查呈假阳性。

（2）参考值：正常人为阴性。各种疾病所致的消化道出血，可呈阳性反应。

（3）临床意义：在消化性溃疡时，阳性率为40%~70%，呈间断阳性；消化道恶性肿瘤，阳性率可达95%，呈持续阳性。其他各种疾病所致的消化道出血，均可呈阳性反应。

四、常用肾功能检查

1. 内生肌酐清除率

（1）标本采集方法：试验前和试验日摄取低蛋白饮食共3天，禁食肉类（含肌酐），避免剧烈运动；试验日晨8时排空膀胱并弃去尿液，将此后至次晨8时的24小时尿液收集于加有甲苯防腐剂的标本瓶内；试验日抽取静脉血2~3ml，注入抗凝管内，充分混匀。将血、尿标本同时送检。测量身长、体重，以计算体表面积。

（2）参考值：正常成人内生肌酐清除率范围为80~120ml/min，平均值为100ml/mim。

（3）临床意义：内生肌酐清除率为51~70ml/min，提示肾功能轻度减低；31~50ml/min提示肾功能中度减低；≤30ml/min为肾功能重度减低。11~20ml/min为早期肾功能不全；≤6~10ml/min为晚期肾功能不全；≤5ml/min为终末期肾功能不全。

2. 血尿素氮和血肌酐测定

（1）参考值：正常成人血清尿素氮3.2~7.1mmol/L；血清肌酐：男性53~106μmol/L（0.6~1.2mg/dl），女性44~97μmol/L（0.5~1.1mg/dl）。

（2）临床意义：肾功能不全时血清尿素氮升高；上消化道出血、严重感染和饮食中蛋白质过多时，可使血尿素氮暂时升高；血肌酐浓度受饮食等因素影响比较小，基本上能反映患者的肾功能情况，血肌酐明显增高时，提示预后差。

3. 尿浓缩与稀释功能试验

（1）标本采集方法：采用的是昼夜尿比重测定法。患者正常进食，但每餐含水量应在500~600ml，除此以外不另进饮食。试验日晨8时排尿并弃去，此后至晚8时的12小时内，每2小时排尿1次，分别置于清洁标本瓶内。晚8时至次晨8时的12小时内全部尿液另集中于大清洁标本瓶内。

（2）参考值：正常人24小时尿量为1000~2000ml；日间尿量与夜间尿量之比为（3~4）：1，12

小时夜间尿量不应超过 750ml；成人尿液比重应在 1.015~1.025；尿液最高比重与最低比重之差不应小于 0.009。

（3）临床意义：肾功能不全时，夜间尿量可超过 750ml，此种现象常为肾功能不全的早期表现。最高比重小于 1.018 表示肾浓缩功能不全。若各次标本的比重相差很小，尿比重大多固定在 1.010 左右，表示肾浓缩功能严重障碍。日间尿比重固定在 1.018 或更高，见于脱水患者。尿量超过 4L/24h，尿比重低于 1.006，见于尿崩症。

五、常用肝功能检查

1. 血清总蛋白、清蛋白与球蛋白比值（A/G）测定

（1）参考值：正常人血清总蛋白为 60~80g/L，其中清蛋白为 40~55g/L，球蛋白为 20~30g/L；A/G 为（1.5~2.5）:1。

（2）临床意义：①清蛋白显著降低，表示肝细胞有严重损伤，预后欠佳。见于严重肝炎及晚期肝硬化。②清蛋白显著降低的肝外疾病有营养不良及消耗性疾病、肾炎、肾病综合征、慢性胃肠道疾病。③A/G 值减低或倒置最常见于严重肝损害，如慢性肝炎、肝硬化、原发性肝癌等。

2. 血清蛋白电泳

（1）参考值：清蛋白 0.62~0.71，α_1 球蛋白 0.03~0.04，α_2 球蛋白 0.06~0.10，β 球蛋白 0.07~0.11，γ 球蛋白 0.09~0.18（醋酸纤维素膜法）。

（2）临床意义：①肝炎：轻症急性肝炎时血清蛋白电泳结果几乎无变化，病情加重后即有清蛋白、α_2 球蛋白及 β 球蛋白减少，γ 球蛋白增加。γ 球蛋白增加和肝炎的严重程度相平行，常随肝炎的慢性化而显著增加。②肝硬化：清蛋白中度或高度减少，α_1 球蛋白、α_2 球蛋白和 β 球蛋白也有降低倾向，γ 球蛋白明显增加。

3. 血清总胆红素和血清直接胆红素（1 分钟胆红素）测定

（1）参考值：成人血清总胆红素（serum total bilirubin，STB）3.4~17.1μmol/L，血清直接胆红素（1 分钟胆红素）0~4μmol/L。

（2）临床意义：①判断黄疸程度：STB>17.1μmol/L，但<34.2μmol/L 为隐性黄疸；STB>34.2μmol/L，但<171μmol/L 为轻度黄疸；171~342μmol/L 为中度黄疸；>342μmol/L 为重度黄疸。②根据总胆红素与直接胆红素的比率判断黄疸类型，其中阻塞性黄疸的直接胆红素最高，肝细胞性黄疸次之。正常及三种黄疸的胆红素代谢检查结果见表 1-5。

表1-5 胆红素代谢检查对比

类别	血清			尿液	
	直接胆红素	间接胆红素	直接胆红素/间接胆红素	尿胆原	胆红素
正常	0~6.8μmol/L	1.7~10.2μmol/L	20%	正常	阴性
溶血性黄疸	轻度增高	明显增高	<20%	明显增高	阴性
肝细胞性黄疸	中度增高	中度增高	>35%	多中度增高	阳性
阻塞性黄疸	明显增高	轻度增高	>60%	减低	强阳性

4. 血清丙氨酸转氨酶测定（ALT）

（1）参考值：正常情况下 ALT<40U/L，若 ALT>80U/L，有诊断价值。

（2）临床意义：ALT 显著增高见于急性肝炎；中度增高见于肝硬化、肝癌、慢性肝炎；轻度增高见于胆道疾病、心肌炎、脑血管疾病等。

六、其他生化检查

1. 血清电解质测定

（1）血钠、血氯、血钾测定

1) 参考值：血钠 135～145mmol/L；血氯 95～105mmol/L；血钾 3.5～5.5mmol/L。

2) 临床意义：血钠增高见于肾上腺皮质功能亢进等；血钠降低见于严重呕吐、大量出汗及长期腹泻。血氯化物增高和降低的临床意义与血钠相同。血钾增高见于尿少、尿闭、肾上腺皮质功能减退、心力衰竭及补钾过多；血钾降低见于呕吐、腹泻、大量利尿及应用胰岛素时。

（2）血钙、血磷测定

1) 参考值：血钙为 2.25～2.58mmol/L；血磷为 0.97～1.61mmol/L。

2) 临床意义：血钙增高见于甲状旁腺功能亢进、多发性骨髓瘤、骨转移癌等；血钙降低见于甲状旁腺功能减退、维生素 D 缺乏（佝偻病）、婴儿手足搐搦症、急性出血性胰腺炎、低蛋白血症等。血磷增高见于甲状旁腺功能减退、严重肾衰竭；血磷降低见于甲状旁腺功能亢进及血钙增高时。

2. 血清脂类测定

（1）血清总胆固醇

1) 参考值：2.86～5.98mmol/L（110～230mg/dl）。

2) 临床意义：总胆固醇增高见于长期大量进食含胆固醇食物、冠状动脉粥样硬化、高血压、重症糖尿病、肾病综合征；总胆固醇下降见于肝细胞严重受损，合成胆固醇的能力下降，以及严重营养不良、严重贫血等。

（2）血清三酰甘油

1) 参考值：0.22～1.21mmol/L（20～110mg/dl）。

2) 临床意义：血清三酰甘油增高是冠状动脉粥样硬化的重要因素，80%心肌梗死患者有血清三酰甘油升高；原发性高脂血症、肥胖病、胆道阻塞、甲状腺功能减退等，均可引起血清三酰甘油增高。

七、浆膜腔穿刺液检查

浆膜腔为胸膜腔、腹膜腔、心包腔、关节腔等腔隙。正常情况下，其中含有少量液体，起润滑作用。由于循环障碍、炎症、癌症浸润等可使腔内液体潴留而形成浆膜腔积液。按积液的性质可分为漏出液和渗出液两类。

漏出液（非炎症性积液）和渗出液（炎症性积液）的鉴别，见表1-6。

表1-6 漏出液和渗出液的鉴别

鉴别点	漏出液	渗出液
原因	非炎症性	炎症、肿瘤或理化因素的刺激
外观	透明或微浑，色淡黄，为浆液性	多浑浊，可为浆液性、脓液、血性
凝固	不能自凝	能自凝
比重	1.018 以下	1.018 以上
黏蛋白定性试验	阴性	阳性
蛋白定量	25g/L 以下	30g/L 以上
细胞计数	$<100\times10^6$/L	$>500\times10^6$/L
细胞分类	以淋巴细胞和间皮细胞为主	急性炎症以中性粒细胞为主，慢性炎症或恶性积液以淋巴细胞为主
细菌学检查	无	可查到病原菌

第三节 其他检查

一、心电图检查

1. 常规心电图导联 心电图导联是指引导心脏电流至心电图机的电路连接方式，由探查电极（正极）、无关电极（负极或零极）和连接两个电极及心电图机的线路构成。

（1）肢体导联：为从人体额面探查心电活动的导联，电极主要放置于右臂（R）、左臂（L）、左腿（F），包括双极标准肢体导联和加压单极肢体导联（表1-7，表1-8）。

表1-7 双极标准肢体导联连接法

导联名称	正极	负极
Ⅰ	左上肢	右上肢
Ⅱ	左下肢	右上肢
Ⅲ	左下肢	左上肢

表1-8 加压单极肢体导联连接法

导联名称	代码	探查电极位置
加压单级右上肢导联	aVR	右上肢
加压单级左上肢导联	aVL	左上肢
加压单级左下肢导联	aVF	左下肢

（2）胸导联：为从人体水平面探查心电活动的导联，属单极导联，即将探查电极分别置于胸前固定部位，另将肢体导联的3个电极连接起来构成无关电极。其探查电极的体表位置见表1-9。

表1-9 胸导联连接法

导联名称	探查电极位置
V_1	胸骨右缘第4肋间
V_2	胸骨左缘第4肋间
V_3	V_2与V_4连线的中点
V_4	左锁骨中线平第5肋间
V_5	左腋前线上与V_4同一水平
V_6	左腋中线上与V_5同一水平

2. 心电图的各波及间期的意义

（1）P波：由心房激动所产生，代表心房除极的电位变化。
（2）P—R间期：为心房开始除极到心室开始除极的时间，反映电活动从心房到心室的传导时间。
（3）QRS波群：由心室激动所产生，代表心室肌除极的电位变化和时间。
（4）ST段：为心室除极刚结束到复极前的一段无明显电位变化的时间。
（5）T波：代表心室复极时的电位变化和时间。
（6）Q—T间期：代表心室除极和复极全过程所需的时间。

二、X线检查

1. 概要

（1）X线的特性和作用：X线是一种短波长的电磁波，有很高的能量，可穿透一般可见光不能穿透的人体组织，故可对人体组织进行透视和摄影。从医学成像和治疗的角度看，X线具有荧光作用、摄影作用、电离作用等特性。

（2）X线检查的应用原理：①自然对比：利用人体组织器官本身的密度差异来形成明显对比的影像。被穿透处的组织器官的密度越低，则穿透的X线越强，荧光屏上越亮，X线片上越黑。②人工对比，对缺乏自然对比的组织、器官，用人工的方法注入一定量密度更高或更低的物质，使之产生对比。

这种人工对比称"造影检查"。

2. 常用的 X 线检查方法 常规检查（如透视、摄片）、特殊检查（如体层摄影、间接摄影等）、造影检查。

3. X 线检查前的准备

（1）透视检查：应简单向患者说明检查的目的和需要配合的姿势，以消除患者进入暗室的恐惧心理。应尽量除去透视部位的厚层衣物及影响 X 线穿透的物品，如发卡、金属饰物、膏药、敷料等，以免干扰检查结果，影响诊断治疗。

（2）摄影检查：应向患者解释摄影的目的、方法、注意事项，如充分暴露投照部位、拍片时需屏气等，使患者在拍片时合作。除急腹症外，腹部摄片前应先清理肠道，以免气体或粪便影响摄片质量；创伤患者拍片时，应尽量少搬动，危重患者拍片必须有临床医护人员在旁监护。

（3）造影检查：应向患者做必要的解释，以取得合作。一定要了解患者有无造影的禁忌证，如严重心、肾疾病或过敏体质等。对接受含碘造影剂做检查的患者需做碘过敏试验，其方法为用 35% 的碘造影剂滴入结膜，于 15 分钟后观察有无充血反应；也可用同剂型的碘造影剂 1ml 缓慢静脉注射，于 15 分钟内观察患者有无胸闷、心慌、恶心、呕吐、呼吸急促、头晕、头痛、荨麻疹等不良反应。应备齐各种急救药物与用品，掌握严重反应的急救方法。

（4）胃肠钡餐检查：检查前 3 天禁服影响胃肠道功能的药物和含钾、镁、钙等的药物；禁食 10 小时以上；幽门梗阻者检查前应先抽出胃内滞留物。

（5）钡剂灌肠检查：检查前 1 天进少渣半流质饮食，下午至晚上饮水 1000ml 左右；如做钡气双重造影，检查前 1 天晚上需服用番泻叶导泻，检查当天禁食早餐，检查前 2 小时做彻底清洁灌肠。

4. X 线检查常用术语及其意义

（1）定位描述语：①肺野：反映肺组织在 X 线片上宽大而均匀的透亮区。②肺门：为肺动脉入肺的阴影。③肺纹理：为自肺门向外侧伸展的树枝状阴影，由血管、支气管、淋巴管的影像组合而成，其中主要是肺血管。④心膈角及肋膈角：为膈与心脏及胸壁相交处。

（2）肺组织病变的表现：①云絮状、模糊、边缘不清的阴影，为急性渗出性炎症的 X 线表现，多为各种类型的肺炎，也可见于肺不张或胸腔积液。②边缘清楚、密度高的结节状阴影，为慢性增殖性炎症的 X 线表现，见于不同期的肺结核。③密度增高的条索状阴影，为慢性炎症愈合形成——纤维化的 X 线表现，常见于慢性肺结核和间质性肺炎。④边缘锐利不整、密度高的斑点状阴影，为坏死病灶的愈合形式——钙化的 X 线表现，常见于肺结核痊愈阶段。⑤肿块性阴影，为肺组织内有实质性组织充填时的 X 线表现，常为各种肺部肿瘤。⑥密度减低的透亮区，为肺组织坏死、液化与支气管相通，经排出后形成空洞的 X 线表现，多见于肺结核、肺脓肿，有时在空洞内可见液平面。

5. 新技术的应用

（1）计算机体层摄影（CT）：用 X 线对人体做体层扫描，测得不同层面、不同组织 X 线吸收的信息，通过计算机处理，再组成被检部位的层面图像的 X 线摄影方法。具有无创、分辨率高、定位准确、迅速安全等优点。在颅脑占位性病变诊断中应用最广。

（2）数字减影血管造影（DSA）：将血管造影前后的影像以数字形式储存并经计算机处理后显示出没有其他解剖结构重叠的血管影像的方法。具有简单、安全、造影剂需要量少的优点。适用于不适于直接插管造影的动脉硬化病变患者。

（3）介入放射学：指在 X 线、CT、B 超引导下，将特殊导管或器械插入病变部位进行诊断和治疗的方法。用于治疗性血管造影，经皮穿刺活检或减压治疗等。

（4）磁共振成像（MRI）：指通过外加强磁场和射频脉冲激发人体内某些原子核产生相位和能量的改变，探测脉冲停止后该改变恢复原状态时的信息，经计算机处理后进行多方位图像显示的方法。此种检查方式的优点是图像清晰度高，除部分人体空腔脏器外其余部位均能应用，在神经系统检查中应用价值尤高，无须造影剂，没有电离损害。

（5）新技术检查前的准备：①CT扫描一般不需特殊准备，配合使用造影剂增强检查效果者应按造影要求进行准备。胸腹扫描前禁食6～8小时；盆腔扫描前3天进少渣、少胀气的饮食。②MRI扫描须向患者做好说明工作，消除其进入磁场的顾虑；除去患者携带的任何可干扰磁场的金属物件，包括义齿、节育环、起搏器等体内金属异物。

三、超声检查

1. 概要

（1）超声波的特性：超声波的物理特性有指向性、反射、散射性、吸收和衰减。

（2）超声诊断的基础：由于人体组织的密度不同，超声诊断仪可形成各种不同的回声图像，这就是超声诊断的基础。超声诊断可探测病变性质、病变大小、病变位置和病变与周围组织的关系。

2. 超声检查前的准备工作

（1）腹部检查：包括胆囊、胰腺及胃肠的检查。要求患者检查前1天晚餐进清淡饮食，晚餐后即禁食。次日晨排便后进行检查。对便秘或肠胀气者，前1天晚服缓泻剂，第2天必须在排便后再进行检查。

（2）检查肝、胆囊、胰腺时，宜在晨间空腹条件下进行。

（3）盆腔检查：包括子宫及其附件、膀胱、前列腺等检查。检查前需多饮水，以保持膀胱充盈，将肠部上抬，便于显示盆腔内结构。

四、放射性核素检查

1. 脏器显像及功能检查

（1）检查前准备：①脑平面显像：检查前给患者口服高氯酸钾400mg，以封闭其他吸收示踪剂的组织，保证检查结果。②心肌显像：用显像剂 ^{201}Tl 者，需在检查前4小时开始禁食；用显像剂 ^{99m}Tc-MIBI 在注药后30分钟进脂肪餐，以加速显像剂从胆囊排出，减少其对心肌的干扰。③甲状腺吸碘功能测定：检查前停服含碘食物（海带、海蟹、紫菜等）及药物（碘含片、卢戈液、昆布、海藻等）4～6周，停服甲状腺片、抗甲状腺药物2周，停服抗结核药、溴剂、激素和避孕药。在检查当天早晨空腹服 ^{131}I 后，禁食2小时。④胆系造影：检查前禁食6小时，检查胆囊收缩功能时，在胆囊显影后进脂肪餐。

（2）常用检查种类及其临床意义（表1-10）。

表1-10 脏器显像及功能检查的种类及其临床意义

种类	临床意义
脑平面显像	主要用于血脑屏障受损害的病变，如脑肿瘤、急性脑血管病、硬脑膜下出血检查
心肌显像	能检测心肌梗死和心肌缺损的部位和范围
甲状腺吸碘功能测定	可诊断甲状腺功能亢进、甲状腺功能减退等

2. 放射免疫分析检查

（1）检查前准备：①采血前一天晚禁食油腻食物、禁饮酒。②检查当天早晨空腹静脉采血。③采血时抽血速度不能过快，以免血液产生气泡引起溶血。④采血后及时送检，防止生物活性物质发生酶解、降解和变质。或可将血样置于-20℃保存，避免反复冻融。⑤测定 β_2 微球蛋白时，应弃晨尿后饮水300ml，间隔30～60分钟收集尿液，同时静脉采血，以准确反映肾小球的滤过功能和肾小管的重吸收功能。

（2）常用体外放射分析项目及其临床意义见表1-11。

表 1-11 常用体外放射分析项目及其临床意义

项目	临床应用	标本采集
三碘甲状腺原氨酸（FT_3）	甲状腺功能亢进、减低的诊断	血清
甲状腺素（FT_4）	甲状腺功能亢进、减低的诊断	血清
血管紧张素Ⅰ（AT-Ⅰ）	高血压	血浆
血管紧张素Ⅱ（AT-Ⅱ）	高血压	血浆
$β_2$微球蛋白（$β_2$-Mi）	肾功能、血液病、肿瘤	血清、尿
甲胎球蛋白（AFP）	原发性肝癌、胚胎性肿瘤	血清

第四节 内科患者心理护理及疾病各期患者护理

一、内科患者心理护理

1. 内科患者的心理特点

（1）思想负担加重：因为内科疾病病情复杂，有些疾病会造成全身多方面的损害，有的疾病可能长期诊断不明，患者需要较长时间的多方面的诊断检查。

（2）有多种心理反应：如恐惧、疑虑、烦恼、渴求等，因为有些内科疾病至今尚未找到发病原因，有的疾病至今尚无特效疗法。

（3）心理矛盾突出：有些内科疾病病程较长，经久不愈，常涉及经济问题、生活自理能力问题，甚至个人就业及家庭问题等。

2. 心理护理的常用措施

（1）内科护士要理解、同情患者。注意观察患者的情绪和行为的变化，耐心听取患者的诉说，仔细研究患者的心理需要。根据患者的需要，采取相应的心理护理。

（2）做诊疗检查和护理操作前，护士向患者做好说明解释工作，取得患者的信任，提高患者的适应程度，有利于做好诊疗、护理工作。

（3）对产生依赖心理的患者，在给予必要的合理照顾的同时，密切观察患者，配合暗示疗法，鼓励患者自我锻炼，消除疑虑，增强其对于自理能力的信心。

（4）对有沮丧、绝望心理的患者，应多关怀、体贴、鼓励，争取患者家属和朋友的积极支持，鼓励和帮助患者共渡难关。

（5）对盲目自信、产生自恃心理的患者，应加强健康教育，提高患者对疾病的正确认识，发挥患者对诊治和护理的主观积极性。

（6）对多因素造成心身疾病的患者，要加强心理卫生指导，帮助其寻找合理疏泄的途径，摆脱心理障碍，保持生理心理平衡。

二、内科疾病各期患者的护理

1. 内科疾病各期患者的特点

（1）急性病期：起病急骤、进展迅速、病势凶猛，自觉症状明显，常导致患者不良心理反应。

（2）慢性病期：病期冗长，身体有不可逆转的病理变化，不能完全康复。病情时好时坏，疗效不显著，患者需要长期治疗和护理，受到许多躯体痛苦和精神折磨。

（3）疾病康复期：疾病造成的组织器官损害基本恢复，症状和体征逐渐消失，部分患者可留下后遗症。

（4）老年人护理：老年人的脏器和神经系统功能有所衰退，代偿能力和免疫功能减低，常多种疾病并存。

2. 内科疾病各期患者的护理措施

（1）急性期患者的护理。①心理护理：以负责的态度、精湛的技术及良好的心理支持，给患者以安全感。②加强病情观察：急性病期的患者病情变化较快，必须加强观察，认真测量和记录。③疾病护理：根据患者存在的护理问题，采取相应的护理措施。④健康教育：选择适当的时间和方式，根据患者的具体情况，对患者进行康复和保健预防知识的宣传教育。

（2）慢性期患者的护理。①心理护理：对于疾病造成患者的痛苦和悲观失落感，护士应给予理解和同情，鼓励患者倾诉，并和患者多谈心，帮助其克服悲观失望的消极情绪。②补充营养。③协助和训练患者自我照顾。④对并发症和药物不良反应的预防和护理应着重增强机体抵抗力和协助合理用药。⑤指导患者自我护理。

（3）康复期患者的护理。①心理护理：帮助患者克服过于急躁或过于小心的心理，鼓励留有后遗症者积极康复和适应功能状态的改变。②功能锻炼：根据患者的具体情况进行康复训练，并适时调整康复计划。③培养患者的自我保健意识和能力。

（4）老年人的护理。①心理护理：帮助老年人树立信心，在力所能及的原则下，注意提高其生活能力和社会能力。②维护生理功能：保持合理营养、保证充足睡眠、保持适当活动、促进排泄。③减轻疼痛不适：可采取减轻或消除疼痛的一些措施，如与老人多交流、放松疗法、按摩、音乐治疗及药物治疗等。④并发症、意外事件的预防及护理：加强晨晚间护理、加强安全防范。⑤加强用药监护：要密切观察用药反应，重视老年人的自我感觉。经静脉输入药物，必须控制滴速，一旦出现轻微反应，应立即进行必要的处理。对在家里自己服药的老人，一定要给予详细指导。⑥保健指导：老年人应有脑体交替活动的生活节奏，不宜疏于活动。

第二章 呼吸系统疾病患者的护理

第一节 概 论

一、呼吸系统的结构

呼吸系统由呼吸道、肺和胸膜组成。胸膜腔、胸廓、呼吸肌和膈等是保护呼吸运动的必要装置。呼吸道是气体进出肺的通道，包括鼻、咽、喉、气管和支气管。临床上以环状软骨为界，将呼吸道分为上、下呼吸道。由鼻、咽、喉组成上呼吸道，气管、支气管组成下呼吸道。

肺是进行气体交换的器官，左、右各一，位于胸腔内纵隔的两侧。左肺分为上、下两叶，右肺有上、中、下三叶，外被胸膜包裹。每叶又依支气管和血管分支再分为肺段。肺泡是气体交换的场所，肺泡周围有丰富的毛细血管网，十分利于气体交换。胸膜分脏、壁两层，二者形成一个潜在的密闭腔隙，称为胸膜腔。正常胸膜腔内为负压，腔内仅有少量浆液起润滑作用，以减少两层胸膜间的摩擦。

二、呼吸系统的功能

1. 肺的呼吸功能 呼吸系统通过肺通气与肺换气两个过程完成呼吸。肺通气是指肺与外环境之间的气体交换，即通过呼吸肌收缩引起胸廓与肺内压的改变，使气体有效地进入或排出肺泡；肺换气指肺泡与肺毛细血管血液之间的气体交换，肺换气是以气体弥散方式进行的。

2. 呼吸系统的防御、免疫和代谢功能 上呼吸道有对吸入气体加温、加湿和过滤的作用；下呼吸道的黏液纤毛运载系统具有清除作用；咳嗽反射，呼吸道分泌的免疫球蛋白（如分泌型 IgA）、溶菌酶等在抵御呼吸道感染方面也起着重要作用。

三、咳嗽、咳痰的护理

咳嗽是呼吸系统疾病最常见的症状，是一种保护性的反射动作，借以排出呼吸道内的分泌物或异物。感染是其最常见的病因，机械性刺激、理化因素刺激也会引起咳嗽、咳痰。

1. 临床表现

（1）咳嗽的性质。分为干性咳嗽和湿性咳嗽。前者为无痰或痰量极少的咳嗽，见于咽炎和早期肺癌等；后者为伴有痰液的咳嗽，以慢性支气管炎及支气管扩张最常见。

（2）痰的性状和痰量。①性状：无色透明痰多见于病毒感染；痰呈黄色提示有化脓菌感染；草绿色痰多为铜绿假单胞菌感染；红棕色胶冻状痰多与肺炎杆菌感染有关；血痰要警惕肺癌；灰黑色痰多与大气污染或肺尘埃沉着病有关；咳出的痰液有恶臭提示厌氧菌感染。②痰量：24 小时咳痰量超过 100ml 为大量痰。咳大量痰，将痰液静置后出现分层现象（上层为泡沫，中层为浆液或黏液，下层为脓液及坏死性物质），是支气管扩张及肺脓肿的典型症状。

（3）咳嗽、咳痰与时间、体位的关系。有些患者在处于某种体位或姿势时可诱发或加重咳嗽、咳痰，如慢性支气管炎、支气管扩张等患者通常在清晨起床或夜间刚躺下时咳嗽加剧并咳出大量脓痰，护士可以利用此特点进行体位引流。

（4）咳嗽的音色。咳嗽声音嘶哑与声带发炎或肿物有关。咳嗽声音微弱见于极度衰竭或声带麻痹者。

（5）咳嗽伴随症状及并发症。咳嗽伴发热常提示感染；咳嗽伴胸痛应警惕病变累及胸膜；剧烈咳嗽可引起气胸等并发症。

2. 相关护理诊断 清理呼吸道无效：与痰液黏稠、咳嗽无力有关。

3. 护理措施

（1）改善环境：保持室内空气新鲜流通，温、湿度适宜，避免尘埃和烟雾等刺激。

（2）补充营养与水分：给予高蛋白、高维生素饮食，多饮水，每天饮水量保持在 1500ml，以利稀释痰液。
（3）促进排痰：①指导患者有效咳嗽；②拍背与胸壁震荡；③湿化呼吸道；④体位引流；⑤机械吸痰。
（4）预防肺部感染等并发症，防止误吸。

四、咯血的护理

1. 概述　喉以下呼吸道或肺组织的出血，经口腔咯出称为咯血。咯血大多是由呼吸系统和心血管疾病引起。咯血量的多少与受损血管的性质及数量有直接关系，而与疾病严重程度不完全相关。

2. 常见病因
（1）呼吸系统疾病：支气管及肺的急、慢性感染；支气管肺癌等。
（2）心血管疾病：风湿性心脏病二尖瓣狭窄、左心衰竭、肺动脉栓塞或梗死等。
（3）其他：血液病、系统性红斑狼疮等。

3. 临床表现　咯血者常有胸闷、喉痒和咳嗽等先兆，咯出的血颜色多数鲜红，伴泡沫或痰液，呈碱性。一般每天咯血量在 100ml 以内为小量咯血，每天咯血量在 100～500ml 为中等量咯血，每天咯血量在 500ml 以上或 1 次咯血 300～500ml 为大量咯血。咯血时除有原发病的体征外，还可有出血部位呼吸音的减弱和湿啰音。大咯血患者常有紧张不安、血压下降等表现。

4. 并发症　咯血并发症有窒息、休克、肺不张、肺部感染等。窒息和休克是咯血的主要并发症，也是致死的主要原因。窒息的表现：大咯血时患者出现咯血不畅、胸闷气促、情绪紧张、面色灰暗、喉部有痰鸣音，或喷射性大咯血突然中止等是窒息的先兆表现。若患者出现表情恐怖、张口瞪目、两手乱抓、抽搐、大汗淋漓、牙关紧闭或神志突然丧失，提示发生了窒息。如不及时抢救，患者可因心跳、呼吸停止而死亡。

5. 护理诊断　有窒息的危险：与大咯血引起气道阻塞有关。

6. 护理措施
（1）安慰患者，缓解其紧张情绪，向患者解释屏气非但无助于止血，且对机体不利。
（2）一般静卧休息能使小量咯血自行停止。大咯血患者应绝对卧床休息，取患侧卧位以利于健侧通气，同时防止病灶扩散。
（3）按医嘱给予止血药（如垂体后叶素）、止咳药（剧烈咳嗽时常用可待因，但禁用吗啡），观察疗效及不良反应。冠心病、高血压患者和孕妇禁用垂体后叶素。
（4）大咯血者暂禁食，小量咯血者宜进少量凉或温的流质饮食，避免饮用浓茶、咖啡、酒等刺激性饮料。多饮水及多食富含纤维素食物，以保持大便通畅。
（5）窒息的预防及抢救配合：向患者说明咯血时不要屏气，尽量将血轻轻咯出，以防窒息。准备好抢救用品，注意有无窒息先兆。一旦出现窒息，立即置患者于头低足高位，轻拍其背部以利血块排出；或迅速用负压机械吸引，以清除呼吸道内积血，必要时立即行气管插管或气管镜直视下吸取血块。气道通畅后，若患者自主呼吸未恢复，应行人工呼吸，给予高流量吸氧或按医嘱应用呼吸中枢兴奋药。同时仍需密切观察病情变化，警惕再窒息的可能。

五、肺源性呼吸困难的护理

1. 概念　肺源性呼吸困难是指因呼吸系统疾病引起患者自感空气不足、呼吸费力，并伴有呼吸的频率、深度与节律异常的活动。

2. 类型及病因
（1）吸气性呼吸困难：以吸气显著困难为特点。重症患者可出现"三凹征"，即胸骨上窝、锁骨上窝及肋间隙在吸气时明显下陷，并伴有干咳及高调的吸气性哮鸣音，其发生与大气道狭窄梗阻有关。
（2）呼气性呼吸困难：以呼气明显费力、呼气时间延长并伴有广泛哮鸣音为特点，由肺组织弹性减弱及小支气管痉挛狭窄所致，如肺气肿、支气管哮喘等。

（3）混合性呼吸困难：以吸气和呼气均感费力、呼吸浅而快为特点。由广泛性肺部病变使呼吸面积减少所致，如严重肺炎、肺结核、大量胸腔积液、气胸等。

3. 临床表现

（1）程度分级：依呼吸困难与活动的关系将肺源性呼吸困难分为轻、中、重三度。①轻度：仅在重体力活动时出现。②中度：轻微体力活动（如走路、日常活动等）即出现。③重度：即使在安静休息状态下也出现。重度呼吸困难患者平卧时呼吸困难加重，因而被迫采取端坐位呼吸，以减轻呼吸困难。

（2）呼吸频率、深度、节律的改变：呼吸系统疾病如慢性阻塞性肺气肿可引起呼吸频率加快、呼吸变浅；呼吸中枢受抑制时表现为呼吸频率和节律改变（潮式呼吸、间停呼吸）；酸中毒引起的呼吸困难，呼吸加深且稍快；肺气肿等慢性病引起的呼吸困难逐渐发生；肺不张、大量胸腔积液时呼吸困难突然发生。

4. 护理诊断

气体交换受损。与肺部广泛病变使呼吸面积减少有关。

低效性呼吸型态。与支气管平滑肌痉挛、气道狭窄或肺气肿有关。

焦虑或恐惧。与呼吸困难有关。

5. 护理措施

（1）环境：保持病室空气新鲜、温湿度适宜，避免刺激性气体。

（2）调整体位：患者宜采取半卧位或端坐位，必要时设置跨床小桌。

（3）保持呼吸道通畅：气道分泌物多者，协助患者充分排出。张口呼吸者应每天清洁口腔2～3次，并补充因呼吸丧失的水分。

（4）氧疗：①临床上根据病情及血气分析结果合理用氧，如缺氧严重而无二氧化碳潴留者（$PaCO_2$＜50mmHg），可用面罩给氧，给予较高氧浓度（35%～45%）；如患者缺氧伴明显二氧化碳潴留（$PaCO_2$＞50mmHg）时，应给予持续低浓度（25%～30%）低流量（1～2L/min）吸氧。②密切观察氧疗效果，以防发生氧中毒和二氧化碳麻醉。③保持吸入氧气的加温与湿化。④定时更换消毒送氧器具，防止交叉感染。

第二节　急性上呼吸道感染患者的护理

一、病因及发病机制

急性上呼吸道感染有70%～80%由病毒引起。主要有流感病毒（甲、乙、丙）、副流感病毒、呼吸道合胞病毒、腺病毒、鼻病毒、埃可病毒、柯萨奇病毒、麻疹病毒、风疹病毒。细菌感染可直接或继病毒感染之后发生，以溶血性链球菌为多见，其次为流感嗜血杆菌、肺炎球菌和葡萄球菌等。偶见革兰氏阴性菌。其感染的主要表现为鼻炎、咽喉炎或扁桃体炎。

二、临床表现

1. 普通感冒　俗称"伤风"。以鼻咽部症状为主，最常见的病原体是鼻病毒。起病急，早期咽部干痒，继而出现打喷嚏、鼻塞、流涕，开始呈清水样，2～3天后变稠，可伴咽痛、干咳或咳少量黏液痰。一般无发热及全身症状，或仅有低热、全身不适、轻度畏寒、头痛等。

2. 急性咽喉炎　以咽喉部症状为主，急性病毒性咽炎以咽部发痒和烧灼感为主；咽部疼痛、疼痛不明显、不持久；可有发热和乏力，咳嗽少见。急性病毒性喉炎以声音嘶哑为主要症状，咳嗽时喉部疼痛，常有发热。

3. 细菌性咽炎、扁桃体炎　多由溶血性链球菌引起，起病急，有明显咽痛，吞咽时加重。伴头痛、全身乏力、畏寒、发热，体温可达到39℃以上。

三、辅助检查

1. 血象　病毒性感染见白细胞计数正常或偏低，淋巴细胞比例升高。细菌性感染有白细胞计数与中性粒细胞增多和核左移现象。

2. 病毒和病毒抗原的测定 视需要可用免疫荧光法、酶联免疫吸附检测法、血清学诊断法和病毒分离鉴定法，以判断病毒的类型，区别病毒和细菌感染。细菌培养用于判断细菌类型和药敏试验。

四、治疗要点

1. 对症治疗 注意保暖、多饮水、戒烟。发热、全身酸痛可用复方阿司匹林等解热止痛药；咳嗽时给予溴己新、枸橼酸喷托维林；咽痛时含消炎喉片；鼻塞、流涕可用1%麻黄碱点鼻。

2. 病因治疗 病毒引起的感染一般不用抗生素。吗啉胍等对某些病毒有一定疗效。细菌感染可选用青霉素、红霉素、螺旋霉素、复方新诺明等抗菌药物。

3. 中成药 常用中成药有板蓝根冲剂、清热感冒冲剂、银翘解毒片等。

五、护理问题

1. 体温过高 与急性化脓性扁桃体炎有关。

2. 疲乏，全身酸痛不适 与急性上呼吸道感染有关。

3. 体液不足 与发热、出汗、饮水少有关。

六、护理措施

1. 病情观察 注意体温的变化。如症状加重，应警惕并发症。

2. 休息 上呼吸道感染患者应适当休息，病情较重或年老者应卧床休息。注意呼吸道隔离，防止交叉感染。

3. 饮食 多饮水，水量视患者体温、出汗及气候等情况而异。饮食应清淡、易消化，含丰富的维生素。

4. 症状护理 患者寒战时应予以保暖，高热时按医嘱使用解热止痛片，同时做好高热护理。对出汗多的患者要做好皮肤的清洁护理。

5. 用药护理 嘱患者按医嘱用药，勿滥用抗生素。

第三节 支气管哮喘患者的护理

一、病因及发病机制

1. 病因和诱因

（1）诱发因素：吸入过敏原，如花粉、尘螨及动物的毛、屑等；接触某些药物，如阿司匹林、吲哚美辛、普萘洛尔等；食用某些食物，如鱼、虾、蛋类等。

（2）呼吸道感染（尤其是病毒性感染）：是哮喘急性发作常见的诱因。

（3）遗传因素：哮喘可能是一种多基因遗传病。

（4）其他：环境因素、气候因素、精神因素、剧烈运动均可诱发哮喘。

2. 发病机制 哮喘发病与变应性气道炎症有关，包括速发型及迟发型哮喘反应。多种细胞参与此过程，使支气管平滑肌痉挛、气道黏膜水肿、腺体分泌增多，进而引起支气管广泛狭窄与阻塞导致通气障碍和气道高反应性。

二、临床表现

1. 症状和体征 哮喘发作前可有干咳、打喷嚏、流泪等先兆，典型表现为发作性呼气困难、咳嗽和哮鸣三症状并存，多在夜间或清晨发作和加重，严重者可出现极度呼吸困难、端坐呼吸、发绀、大汗淋漓、心慌、焦躁不安、奇脉、颈静脉怒张等，甚至出现呼吸和循环衰竭，若患者呼吸音突然减弱或消失，提示有严重气道阻塞。

2. 临床类型

（1）外源性哮喘：多见于有家族史、过敏体质的儿童和青少年，30岁以前发病者占1/2。患者的前驱症状以过敏性鼻炎为主，不发热，连续打喷嚏，流清涕，鼻黏膜呈苍白色，鼻分泌物和末梢血均显示嗜酸性粒细胞增高。

（2）内源性哮喘：冬季发病较多，多见于成年人，哮喘多发生在呼吸道感染后，通常先有咳嗽、咳痰史，随着咳嗽加剧逐渐出现哮喘。

（3）混合性哮喘：哮喘的诱发因素既有过敏性因素又有感染性因素，症状表现复杂，哮喘可常年存在，无明显缓解季节。

（4）重症哮喘（哮喘持续状态）：指严重的哮喘发作持续24小时以上，经一般支气管扩张药治疗不缓解者。常由感染未控制、持续接触大量过敏原、失水使痰液黏稠阻塞细支气管、精神过度紧张、治疗不当或突然停用糖皮质激素，并发酸中毒、肺不张、自发性气胸等引起。患者表现为极度呼吸困难，端坐呼吸，发绀明显，大汗淋漓，甚至出现呼吸、循环衰竭。

三、辅助检查

1. 血常规检查 嗜酸性粒细胞、血清 IgE 在外源性哮喘时增高。

2. 血气分析 PaO_2 有不同程度降低。轻、中度哮喘时，由于过度通气，$PaCO_2$ 可下降；重度哮喘时，$PaCO_2$ 可上升。

3. 过敏原检测 血清 IgE 测定，外源性哮喘患者多升高；过敏原皮肤试验，外源性哮喘患者可呈阳性反应。

4. 胸部 X 线检查 哮喘发作时两肺透亮度增加，缓解期多无异常。

5. 痰液检查 可见大量嗜酸性粒细胞和黏液栓。

四、治疗要点

支气管哮喘治疗原则为消除病因、控制发作及预防复发。

1. 消除病因 去除过敏原及引起哮喘的刺激因素。

2. 应用支气管解痉药

（1）β_2-肾上腺素受体激动剂：起效快且选择性强，不良反应主要有心悸、手指震颤，坚持用药一段时间后症状可消失。常用药物有沙丁胺醇等。

（2）茶碱类药物：有松弛支气管平滑肌的作用，为中效支气管扩张药。其主要不良反应有恶心、呕吐、腹泻，因氨茶碱的有效血浓度与中毒浓度接近，安全范围窄，静脉用药时须稀释后缓慢推注，快速推注可引起心律失常、血压骤降甚至死亡。

（3）抗胆碱能药物：主要抑制分布于气道平滑肌的迷走神经释放乙酰胆碱，使平滑肌松弛，如异丙基阿托品雾化吸入。

3. 抗炎药物

（1）糖皮质激素：作用是抑制变应性气道炎症，降低气道高反应性。长期应用时可局部用吸入制剂如倍氯米松（必可酮为其气雾剂）。其主要不良反应为口腔真菌感染和咳嗽。吸药后应注意漱口。

（2）色甘酸钠：有稳定肥大细胞膜的作用，预防运动和过敏原诱发的哮喘最有效。

（3）抗生素：伴有呼吸道感染者，可应用磺胺类药物或青霉素等。

五、护理问题

1. 低效性呼吸型态 与支气管痉挛有关。

2. 知识缺乏 缺乏预防哮喘发作的知识。

3. 潜在并发症 呼吸衰竭、自发性气胸。

4. 气体交换受损 与哮喘发作有关。

六、护理措施

1. 改善通气,缓解呼吸困难

(1)体位:调整至舒适体位,如坐位或半坐位,放置跨床小桌。

(2)协助排痰:指导患者咳嗽时尽量将痰咳出。痰液黏稠时多饮水,每天进液量至少为1500ml,遵医嘱给予祛痰药物,并定期为患者翻身、拍背,促使痰液排出。哮喘状态持续者每天宜静脉补液2000~3000ml以稀释痰液,滴速为40~50滴/分。因雾液刺激可使支气管痉挛而加重哮喘症状,哮喘患者不宜用超声雾化吸入。

(3)给氧:呼吸困难明显者遵医嘱给予患者低流量鼻导管持续吸氧。

(4)药物治疗:按医嘱给予支气管解痉药物及糖皮质激素等药物。

2. 放松身心,消除恐惧

(1)保持病室内温、湿度适宜(温度18~22℃,湿度50%~70%),不宜布置花草。

(2)陪伴患者身边,解释病情,消除其紧张情绪。必要时遵医嘱给予镇静药,注意禁用吗啡和大量镇静药,以免抑制呼吸。

(3)发作期以营养丰富、高维生素的流质或半流质食物为主,勿勉强进食,禁食易致过敏的食物。

3. 防治并发症　严密观察呼吸困难的程度及生命体征,及时发现呼吸衰竭、自发性气胸等并发症。

第四节　慢性支气管炎和阻塞性肺气肿患者的护理

一、病因及发病机制

1. 病因

(1)吸烟:纸烟中含有焦油、尼古丁等有害物质,可使支气管痉挛、呼吸道上皮细胞纤毛运动受抑制、纤毛脱落,从而易致感染,慢性支气管炎的患病率与吸烟的时间和量呈正相关,戒烟可使病情减轻。

(2)感染:有病毒感染与细菌感染。常见病毒为鼻病毒、流感病毒、腺病毒及呼吸道合胞病毒;常见细菌为肺炎球菌和流感嗜血杆菌等。

(3)大气污染和工业粉尘:包括二氧化硫、二氧化氮、氯、臭氧及二氧化硅、煤尘、棉屑、蔗尘等的慢性刺激。

(4)气候:冷空气刺激、气候突然变化,使呼吸道黏膜防御能力减弱,易继发感染。

(5)遗传因素:已证明α_1-抗胰蛋白酶缺乏,与肺气肿的发生有密切关系。

2. 发病机制　尚未完全阐明,可能与多种因素共同作用有关。在病因的作用下,支气管壁可有各种炎症细胞浸润,炎性物质的释放,如前列腺素、白三烯、组胺、淋巴因子及溶酶体成分,导致黏膜下腺体增生、分泌增加及黏液纤毛运动障碍和气道清除能力减弱,出现黏膜充血水肿、增厚,加剧气道阻塞,使机体易于感染及发病。慢性炎症使巨噬细胞和中性粒细胞释放弹性蛋白酶水解肺泡壁内的弹性蛋白,使肺泡壁被破坏失去弹性,肺泡腔扩大,同时毛细血管损伤使组织营养障碍而发展成肺气肿。在发生气流阻塞时,小气道病变是主要原因。

二、临床表现

1. 慢性支气管炎的症状、体征　表现为"咳""痰""喘""炎"四症。咳嗽多发生于晨间起床后,白天较轻,夜晚临睡前有阵咳,痰液为白色黏液泡沫痰。喘息多见于喘息型支气管炎,慢性支气管炎并发阻塞性肺气肿时也可伴有不同程度的喘息。早期无异常体征,急性发作时双肺可闻及干、湿啰音。临床上将慢性支气管炎分为两型(单纯型、喘息型)和三期(急性发作期、临床缓解期、慢性迁延期)。

2. 慢性阻塞性肺气肿的症状、体征　除慢性支气管炎症状外,主要症状为逐渐加重的呼吸困难。典型肺气肿的体征为:桶状胸,胸部呼吸运动减弱,语颤减弱,叩诊过清音,听诊呼吸音减弱。

三、辅助检查

1. 血液检查 继发细菌感染时，白细胞总数及中性粒细胞比例增多。在阻塞性肺气肿感染加重期，还可有 PaO_2 下降及 $PaCO_2$ 升高。

2. X 线检查 可见肺纹理增多且紊乱，肺气肿时，两肺透亮度增加，肋间隙增宽。

3. 肺功能检查 在慢性支气管炎早期可正常。慢性阻塞性肺疾病早期可有小气道功能异常，以后可出现第 1 秒用力呼气量占用力肺活量比值减少（<60%）；慢性支气管炎并发阻塞性肺气肿时，残气容积增加，残气容积占肺总量百分比＞40%。

四、治疗要点

1. 戒烟，控制各种诱发因素。
2. 急性发作期要控制感染、祛痰止咳、解痉平喘。
3. 临床缓解期应采取各种措施提高机体免疫力，改善呼吸功能。

五、护理问题

1. 气体交换受损、发绀 与 COPD 继发感染有关。
2. 清理呼吸道无效 与痰液黏稠、支气管痉挛有关。
3. 活动无耐力 与低氧血症、营养不良等有关。
4. 低效性呼吸型态 与支气管阻塞、呼吸阻力增加有关。
5. 潜在并发症 自发性气胸、呼吸衰竭、慢性肺心病。

六、护理措施

1. 协助患者有效咳嗽及排痰。
2. 饮食护理 要给予高热量、高蛋白质、高维生素饮食，少吃产气食品，防止产气影响膈肌运动。
3. 氧疗护理 对呼吸困难伴低氧血症者，采用低流量持续给氧（1～2L/min），缓解期患者 PaO_2 <60mmHg 应长期进行氧疗，每天吸氧时间不少于 15 小时，浓度 25%～29%。COPD 患者因长期二氧化碳潴留，用持续低流量吸氧，既能改善缺氧，也可以防止因缺氧状态解除而抑制呼吸中枢。
4. 用药护理 遵医嘱使用抗感染、祛痰、解痉平喘等药物，注意观察药物疗效。
5. 病情观察 重点观察患者咳嗽、咳痰、是否呼吸困难，尤其注意患者是否出现胸痛、意识障碍；完成日常生活活动的情况；生命体征、发绀及肺部体征；血气分析。
6. 缩唇呼吸和腹式呼吸训练

（1）缩唇呼吸：吸气和呼气时间比为 1∶2 或 1∶3，尽量深吸慢呼，每分钟 7～8 次，每次 10～20 分钟，每天 2 次。

（2）腹式呼吸：右手放在上腹部，左手放在前胸部，鼻子缓慢吸气时，腹部的手有向上抬起的感觉，而胸部的手原位不动。呼气与吸气时间比为（2～3）∶1，每分钟 10 次左右，练习数次后可稍事休息，两手交换位置后继续进行训练。每天训练 2 次，每次 10～15 分钟。

第五节 慢性肺源性心脏病患者的护理

一、病因及发病机制

1. 病因

（1）支气管、肺疾病：以 COPD 最为多见。

（2）胸廓运动障碍性疾病：胸廓畸形，如脊柱后侧凸。

（3）肺血管疾病：肺小动脉栓塞等。

（4）急性呼吸道感染：是急性发作的主要诱因，常导致肺衰竭、心力衰竭。

2. 发病机制　慢性肺源性心脏病发生的关键环节是肺动脉高压，长期肺动脉高压使右心室后负荷增加，早期右心室代偿性肥厚，晚期出现失代偿性心脏扩大、右侧心力衰竭。

二、临床表现

1. 肺、心功能代偿期　慢性咳嗽、咳痰、气急、喘息，活动后感心悸、乏力、呼吸困难、机体耐受力下降等。患者有肺动脉高压和右心室肥大的体征，如剑突下收缩期搏动、肺动脉第二心音亢进等。

2. 肺、心功能失代偿期

（1）呼吸衰竭：患者呼吸困难加重，发绀明显，甚至出现嗜睡、昏迷、抽搐等肺性脑病的表现。

（2）心力衰竭：以右心衰竭为主，表现为心率增快、呼吸困难加重、乏力、上腹胀痛、尿少、下肢乃至全身水肿。体检可见颈静脉怒张，肝颈静脉回流征阳性，剑突下收缩期搏动明显。

3. 并发症

（1）肺性脑病：因呼吸功能不全导致缺氧、CO_2 潴留而引起的中枢神经系统功能障碍称为肺性脑病。起初患者头痛、神志恍惚、白天嗜睡、夜间兴奋；继而发生 CO_2 过多，使浅表静脉扩张，表现为颜面发红、水肿、四肢温暖、球结膜水肿；再加重时患者出现谵妄、躁动、肌肉抽搐，直至昏迷。肺性脑病是肺源性心脏病死亡的首要原因。

（2）酸碱失衡、电解质紊乱：以呼吸性酸中毒最常见。

（3）心律失常：多为一过性，去除诱因多可消失。

（4）休克：以感染性休克最多见。

（5）消化道出血：严重缺氧、CO_2 潴留使胃肠道黏膜充血、水肿、糜烂，易形成溃疡。

三、辅助检查

1. 血液检查　红细胞和血红蛋白可增高。合并感染时白细胞总数及中性粒细胞计数增加或有核左移。

2. 血气分析　PaO_2 降低（<60mmHg）、$PaCO_2$ 增高（>50mmHg），早期 pH 正常，重症时 pH 下降。

3. 心电图　示右心室肥大和右心房肥大。

4. X 线检查　肺、胸疾病的 X 线征象及肺动脉高压和右心肥大的征象。

四、治疗要点

肺源性心脏病治疗必须坚持治肺为本、治心为辅的原则。

1. 急性加重期治疗

（1）控制感染：选用敏感抗生素。

（2）维持呼吸道通畅、纠正缺氧和 CO_2 潴留：使用止喘、祛痰药，翻身、胸部叩击、雾化吸入等是保持气道通畅的重要措施。纠正缺氧通常采用低浓度、低流量持续给氧，流量 1～2L/min，24 小时持续吸氧效果好。

（3）强心、利尿治疗：肺源性心脏病使用利尿药应以缓慢、小量、间歇为原则，以避免大量利尿引起血液浓缩、痰液黏稠，加重气道阻塞及低钾血症。由于肺源性心脏病患者长期处于缺氧状态，对洋地黄类药物的耐受性低，容易中毒，故使用洋地黄类药时应以快速、小剂量为原则，用药前要积极纠正缺氧和低血钾，用药过程中密切观察毒性作用。

（4）长期氧疗：一昼夜持续吸氧 15 小时以上，吸入氧浓度在 25%～30%，并持续较长时间的这种氧疗方法，可提高生存率，改善生活质量。

2. 缓解期治疗

（1）主要是积极治疗原发病，减少急性发作，改善心肺功能。

（2）提高机体免疫力，如接种流感疫苗和肺炎球菌疫苗。

（3）加强全身和呼吸肌的锻炼。

（4）中医药治疗。

五、护理问题

1. **体液过多、水肿** 与右心衰竭有关。
2. **活动无耐力** 与肺、心功能不全或缺氧有关。
3. **气体交换受损、发绀** 与急性呼吸道感染、通气不畅有关。
4. **潜在并发症** 肺性脑病、电解质紊乱。

六、护理措施

1. **及时清除痰液，改善肺泡通气** 鼓励患者咳嗽，并在呼气期给予拍背，促进痰液排出。对神志不清者，可进行机械吸痰。
2. **氧疗护理** 一般给予持续低流量吸氧，氧浓度在 25%～29%，流量 1～2L/min，吸入的氧必须经过湿化。氧疗期间的护理要注意以下几点。
   （1）保持气道通畅。
   （2）维持吸入氧流量/浓度的恒定。
   （3）监测呼吸频率、节律、发绀及意识状态的变化。
   （4）及时、正确采取血标本做血气分析，血标本应隔绝空气并及时送检。
   （5）室内严禁明火。
3. **有水肿的患者的护理** 宜限制水、盐摄入；做好皮肤护理，避免皮肤长时间受压；正确记录24小时出入液量；按医嘱应用利尿药，注意观察水肿消长情况。
4. **饮食护理** 应摄入高蛋白、高维生素、高热量、易消化食物。
5. **执行医嘱** 按医嘱给予抗炎、止喘、祛痰等治疗。
6. **加强锻炼** 呼吸肌功能锻炼和全身锻炼。
7. **慎用镇静药** 患者烦躁不安时要警惕呼吸衰竭、电解质紊乱等，切勿随意使用安眠、镇静药以免诱发或加重肺性脑病。

第六节　支气管扩张患者的护理

一、病因及发病机制

1. **支气管-肺组织感染和支气管阻塞** 大多数支气管扩张是由支气管-肺组织感染和支气管阻塞所引起。病因以婴幼儿期的麻疹、百日咳、支气管肺炎最为常见。反复或严重的感染损伤支气管各层组织，尤其是对于平滑肌和弹力纤维的破坏，削弱了管壁的支撑作用，支气管周围组织纤维化牵拉支气管，咳嗽时支气管内压力增高及在呼吸时胸腔内压的牵引下，逐渐形成支气管扩张。肿瘤、异物等阻塞支气管管腔也可造成支气管扩张。
2. 先天性支气管发育缺损形成支气管扩张。

二、临床表现

1. **慢性咳嗽、大量脓痰** 咳嗽、咳痰常在晨起和夜间卧床时加重，痰液静置后可分为 3 层，上层为泡沫、中层为黏液、下层为脓性物和坏死组织，伴有厌氧菌感染时痰液恶臭。
2. **反复咯血** 从痰中带血到大量咯血，咯血量与病情严重程度有时不一致。咯血是由于支气管内肉芽组织或血管瘤破裂引起的。
3. **继发肺部感染** 特点是同一部位反复发生肺炎，可有慢性感染中毒症状。
4. **体征** 在病变部位可听到局限性、固定性、持续性湿啰音，部分患者有杵状指（趾）、消瘦、贫血。

三、辅助检查

1. **血常规** 无特殊，继发感染时白细胞总数可增多，中性粒细胞增多。病程迁延可有轻度贫血。

2. 痰液培养 大多为混合性感染。应注意取痰方法，将 24 小时痰液集中于一透明玻璃瓶内，可见上层为泡沫，中层为悬液，底层为脓痰凝块，取脓痰凝块做细菌培养。

3. 胸部 X 线片 可见纹理粗乱、肺不张、胸膜增厚和纵隔、横膈牵拉移位。典型病例晚期平片可见蜂窝状阴影。

4. CT 片 可见支气管扩张和变形。

5. 支气管造影 有条件时可做支气管碘油造影，以明确病变部位、范围及类型。造影术前须禁食以免呕吐引起窒息。有感染及咯血时禁忌做造影。

6. 肺功能检查 有条件时应做肺功能检查，后期可有通气及弥散功能障碍。

四、治疗要点

1. 控制感染 急性感染时选用敏感抗生素。

2. 痰液引流 痰液引流和抗生素治疗同样重要，它可保持气道通畅，减少继发感染和减轻全身中毒症状。通常使用祛痰剂、超声雾化吸入、体位引流等方法。

3. 咯血的处理。

4. 手术治疗 病灶较局限，反复大咯血、感染者应考虑手术治疗。

5. 其他 加强营养，纠正贫血等。

五、护理问题

1. 清理呼吸道无效 与大量脓痰滞留于呼吸道有关。

2. 焦虑或恐惧 与担心反复咯血及预后差有关；恐惧与大咯血有关。

3. 有窒息的危险 与大咯血有关。

4. 营养失调：低于机体需要量 与消耗增多、摄入不足有关。

5. 活动无耐力 与营养不良、贫血等有关。

六、护理措施

1. 清除痰液 可先用生理盐水做超声雾化吸入或蒸汽吸入使痰液变稀，并辅以叩背，指导患者做有效咳嗽；或遵医嘱给予祛痰药物。

2. 体位引流

（1）根据病变的部位采取不同的体位，原则上应使患肺处于高位，引流支气管开口朝下，以利于痰液流入大支气管和经气管排出。

（2）引流时间可从每次 5～10 分钟加到每次 15～30 分钟。

（3）体位引流时，嘱患者间歇做深呼吸后用力咳痰，同时用手轻拍患者患部，以提高引流效果，引流完毕给予漱口。

3. 增强抗病能力 急性感染期患者要卧床休息，有大咯血者应绝对卧床。缓解期患者可适当进行户外活动，但要避免过度劳累。饮食宜高热量、高蛋白质、富含维生素，以补充能量消耗。保持口腔清洁，要勤漱口，以减少感染并增进食欲。

4. 加强病情观察 密切观察咳嗽、咳痰、咯血情况，及时发现窒息等并发症并及时处理。

第七节 肺炎患者的护理

一、分类及特点

1. 按解剖部位分类

（1）大叶性肺炎（肺泡性肺炎）：致病菌多为肺炎球菌，病变常累及某一个肺段或肺叶。

（2）小叶性肺炎（支气管肺炎）：可由细菌、病毒及支原体引起，常继发于其他疾病。

（3）间质性肺炎：为肺间质的炎症，可由细菌或病毒引起，症状较轻，体征较少。

2. 按病因学分类 细菌性肺炎最为常见,其次为病毒、支原体、真菌、立克次体、衣原体引起的肺炎。细菌性肺炎最常见的病原菌是肺炎球菌,其次为葡萄球菌、肺炎杆菌。

3. 根据感染来源分类

(1) 社区获得性肺炎:主要病原体为肺炎链球菌、肺炎支原体、肺炎衣原体等。

(2) 医院获得性肺炎:常见病原体为革兰氏阴性菌,包括铜绿假单胞菌、肺炎杆菌等。

二、病因及发病机制

健康人上呼吸道存在肺炎链球菌,全身及呼吸道抵抗力降低,如上呼吸道感染、慢性阻塞性肺疾病、受凉、糖尿病、心力衰竭、醉酒、全身麻醉等诱因存在时,细菌被吸入下呼吸道并在肺泡内繁殖而发病。患者多见于既往健康的男性青壮年。

三、临床表现

常有上呼吸道感染、受凉、淋雨、疲劳等病史。

1. 全身症状 起病急骤,先有寒战,继之高热,数小时内体温可高达39~41℃,呈稽留热型。休克型肺炎以严重微循环障碍为突出表现。在发病1~3天,患者血压突然下降到80/50mmHg,患者表现为烦躁不安、意识模糊、嗜睡、面色苍白、出冷汗、四肢厥冷、少尿或无尿。

2. 呼吸系统症状 早期有干咳或咳少量黏液痰,典型者在发病2~3天时(红色肝变期)咳铁锈色痰。胸痛呈尖锐的刺痛,是胸膜受累所致,咳嗽、深呼吸时疼痛加重。

3. 体征 患者急性病容,呼吸浅快,口唇青紫。肺实变时表现为患侧呼吸运动减弱,语颤增强,叩诊浊音,听诊出现支气管呼吸音、干湿啰音,病变累及胸膜时,可闻及胸膜摩擦音。

四、辅助检查

1. 血常规 血白细胞计数可达$(20\sim30)\times10^9/L$,中性粒细胞比例增至0.8以上,并有核左移。

2. X线检查 病变早期肺纹理增多或局限于一个肺段或肺叶呈淡薄、均匀阴影,实变期可见大片均匀致密的阴影。

五、治疗要点

1. 首选青霉素,如对青霉素过敏可选用红霉素,重症患者可用头孢菌素等。抗生素疗程一般为7天,或退热后3天。

2. 有低氧血症者,应予以吸氧。

3. 休克型肺炎者,首先应注意补充血容量,可根据中心静脉压调整;使用适量的血管活性药物,维持收缩压在90~100mmHg;宜选用2~3种广谱抗生素联合、大剂量、静脉给药。对病情严重者可考虑使用糖皮质激素;纠正水、电解质紊乱及酸碱失衡,但输液速度不宜太快,防止心力衰竭和肺水肿的发生。

4. 对于胸痛、咳嗽咳痰、腹胀等,给予适当对症处理,对并发症进行相应的治疗。

六、护理问题

1. 体温升高 与感染有关。

2. 气体交换受损 与肺实变导致呼吸面积减少有关。

3. 疼痛 与炎症累及胸膜有关。

七、护理措施

1. 缓解不适,促进身心休息 ①卧床休息,病室环境要安静、清洁、温湿度适宜,注意保暖,出汗较多时应勤换衣被,保持皮肤清洁干燥。饮食宜选择高蛋白、高热量、富含维生素、易消化的流质或半流质食物,鼓励患者多饮水。②高热者可给予物理降温或按医嘱给予小剂量退热剂,监测患者体温并记录。③胸痛时嘱患者取患侧卧位。

2. 促进排痰，改善呼吸 协助患者有效排痰，气急者遵医嘱给予氧气吸入，流量2～4L/min。

3. 观察病情，及时处理休克型肺炎 严密观察生命体征及尿量等变化，及时发现休克先兆。患者出现休克时应设专人护理，嘱患者绝对静卧，取去枕平卧位；需要保暖，但忌用热水袋；迅速建立静脉通路，按医嘱应用抗休克及抗感染药物。

第八节 肺结核患者的护理

一、病因及发病机制

结核菌属分枝杆菌，染色具有抗酸性。此菌对外界抵抗力较强，在阴湿处能生存5个月以上，但在烈日曝晒下2小时或煮沸1分钟能被杀死。主要经呼吸道传播，传染源主要是排菌的肺结核患者，也可通过被污染的食物或餐具传播。人体感染结核菌后是否发病，取决于人体的免疫状态、变态反应和感染细菌的数量、毒性。结核病的免疫主要是细胞免疫。结核菌侵入人体后4～8周，机体组织对结核菌及其代谢产物所发生的过敏反应称为变态反应。感染结核后如机体免疫力强可防止发病或使病变趋于局限；而营养不良、老年糖尿病、免疫缺陷等患者，由于机体免疫力低下而易患结核病。

二、临床表现

1. 症状 多数患者起病缓慢，常有低热、盗汗、乏力、食欲减退、体重下降等。呼吸系统症状为咳嗽（多为干咳）、有空洞时痰量增多，伴有咯血、胸痛及呼吸困难。低热常发生在午后，少数重症患者可有高热。胸痛可为V型肺结核首发或主要症状。女性患者可有月经失调、自主神经功能紊乱症状。

2. 体征 可无阳性体征或仅在肩胛区闻及湿啰音。病变范围大而浅表者可有实变体征。IV型肺结核可有胸廓塌陷，纵隔、气管向患侧移位。

三、辅助检查

1. 痰结核菌检查 是确诊肺结核最特异的方法。痰菌阳性说明病灶是开放的，具有传染性，是社会传染源。

2. X线检查 是早期普查和诊断肺结核的主要方法。

3. 结核菌素试验 测定人体是否受过结核菌感染。通常取结核菌素纯蛋白衍生物（PPD）0.1ml，在左前臂屈侧中、上1/3交界处做皮内注射，注射后48～72小时测量皮肤硬结的直径，<5mm为阴性，5～9mm为弱阳性，10～19mm为阳性，≥20mm或不足20mm但出现水疱、坏死为强阳性。成人结核菌素试验阳性仅表示结核菌感染，阴性提示没有结核菌感染。在人体免疫力、变态反应暂时受抑制的情况下，如应用糖皮质激素等免疫抑制药、营养不良及麻疹、百日咳等患者，严重结核病、各种危重患者和老年人结核菌素试验结果可呈阴性。

四、治疗要点

1. 抗结核化疗 对肺结核的控制起着决定性作用。

（1）化疗原则：早期、联合、适量、规律和全程治疗。

（2）常用的化疗药物：①异烟肼：为全杀菌药，对A菌群作用最强，偶可引起药物性肝炎；②利福平：为全杀菌药，对A、B、C菌群均有作用，早晨空腹顿服；③链霉素：为半杀菌药，主要杀死碱性环境中的细胞外结核菌；④乙胺丁醇：为抑菌药；⑤吡嗪酰胺：是目前B菌群最佳杀菌药。

（3）化疗方法：长程化疗的疗程为12～18个月。短程化疗是指联合用2种或2种以上全杀菌药，疗程为6～9个月。

2. 对症处理

（1）毒性症状：在有效抗结核的基础上短期加用糖皮质激素，以减轻炎症和过敏反应，减少纤维组织形成和浆膜粘连的发生。

（2）咯血：咯血窒息是咯血致死的原因之一，伴失血性休克时需及时纠正。

（3）胸膜腔穿刺抽液：结核性胸膜炎患者大量胸腔积液、呼吸困难时需及时抽液以缓解症状，减少纤维组织形成，防止胸膜肥厚粘连，一般每次抽液量不超过1L。抽液时患者若出现头晕、出汗、面色苍白、心悸、细脉、四肢发凉等情况，应立即停止抽液。抽液过多可使纵隔复位太快，引起循环障碍；抽液过快，可发生肺水肿。

五、护理问题

1. **活动无耐力** 与活动性肺结核有关。
2. **知识缺乏** 缺乏有关肺结核传播及化疗方面的知识。
3. **体温过高** 与急性血行播散型肺结核、干酪型肺炎等有关。
4. **低效性呼吸型态** 与结核性胸膜炎有关。
5. **有窒息的危险** 与大咯血有关。
6. **有传染的危险** 与开放性肺结核有关。

六、护理措施

1. **休息和饮食** 轻症及恢复期患者不必限制活动，有高热等明显中毒症状及咯血者宜卧床休息。饮食宜高热量、富含维生素、高蛋白。
2. **对症护理** 高热、盗汗患者，及时用温毛巾擦干身体和更换衣被。结核性胸膜炎患者还要做好胸腔穿刺术后的护理。
3. **心理护理** 护士应耐心向患者讲解疾病的知识，并给予患者帮助与支持，使其坚持正规治疗，建立良好的休养心境，配合治疗，早日康复。
4. **病情观察** 重点是疲乏、咳嗽、咯血、体温、气短等变化及结核菌检查结果。
5. **督导化疗** 制订可行的计划，提醒和督促患者按时服药。
6. **预防传染** 做好消毒隔离，嘱患者不随地吐痰，将痰吐在纸上用火焚烧。患者应有一套单独的用物，并定期进行消毒。

第九节 气胸患者的护理

一、病因与发病机制

自发性气胸的病因与发病机制有两类情况：

1. **特发性气胸** 多数为脏层胸膜下肺泡先天发育缺陷或炎症瘢痕形成的肺大疱引起肺表面细小气肿泡破裂所致。常规X线检查肺部未发现明显病变，多见于瘦高体型的男性、吸烟青壮年。

2. **自发性气胸** 常继发于肺或胸膜疾病基础上，如慢性阻塞性肺疾病、肺结核、尘肺、肺癌、肺脓肿等疾病形成肺大疱或直接损伤胸膜。金黄色葡萄球菌、厌氧菌、革兰氏阴性菌等引起的肺化脓性炎症破溃进入胸腔，形成脓气胸。

气压骤变、剧烈咳嗽、喷嚏、屏气或高喊大笑、举手欢呼、抬举重物等用力过度常为气胸诱因。自发性气胸以继发于慢性阻塞性肺疾病和肺结核最常见，其次是特发性气胸。

二、临床表现

1. **症状** 病情的轻重与气胸发生的缓急、肺萎缩程度、肺部有无基础病变及并发症有关。

（1）胸痛：常为突然、尖锐、持续性刺痛或刀割样痛，吸气时加剧，多发生在前胸、腋下等部位。诱因常有持重物、屏气、剧烈运动等。

（2）呼吸困难：为气胸的典型症状，呼吸困难程度与气胸的类型、肺萎陷程度及气胸发生前基础肺功能的好坏有密切关系。如基础肺功能良好、肺萎陷20%左右，患者可无明显症状；而张力性气胸或原有阻塞性肺气肿的老年人，即使肺萎陷仅10%，患者亦有明显的呼吸困难。张力性气胸者，因呼吸困难被迫坐起，烦躁不安，且有发绀、四肢厥冷、大汗、脉搏细速、心律不齐、意识不清等呼吸循环障碍的表现。血气胸患者如失血过多会出现血压下降，甚至休克。出血与发生气胸时脏胸膜或胸膜粘连中的血管撕裂有关。

（3）刺激性干咳：由气体刺激胸膜引起，多数不严重。

2. 体征 张力性气胸多见呼吸增快，发绀。主要的胸部体征包括气管向健侧移位，患侧呼吸运动和语颤减弱，肋间隙饱满，叩诊呈鼓音，左侧气胸可使心浊音界消失，右侧气胸时，肝浊音界下移，听诊呼吸音明显减弱或消失，有液气胸时可闻及胸内振水音。并发纵隔气肿可在胸骨左缘闻及与心跳一致的咔嗒音或高调金属音（Hamman征）；皮下气肿时有皮下握雪感。

3. 并发症 常见脓气胸、血气胸、纵隔气肿、皮下气肿及呼吸衰竭等。

三、辅 助 检 查

1. X线检查 是诊断气胸的重要方法，能显示组织萎陷的程度及肺内病变的情况。气胸部分透亮度增加，无肺纹理，肺脏向肺门收缩，其边缘可见发线状阴影，如并发胸腔积液，可见液平面。根据X线检查还可判断肺压缩面积的大小。

2. 血气分析 显示 PaO_2 降低，$PaCO_2$ 多为正常。呼吸加快可使 $PaCO_2$ 升高或降低。

3. 肺功能检查 急性气胸者肺萎陷＞20%时，肺容量和肺活量减低，出现限制性通气功能障碍。慢性气胸主要表现为肺容量和肺活量减低，肺顺应性下降。

四、治 疗 要 点

排除气体，缓解症状，促使肺复张，防止复发。

1. 一般治疗 气胸患者应绝对卧床休息、少讲话，减少肺活动以利于破裂口的愈合和气体吸收；气急、发绀者应给氧，吸氧不仅能改善缺氧，还可以促进气体的吸收；支气管痉挛者使用支气管扩张剂；剧烈咳嗽且痰量少者可给予可待因糖浆口服。

2. 排气治疗 是否抽气及怎样抽气主要取决于气胸的类型和积气的多少。单纯性气胸，少量积气（肺萎陷＜20%）可继续观察，不必抽气，一般空气可自行吸收。肺萎陷＞20%或症状明显者需进行排气治疗。

（1）紧急排气：对张力性气胸患者，在没有任何准备的情况下，可用小刀或粗针（以硅胶管与插入胸膜腔的针头连接）刺破胸壁，胸腔内高压气体排出体外，以挽救生命。也可用50ml或100ml注射器进行抽气。胸腔抽气常用的穿刺部位在患侧锁骨中线外侧第2肋间或腋前线第4~5肋间。

（2）人工气胸箱排气：此装置可同时测定胸腔内压和进行抽气，一次抽气量不超过1L，以使胸膜腔内压力降至-2~$0cmH_2O$为宜，必要时可重复1次。

（3）胸腔闭式引流术或连续负压吸引：适用于经反复抽气疗效不佳的气胸或张力性气胸，一般采用单瓶水封瓶引流。胸腔积液多时，可采用双瓶引流。肺复张不满意时可采用连续负压吸引。

1）正压连续排气法：是将胸腔引流管连接于床旁的单瓶水封正压排气装置的方法。适用于闭合性和张力性气胸。

2）持续负压排气法：胸腔引流管连接于负压连续排气装置使胸腔内压力保持负压水平（以-12~$-8cmH_2O$为宜）。本方法可迅速排气，引流胸腔积液，促使肺早日复张，使裂口早日愈合。适用于胸膜腔内压不高而肺仍未复张的气胸，尤其是慢性气胸和多发性气胸。

胸腔置管部位一般与穿刺部位相同。单瓶引流或持续负压吸引的置管时间应维持至肺完全复张，即无气体逸出后24小时，再夹管24小时，若X线检查未发现气胸复发方可拔管。

3. 胸膜粘连术 适用于反复发作的气胸。将化学粘连剂（如滑石粉、红霉素、四环素粉针剂）、生物刺激剂（如支气管炎菌苗、卡介苗）或50%葡萄糖等注入或喷散在胸膜腔，引起无菌性变态反应性胸膜炎症，局部炎症渗出，使脏层和壁层胸膜增厚、粘连，减少其破裂的可能，从而达到防治气胸的目的。

4. 手术治疗 慢性气胸、复发性气胸及血气胸需手术治疗。

5. 原发病及并发症的处理 治疗原发病及其诱因，积极预防或处理继发的细菌感染（如脓气胸），严重血气胸除进行抽气排液和适当输血外，应考虑开胸结扎出血的血管；严重纵隔气肿应做胸骨上窝穿刺或切开排气。

五、护 理 问 题

1. 低效性呼吸型态 与肺扩张能力下降、疼痛、缺氧、焦虑有关。
2. 疼痛 与胸膜摩擦、胸腔闭式引流术有关。
3. 焦虑 与行胸腔穿刺或胸腔闭式引流术有关。
4. 活动无耐力 与疼痛强制性活动受限有关。
5. 睡眠型态紊乱 与疼痛、焦虑、胸腔闭式引流置管有关。
6. 有便秘的危险 与活动量少，害怕排便时疼痛有关。

六、护 理 措 施

1. 病情观察 注意胸痛、呼吸困难、生命体征及肺部体征的变化。
2. 卧床休息 嘱患者绝对卧床休息，协助采取有利于呼吸的体位，如抬高床头、取半坐位或端坐位等，避免一切增加胸腔内压的活动，如屏气、咳嗽等。
3. 疼痛的护理
（1）嘱患者注意保暖，预防受凉后引起上呼吸道感染导致疼痛加剧。
（2）遵医嘱给予适当的止咳药物，但痰液稠、多者或慢性呼吸衰竭伴二氧化碳潴留者禁用中枢性镇咳剂，如可待因糖浆。
（3）嘱患者多进粗纤维食物、新鲜蔬菜和水果，保持大便通畅，防止用力排便引起胸痛或伤口疼痛，防止气胸复发，促进裂口闭合。
（4）置胸腔引流管的患者，肺完全复张后置管可引起胸痛，向患者做好必要的解释，以消除患者紧张心理。通知医生，做好拔管前的准备，必要时遵医嘱使用镇静剂。
4. 协助排气 协助医生进行胸腔排气，观察抽气反应。
5. 引流护理 做好胸腔闭式引流的护理，如妥善放置、固定引流系统，引流瓶任何时候都要低于胸腔；让患者处于舒适的半卧位；观察排气及引流情况，如有气泡从液面逸出或玻璃管内液面随呼吸上下波动，提示引流通畅；肺基本复张时先夹闭引流管观察24小时，待患者病情稳定再拔管；注意无菌操作等。

第十节 原发性支气管肺癌患者的护理

一、病因及发病机制

1. 吸烟 已知80%～90%的肺癌与吸烟有关。纸烟中含有多种致癌物质，与肺癌有关的主要是苯并芘。
2. 职业因素 从事接触石棉、砷、沥青等的职业者发病率高。
3. 空气污染 包括室内小环境污染，如烟煤或不完全燃烧物，以及室外大环境污染，如汽车废气、工业废气、公路沥青等。
4. 电离辐射 如无线电波、光线、γ射线等。
5. 饮食与营养 食物中维生素A含量低或血清维生素A低，患肺癌的危险性高。
6. 其他 肺部慢性炎症、结核瘢痕、遗传因素等对肺癌的发生可能也有一定的作用。

二、临 床 表 现

1. 症状
（1）呼吸系统症状。①咳嗽：最常见的早期症状，常以阵发性刺激性呛咳为首发症状；②咯血多为持续性痰中带血,当癌肿侵犯大血管时可引起大咯血;③胸痛:病变累及胸膜或胸壁时,患者出现持续、固定、剧烈的胸痛;④呼吸困难:多与癌肿阻塞气道及并发肺炎、肺不张或胸腔积液等有关。

(2) 全身症状。①发热:多由继发感染引起,肿瘤坏死也可引起癌性发热;②食欲减退、消瘦、乏力。

(3) 癌肿压迫与转移:当癌肿扩散和转移时,可出现声音嘶哑、咽下困难、黄疸、上腔静脉综合征,还可出现异位内分泌综合征、神经肌肉综合征等。

2. 体征 早期可无阳性体征,随着肿瘤的扩展和转移可出现一系列的体征,如肺不张、胸腔积液、锁骨上淋巴结肿大。肿瘤转移可出现相应器官损害的体征。

三、辅 助 检 查

1. 痰液脱落细胞检查 非小细胞肺癌的阳性率高,是简单有效的早期诊断肺癌的方法之一。
2. X 线检查 发现肺癌的重要方法之一。中央型肺癌主要表现为单侧性不规则的肺门肿块;周围型肺癌表现为边界毛糙的结节状或团块状阴影。
3. 纤维支气管镜检查 可直接观察并配合刷检、活检等手段诊断肺癌。
4. 活组织病理学检查 淋巴结、胸膜、肺活组织检查等。

四、治 疗 要 点

综合治疗是肿瘤治疗的发展趋势,肺癌综合治疗的方案即小细胞肺癌多首选化疗后加放疗、手术;非小细胞癌则先手术、后放疗和治疗。

(1) 早期肺癌首选手术治疗。
(2) 小细胞未分化癌对化疗最敏感,鳞癌次之,腺癌治疗效果最差。
(3) 不能手术患者主要采取放疗,同时配合化疗。对于小细胞未分化癌效果最好,鳞癌次之,腺癌效果最差。
(4) 控制疼痛。治疗癌痛的目的不仅是缓解疼痛,还要预防疼痛的发生(即持续地控制疼痛)。
(5) 减轻呼吸困难,消除气道阻塞、处理胸腔积液。

五、护 理 问 题

1. 气体交换受损 与肿瘤阻塞气道、继发感染有关。
2. 疼痛 与肿瘤压迫或转移有关。
3. 恐惧或绝望 与癌性疼痛及认为治疗无望等有关。
4. 活动无耐力 与消瘦及治疗的不良反应等有关。
5. 有皮肤完整性受损的危险 与恶病质、长期卧床及化疗等有关。
6. 潜在并发症 化疗药物的不良反应等。

六、护 理 措 施

1. 心理护理 提供心理和社会支持。关心患者,加强沟通;帮助患者面对现实,树立信心。
2. 维持患者营养和水、电解质平衡,供给患者能耐受的富含营养的饮食,对不能进食者给予鼻饲或静脉补充营养。
3. 对症护理
(1) 疼痛护理:与医生共同控制疼痛,如采取舒适的体位、避免剧烈咳嗽、局部按摩、局部冷敷、使用放松技术、分散注意力等;或遵医嘱使用止痛药物。
(2) 呼吸困难护理:给予患者高斜坡卧位,遵医嘱吸氧,据病情鼓励患者下床活动以增加肺活量,对大量胸腔积液者，护士要协助医生进行胸腔穿刺抽胸腔积液。

（3）做好皮肤护理，预防感染及外伤。

第十一节　慢性呼吸衰竭患者的护理

一、病因及发病机制

1. **呼吸道病变**　喉头水肿、支气管痉挛、异物阻塞等。
2. **肺组织病变**　慢性阻塞性肺疾病、各种肺炎、重症肺结核等。
3. **胸廓病变**　胸廓畸形、外伤、手术创伤、大量气胸、胸腔积液等。
4. **神经肌肉疾病**　脑血管病变、脑炎、脑外伤、脊髓灰质炎、多发性神经炎及重症肌无力等。
5. **其他**　肺水肿、肺栓塞等。

二、临床表现

1. **呼吸困难**　最早、最突出的表现，患者呼吸浅速、出现"三凹征"，严重者有呼吸节律的改变。
2. **缺氧的典型表现**　可见口唇、指甲等处发绀，但伴有严重贫血者发绀不明显或不出现。
3. **神经精神症状**　缺氧早期脑血流量增加，可出现搏动性头痛；轻度缺氧可出现注意力分散，智力、定向力减退；缺氧程度加重，出现烦躁不安、神志恍惚、嗜睡、昏迷。轻度二氧化碳潴留可有兴奋症状，如多汗、烦躁、白天嗜睡、夜间失眠；二氧化碳潴留加重对中枢神经系统产生抑制作用，表现为神志淡漠、间歇抽搐、昏睡、昏迷等二氧化碳麻醉现象，称"肺性脑病"。
4. **心血管系统症状**　早期血压升高、心率加快，晚期心率减慢、血压下降、心律失常，甚至心脏停搏。皮肤红润、温暖多汗，与二氧化碳潴留引起外周血管扩张有关。
5. **其他器官、系统损害**　可有上消化道出血、蛋白尿、红细胞尿、尿素氮升高。

三、辅助检查

1. **血气分析**　$PaO_2<60mmHg$，$PaCO_2>50mmHg$，动脉血氧饱和度<75%。
2. **血pH及电解质测定**　呼吸性酸中毒合并代谢性酸中毒时，血pH常明显降低或伴高钾血症；呼吸性酸中毒伴代谢性碱中毒时，常有血钾和血氯降低。

四、治疗要点

呼吸衰竭治疗的基本原则：迅速纠正严重缺氧和二氧化碳潴留，积极处理原发病或诱因，维持心、脑、肾等重要器官功能，预防和治疗并发症。

（1）建立通畅的气道。

（2）氧疗。

（3）增加通气，消除或减少二氧化碳潴留。

（4）纠正酸碱失衡和电解质紊乱。

（5）严重呼吸衰竭可因脑水肿、脑疝而危及生命，应给予脱水治疗。

（6）积极处理原发病或诱因，如控制感染、治疗脑血管意外、清除毒物等。

（7）并发症的治疗，如处理休克、上消化道出血、弥散性血管内凝血。

（8）营养支持，应给予高蛋白、高热量、低糖类、含有多种维生素和微量元素的饮食。

五、护理问题

1. **气体交换受损**　与肺通气和换气功能受损有关。
2. **急性意识障碍**　与缺氧和二氧化碳潴留抑制大脑活动有关。
3. **潜在并发症**　水电解质紊乱、消化道出血。

六、护理措施

1. 合理用氧

（1）Ⅰ型呼吸衰竭：可给予较高浓度（35%~50%）或高浓度（>50%）的氧疗。

（2）Ⅱ型呼吸衰竭：如肺源性心脏病发生Ⅱ型呼吸衰竭时，应采取低浓度（<30%~35%）持续给氧。

2. 通畅气道，改善通气

（1）及时清除痰液，对于清醒患者鼓励其用力咳嗽，对于痰液黏稠患者，要加强雾化，稀释痰液，咳嗽无力者定时协助翻身、拍背，促进排痰，对昏迷患者可机械吸痰，保持呼吸道通畅。

（2）按医嘱应用支气管扩张药，如氨茶碱等。

（3）对病情重或昏迷患者行气管插管或气管切开术，使用人工机械呼吸器。

3. 用药护理

（1）按医嘱选择使用有效的抗生素控制呼吸道感染。

（2）按医嘱使用呼吸兴奋药（如尼可刹米、洛贝林等），必须保持呼吸道通畅。注意观察患者用药后反应，以防药物过量；对烦躁不安、夜间失眠患者，慎用镇静药，以防引起呼吸抑制。

4. 观察病情，防治并发症 监测患者生命体征，观察其意识状态，记出入量。及时发现肺性脑病及休克；注意观察尿量及粪便颜色，及时发现上消化道出血。

第三章 循环系统疾病患者的护理

第一节 概 论

一、循环系统解剖生理

人体循环系统由心脏、血管和调节血液循环的神经体液装置组成。其功能是为全身各组织器官运输血液，通过血液循环将氧、营养物质输送到组织，同时将组织代谢产生的废物和二氧化碳运走，并在内分泌腺和靶器官之间传递激素，以保证人体新陈代谢的正常进行，维持机体内部理化环境的相对稳定。

二、心源性呼吸困难护理

由于各种原因导致的心脏疾病发生左心功能不全时，患者自觉呼吸时空气不足，呼吸费力的状态称为心源性呼吸困难。患者常出现发绀、端坐呼吸，同时可有呼吸频率、节律和深度的异常。

1. 护理评估 按其渐进性严重程度，分为以下三种类型。

（1）劳力性呼吸困难：是最先出现的呼吸困难，在体力活动时发生，休息后即缓解。系体力活动时，回心血量增加，肺淤血加重的结果。

（2）夜间阵发性呼吸困难：常发生在夜间，患者平卧时肺淤血加重，于睡眠中突然憋醒，并被迫坐起，轻者坐起后数分钟可缓解；重者出现阵咳、咳泡沫痰，伴肺部哮鸣音，故又称"心源性哮喘"。

（3）端坐呼吸：心功能不全后期，患者休息时亦感呼吸困难，不能平卧，被迫采取坐位或半卧位以减轻呼吸困难，称为"端坐呼吸"。坐位时膈肌下降，胸腔内容积增加，同时回心血量减少，可减轻肺淤血和呼吸困难。

2. 护理问题

（1）活动无耐力：与缺氧有关。

（2）气体交换功能受损：与肺淤血有关。

3. 护理措施

（1）调整体位：宜采取半卧位或坐位，以改善呼吸活动和减少回心血量。一旦发生急性左心衰竭，应迅速采取坐位并两腿下垂，通过乙醇湿化吸氧。

（2）供给氧气：给予中等流量（2～4L/min）、中等浓度（29%～37%）氧气吸入。

（3）病室保持安静、整洁：为患者创造一个舒适的环境。了解患者的心理活动，稳定患者情绪，使其心率减慢、心肌耗氧量减少，从而减轻呼吸困难。

（4）休息：减轻体力活动，加强生活护理，照顾患者的饮食起居，协助大小便，以减轻心脏负担，使心肌耗氧量减少，呼吸困难减轻。

（5）密切观察病情变化：严密观察呼吸困难的程度、持续时间、伴随症状（如发绀、咳嗽、心悸）、对治疗的反应，以及血压、心率、心律和尿量的变化。加强夜间巡视及护理，一旦发生急性肺水肿，应迅速给予两腿下垂坐位、乙醇（30%～50%）湿化吸氧及其他对症措施。

三、心前区疼痛护理

心前区疼痛是指各种理化因素刺激支配心脏、主动脉或肋间神经的传入纤维，引起的心前区或胸骨后疼痛。心绞痛、心肌梗死是心前区疼痛最常见的原因。

1. 护理诊断 疼痛与冠状动脉供血不足或炎症刺激有关。

2. 护理措施 ①心理护理：观察患者的情绪状态，与患者共同分析疼痛的发展过程，消除患者对疼痛的恐惧感。②减轻疼痛，预防复发：安置患者于良好的休息环境，协助患者满足生活需要。根据医嘱给予镇静药、止痛药、扩血管药或针对病因治疗，对不同患者做有针对性的健康指导。

四、心悸护理

心悸是患者自觉心跳或心慌，或伴有心前区不适的主观感受。各种原因引起的心动过速、心动过缓、期前收缩、房颤等，均可引起心悸。患者自述心搏强而有力、有心脏停搏感或心前区震动感，体检可发现心率和脉搏加快或减慢，心律规则或不规则或心搏增强等。

护理措施：①心理护理，焦虑导致交感神经兴奋，使患者发生心率增快、心搏增强和心律失常的变化，加重心悸。应当指导患者进行自我情绪调节，增加休息时间，睡前可用小剂量镇静药以改善睡眠；指导患者不食刺激性食物和饮料。②注意患者心律、心率的变化。③严密观察病情，注意脉搏和心跳的频率及节律变化，1次观察时间为1～3分钟。

五、心源性水肿护理

1. 病因 心源性水肿是充血性心力衰竭引起体循环系统静脉淤血，使组织间隙积聚过多液体所致。

2. 心源性水肿的特点 从身体下垂部位开始，以踝内侧、胫前部明显，呈可凹陷性，逐渐延及全身。久病卧床者出现背部、骶尾部及会阴部水肿。常伴有颈静脉怒张和肝大等。水肿部位因长期受压和营养不良，易发生水肿液外渗、皮肤破溃、软组织损伤而形成压疮；水肿还可以引起形象的改变和躯体不适，导致患者心情烦乱。

3. 护理问题
（1）体液过多：与右心功能不全所致体循环静脉淤血有关。
（2）有皮肤完整性受损的危险：与水肿、卧床过久、营养不良有关。

4. 护理措施
（1）给予低盐饮食：根据心功能不全程度和利尿效果及电解质情况调整钠盐的摄入量。向患者和家属说明限制钠盐的重要性，可用糖、醋等调节口味以增进食欲。
（2）维持体液平衡，纠正电解质紊乱：观察双下肢、腰骶部水肿程度并观察尿量和体重变化，记出入量。注意患者出入液量是否平衡，必须输液时控制滴速，一般以20～30滴/分为宜。
（3）皮肤护理：严重水肿患者局部血液循环障碍，营养不良，皮肤抵抗力低，感觉迟钝，易破损和发生感染，须保持床单清洁、平整、干燥；用热水袋保暖时，避免烫伤；保持会阴部皮肤清洁、干燥；进行有创操作时，要严格执行无菌操作原则，水肿液外渗时局部用无菌巾包裹，防止继发感染。

六、晕厥护理

晕厥是指暂时性广泛脑组织缺血、缺氧引起的急促而短暂的可逆性意识丧失。晕厥的常见心血管系统病因有：严重心律失常、重度主动脉瓣狭窄、急性心肌梗死引起的急性心源性脑缺血综合征、高血压脑病等。

1. 护理问题 心输出量减少，与严重心律失常、心肌收缩力减弱、主动脉瓣狭窄有关。
2. 护理措施 ①晕厥发作时应将患者置于通风处，取头低足高位，解松领口，去除口中异物及分泌物，以防窒息。②安定情绪。③密切观察病情：询问患者和家属发作前有无恐惧、紧张、剧痛等诱因，有无头晕、眼花、恶心、呕吐、出汗等先兆表现，晕厥发生的时间、体位、历时长短及缓解方式，是否有心率增快、血压下降、心音低钝或心音消失、抽搐、瘫痪等伴随症状。④避免诱因：指导患者应避免过度疲劳、紧张、恐惧，积极治疗相关疾病，防止晕厥发生。

第二节 心力衰竭患者的护理
一、慢性心力衰竭的护理

1. 病因及发病机制

（1）病因：①心脏长期负荷过重：包括心室后负荷（压力负荷）过重和前负荷（容量负荷）过重。前者可见于高血压、肺动脉高压、主动脉瓣狭窄等；后者见于二尖瓣关闭不全、主动脉瓣关闭不全、全身性血容量增多等。②心肌收缩力减退：各种原发心血管疾病所致心力衰竭，如冠心病。③心室舒张充盈受限：如缩窄性心包炎、肥厚型心肌病。

（2）发病机制：心力衰竭发展过程缓慢，同时存在血流动力学紊乱和以神经体液为代表的代谢异常。①在慢性心力衰竭早期，机体通过心率加快、心肌增厚、心脏扩大等提高心脏的排血量；通过交感神经兴奋、肾素-血管紧张素-醛固酮系统的激活，代偿性增加血管阻力和潴留水、钠以维持灌注压；通过心房增加心房肽的释放，扩张血管，排钠利尿，对抗交感神经兴奋和肾素-血管紧张素-醛固酮系统激活造成的不利影响。②心力衰竭晚期，心功能失代偿，当心肌肥厚到一定程度时，心肌蛋白质和核酸合成受抑制，患者发生心肌损伤和坏死，持续性心脏扩大使心肌耗氧量增加，加重心肌的损伤；神经内分泌系统长期活性增加，加重血流动力学紊乱，直接损伤心肌细胞，导致心脏排出量不足，患者出现呼吸困难、乏力、循环淤血等心力衰竭症状。③慢性心力衰竭治疗以改善血流动力学变化和拮抗神经内分泌系统兴奋造成的不利影响为主，须合理安排休息和钠盐的摄入及利尿药、强心药、血管扩张药的使用，同时针对病因治疗，防治诱因。

2. 临床表现

（1）早期表现：患者在初期可无症状或仅出现心动过速、面色苍白、出汗、疲乏和活动耐量减低等。

（2）左心衰竭：主要表现为肺循环淤血。症状包括①呼吸困难：是左心衰竭的基本表现，最早出现的是劳力性呼吸困难，最典型的是阵发性夜间呼吸困难，晚期出现端坐呼吸；②咳嗽、咯血，咳白色泡沫样痰，有时为粉红色泡沫痰；③其他症状：由于心输出量降低，患者常感倦怠、乏力；由于脑缺氧，患者常有头晕、失眠、嗜睡、烦躁等精神症状。

（3）右心衰竭：主要表现为体循环淤血。由于多脏器淤血，患者出现食欲减退、恶心、呕吐、体重增加、尿少、腹胀、夜尿增多、肝区胀痛等症状。

（4）全心衰竭：患者同时有左心衰竭和右心衰竭的表现。但右心衰竭后，肺淤血的临床表现可减轻。

3. 心功能分级 根据临床表现和活动受限情况，可将心功能分为4级（表3-1）。

表3-1 心功能分级表

分级	临床表现
心功能Ⅰ级	体力活动不受限制
心功能Ⅱ级	体力活动轻度受限制，日常活动可引起气急、心悸
心功能Ⅲ级	体力活动明显受限制，稍事活动即引起气急、心悸，有轻度脏器淤血体征
心功能Ⅳ级	体力活动重度受限制，休息时亦气急、心悸，有重度脏器淤血体征

4. 辅助检查

（1）胸部X线检查：左心衰竭可见左心室增大；右心衰竭可见右心室增大。

（2）超声心动图、心室时相测定及放射性核素心血管造影：用以判断左心室功能。

（3）创伤性血流动力学测定：用漂浮导管和温度稀释法进行心脏血管内压力和心排血功能测定。肺淤血时可致毛细血管楔压增高。

5. 治疗要点

（1）减轻心脏负担：①休息：限制身心活动、减轻心脏负荷，是心力衰竭时对患者的基本治疗方法。②饮食：应控制饮食中钠盐的摄入量，以每天<5g为宜。水肿明显时需限制水的摄入。③吸氧：给予持续氧气吸入，流量2～4L/min，增加血氧饱和度，改善呼吸困难。④利尿药应用：利尿药可排出体内潴留的体液，减轻心脏前负荷，改善心功能。常用的利尿药见表3-2。⑤扩血管药物应用：扩张小动脉、减轻后负荷，扩张小静脉、减轻前负荷。常用扩血管药见表3-3。

表3-2 常用利尿药

类型	药物名称	应用
排钾利尿药	噻嗪类（双氢氯噻嗪、环戊氯噻嗪）；袢利尿药（呋塞米、丁脲胺）	主要不良反应是引起低钠血症、低钾血症、低氯血症碱中毒，应同时补充氯化钾或与保钾利尿药同用
保钾利尿药	螺内酯、氨苯蝶啶	利尿作用弱，常与排钾利尿药合用以防止低钾血症的发生

表3-3 常用扩血管药

药物	作用部位	给药途径	作用时间开始时间	作用时间持续时间	常用剂量	不良反应
肼肽嗪	动脉	口服	10～20分钟	6小时	25～75mg，3～4次/天	恶心、呕吐、腹痛、狼疮样综合征
酚妥拉明	静脉	静脉滴注	即刻	数分钟	0.1mg/min	恶心、呕吐、腹泻、头晕、直立性低血压、心动过速
硝酸甘油	静脉	舌下	数分钟	20～30分钟	0.3～0.6mg	眩晕、心悸、直立性低血压、面红、头痛
硝酸异山梨酯	静脉	舌下	2～3分钟	1～1.5小时	2.5～10mg，q4h	眩晕、低血压、面部潮红、头痛
	静脉	口服	15～30分钟	4～5小时	5～20mg，q4～6h	
哌唑嗪	动脉和静脉	口服	0.5～1小时	6小时	首剂0.5mg，以后1～5mg，3次/天	蛋白尿、皮疹、白细胞减少
卡托普利	动脉和静脉	口服	0.5～1.5小时	6小时	12.5～25mg，3次/天	皮疹、低血压、心绞痛、味觉障碍、咳嗽

（2）增加心肌收缩力：强心药具有正性肌力作用，适用于治疗以收缩功能异常为特征的心力衰竭，尤其对伴快速心律失常的患者作用最佳。

1）洋地黄类：具有正性肌力和减慢心率作用，在增加心肌收缩力的同时，不增加心肌耗氧量，是临床最常用的强心药物。常用洋地黄类药物见表3-4。

表3-4 常用洋地黄类药物

类别	药名	给药途径	作用时间	药物浓度达高峰时间	负荷量	维持量
缓效	洋地黄毒苷	口服	2～4小时	8～12小时	0.8～1.5mg	0.05～0.15mg
中效	地高辛	口服	1～2小时	4～6小时	0.75～1.50mg	0.125～0.25mg，1～2次/天
速效	毒毛花苷K	静脉注射	5分钟	0.5～1小时	0.25～0.50mg	
速效	毛花苷丙（毛花苷C）	静脉注射	5～10分钟	0.5～1小时	1.0～1.6mg	0.2～0.4mg

洋地黄类药物的适应证为充血性心力衰竭，尤其是对于伴有心房颤动和心室率增快的心力衰竭室上性心动过速、心房颤动和心房扑动有效。

洋地黄中毒或过量为绝对禁忌证，急性心肌梗死24小时内、严重房室传导阻滞、梗阻性肥厚型心肌病患者不宜使用。

洋地黄类药物的毒性反应包括以下几种。①胃肠道反应表现为食欲下降、恶心、呕吐等；②心血管系统反应是洋地黄类药物较严重的毒性反应，常出现各种心律失常，以室性期前收缩二联律最常见；③神经系统反应有头痛、头晕、视物模糊、黄绿色盲等。

洋地黄药物中毒的处理措施有：停用洋地黄类药物；停用排钾利尿药；补充钾盐；纠正心律失常；对缓慢心律失常，可应用阿托品0.5～1.0mg治疗。

2）其他强心药：①β受体兴奋药：为正性肌力药物，常用的有多巴酚丁胺，此类药物无洋地黄类药物不良反应，特别适用于急性心肌梗死伴心力衰竭的患者；小剂量多巴胺能扩张肾动脉，增加肾血流量和排钠利尿，用于治疗充血性心力衰竭，大剂量多巴胺可维持血压，用于心源性休克的治疗。②磷酸二酯酶抑制剂：具有正性肌力作用和扩张周围血管作用。

（3）病因治疗和去除诱发因素：控制高血压，改善心肌缺血，纠正瓣膜病变和心脏畸形，治疗甲状腺功能亢进症，控制感染和心律失常，纠正贫血、电解质紊乱和酸碱平衡失调。

6. 护理问题

（1）心输出量减少：与心功能不全所致心输出量减少有关。

（2）气体交换受损：与肺循环淤血、肺间质和肺泡内充满渗出液有关。

（3）活动无耐力：与心输出量减少、组织灌注不足有关。

（4）体液过多：与体循环淤血及水、钠潴留有关。

（5）焦虑：与病程长、症状反复发作有关。

（6）知识缺乏：缺乏疾病防治的知识。

（7）潜在并发症：呼吸道感染、下肢静脉血栓形成。

7. 护理措施

（1）减轻心脏负荷：休息可减轻心脏负荷，须根据患者心功能情况决定休息原则。采用低盐清淡饮食，保持大便通畅，随时观察脉率、心率等以防意外。

（2）休息及吸氧护理：协助患者取坐位或半坐位以增加肺通气量。吸氧时，氧流量为2～4L/min。注意观察患者呼吸频率、节律、深度的改变，伴随症状及呼吸困难的改善情况。

（3）适量运动、提高活动耐力：与患者一起制订活动计划，以避免长期卧床引起的下肢静脉血栓形成，而且适量活动可增加心肌冠状动脉侧支循环的代偿能力。逐渐适当增加活动量，为患者自理活动做准备。

（4）保持心理平衡：焦虑可使心率增加、周围血管阻力和血液黏稠度增高，故减轻患者精神负担很重要。医护人员应态度和蔼，为患者提供舒适体位，安静整洁、气温适宜的环境，同时给予患者和家属心理支持，以减轻焦虑。

（5）并发症的预防及控制：常见并发症为呼吸道感染、下肢静脉血栓形成或动脉栓塞。心功能改善后，患者应尽早活动，保持气道通畅可防止呼吸道感染；长期卧床患者应协助其做双下肢被动运动或用温水浸泡下肢、局部按摩以防止下肢静脉血栓形成；心力衰竭时应警惕心腔内血栓脱落引起脑、肾、四肢或肺动脉栓塞，应密切观察，及时发现和处理。

（6）用药护理

1）强心药：对心肌细胞起正性肌力作用，适用于治疗收缩功能异常的心力衰竭，尤其对伴快速心律失常患者作用最佳。其他正性肌力药物有β受体激动剂，此类亦为正性肌力药物，常用的有多巴酚丁胺和磷酸二酯酶抑制剂，如氨力农、米力农等，通过抑制腺苷酸环化酶，使钙离子流入细胞内，既可发挥正性心肌收缩作用，又可扩张周围血管。

2）利尿剂：常用利尿剂可分速效制剂（如呋塞米）、中效制剂（如氢氯噻嗪）、缓效制剂（如螺内酯、氨苯蝶啶）。

3）血管扩张剂：可减轻心脏前负荷、后负荷，改善心功能，如酚妥拉明、硝酸甘油、硝酸异山梨酯、卡托普利等。

4）其他药物：常用药物有普萘洛尔、阿替洛尔等。钙通道阻滞剂主要用于舒张性心力衰竭及合并存在心肌缺血的患者，常用药物有硝苯地平、地尔硫䓬等。

（7）用药注意事项

1）应用洋地黄类药物的护理：观察毒性反应，洋地黄的治疗量与中毒量很接近，对老年人、缺血性心脏病、心肌缺氧、肝肾功能不全、低钾血症、高钙血症等患者，易致洋地黄中毒。洋地黄中毒主要表现为食欲不振、恶心、呕吐；幻觉，视物模糊，黄、绿色盲；可出现各种心律失常。

2）观察利尿剂的不良反应：排钾利尿剂，如噻嗪类和呋塞米可致低血钾，患者发生低钾血症时可出现乏力、腹胀、心悸，心电图出现U波增高，并可发生洋地黄中毒，使用利尿剂时应定期测体重、记出入量。

3）血管扩张剂：均易引起血压骤降甚至休克，需密切观察血压及心率，避免发生低血压，当患者起床时，动作宜缓慢，以防直立性低血压发生。

4）β受体阻滞药：用药过程中须观察有无血压降低、缓慢心律失常及心功能恶化现象；钙通道阻滞剂副作用有颜面潮红、头痛、心悸等。

二、急性心力衰竭的护理

1. 病因及发病机制　急性心力衰竭以急性左心衰竭最常见，严重者表现为急性肺水肿。右心室对压力负荷的耐受性较差，各种引起肺血管阻力增加的疾病均可诱发右心衰竭，临床上右心衰竭常继发于左心衰竭。

2. 临床表现　重度呼吸困难，呼吸频率达30~40次/分，咳嗽、咳大量粉红色泡沫样痰，患者常极度烦躁不安，大汗淋漓、口唇青紫、面色苍白，被迫采取坐位，两腿下垂，双臂支撑以辅助呼吸。查体可见两肺满布湿啰音及哮鸣音，心尖区可闻及舒张期奔马律。

3. 治疗要点

（1）体位：置患者于两腿下垂坐位或半卧位，减少静脉回流，减轻心脏负荷。

（2）吸氧：高流量乙醇湿化（氧气流经30%~50%乙醇）吸氧，降低肺泡及气管内泡沫的表面张力，使泡沫破裂，改善肺通气。

（3）镇静：吗啡具有镇静作用和扩张静脉及小动脉作用，皮下注射或静脉注射吗啡3~5mg可减轻患者烦躁，同时减轻心脏的前负荷和后负荷。

（4）强心药：以毛花苷丙（毛花苷C）0.4mg或毒毛花苷K 0.25mg缓慢静脉注射。重度二尖瓣狭窄患者禁用。

（5）利尿药：静脉注射呋塞米20~40mg快速利尿药，可减轻心室前负荷。

（6）血管扩张药：硝普钠缓慢静脉滴注，扩张小动脉和小静脉，须严密监测血压，酚妥拉明静脉滴注，扩张小动脉及毛细血管。

（7）平喘：静脉滴注氨茶碱，可缓解支气管痉挛并兼有利尿作用。

（8）糖皮质激素：地塞米松或琥珀酸氢化可的松静脉滴注，可降低外周阻力，减少回心血量，减小肺毛细血管通透性从而减轻肺水肿。

4. 护理问题

（1）气体交换受损：与肺水肿有关。

（2）恐惧：与极度呼吸困难有关。

（3）清理呼吸道无效：与肺淤血、呼吸道内大量泡沫样痰有关。

（4）潜在并发症：心源性休克、呼吸道感染、下肢静脉血栓形成。

5. 护理措施

（1）一般护理

1）休息：可降低心率，减少心肌耗氧量，从而减轻心脏负担。应根据心功能情况决定活动和休息原则：心功能Ⅰ级患者，可不限制活动，但应增加午休时间；心功能Ⅱ级患者，可起床稍事轻微活动，但需增加活动的间歇时间和睡眠时间；心功能Ⅲ级患者，以卧床休息、限制活动量为宜；心功能Ⅳ级患者，必须严格卧床休息，给予半卧位或坐位。病情好转后可逐渐增加活动量，以避免因长期卧床而导致肌肉萎缩、静脉血栓形成、皮肤损伤、消化功能减退等不良后果。

2）饮食护理：心力衰竭患者应摄取低热量、低盐饮食。避免进食产气食物，以免胃肠胀气而加重呼吸困难；避免刺激性食物；宜少量多餐。

3）保持大便通畅：是护理心力衰竭患者非常重要的措施。饮食中应增加膳食纤维，如发生便秘，应用小剂量缓泻剂和润肠剂，病情许可时扶患者坐起使用便器，并注意观察患者的心率、反应，以防发生意外。

4）吸氧：一般流量为 2～4L/min。

5）加强皮肤、口腔护理：长期卧床患者应勤翻身，以防局部受压而发生皮肤破损。加强口腔护理，以防发生口腔黏膜感染。

6）控制静脉补液速度：一般为 1～1.5ml/min。

（2）病情观察和对症护理

1）注意早期心力衰竭的临床表现：一旦出现劳力性呼吸困难或夜间阵发性呼吸困难，心率增加、乏力、头晕、失眠、烦躁、尿量减少等症状，应及时与医师联系，并加强观察。如发生极度烦躁不安、大汗淋漓、口唇青紫等表现，同时胸闷、咳嗽、呼吸困难、发绀、咳大量白色或粉红色泡沫样痰，应警惕急性肺水肿发生，立即准备配合抢救。

2）定期观测水、电解质变化及酸碱平衡情况：低钾血症可出现乏力、腹胀、心悸、心律失常，并可诱发洋地黄中毒。少数患者因肾功能减退，补钾过多而致高血钾，严重者可引起心搏骤停，低钠血症表现为乏力、食欲减退、恶心、呕吐、嗜睡等。

（3）并发症预防和护理：静脉血栓形成是由于长期卧床或使用利尿药引起的血流动力学改变，通常下肢静脉易形成血栓。应鼓励患者在床上活动下肢和做下肢肌肉收缩运动，协助患者做下肢肌肉按摩。

（4）观察治疗药物反应

1）洋地黄类药物：洋地黄治疗有效的指标是心率减慢、呼吸困难缓解、水肿消退、体重减轻、尿量增加、情绪稳定等。使用洋地黄类药物前应询问患者有无恶心、呕吐并听心率，如心率低于 60 次/分或节律发生变化，应考虑洋地黄中毒可能，须立即停药。

2）扩血管药物：静脉滴注速度过快可引起血压骤降甚至休克。用药过程中，须监测血压变化，根据血压调节滴速。如血压下降超过原有血压的 20%或心率增加超过 20 次/分应停药，嘱咐患者起床和改变体位时动作宜缓慢，以防发生低血压。

3）利尿药：持续大量应用利尿药可致血流动力学改变和电解质紊乱，排钾利尿药可致低钾、低钠、低氯，应与保钾利尿药同时使用，或在利尿时补充氯化钾，防止低钾血症诱发洋地黄中毒和心律失常；保钾利尿药可引起高血钾，诱发心律失常甚至心搏骤停。故利尿药应间断使用，并定期测量体重、记录每天出入量。

第三节　心律失常患者的护理

一、发　病　机　制

1. 冲动形成异常

（1）异常自律性：自主神经系统兴奋性改变或心脏传导系统的内在病变，均可导致原有正常自律性的心肌细胞不适当冲动的发放。此外，原来无自律性的心肌细胞（如心房、心室肌细胞）亦可在病理状态下出现异常自律性，如心肌缺血、电解质紊乱、儿茶酚胺增多等均可导致异常自律性。

（2）触发活动：是指心房、心室与希氏束-浦肯野组织在动作电位后产生的除极活动，被称为后除极。若后除极的振幅增高并抵达阈值，便可引起反复激动，亦可导致持续性快速性心律失常。多见于局部儿茶酚胺浓度增高、心肌缺血-再灌注、低血钾、高血钙、洋地黄中毒时。

2. 冲动传导异常　折返是所有快速性心律失常最常见的发病机制。产生折返需要以下基本条件：①心脏两个或多个部位的传导性与不应期各不相同，相互连接形成一个闭合环；②其中一条通道发生单向传导阻滞；③另一通道传导缓慢，使原先发生阻滞的通道有足够时间恢复兴奋性；④原先阻滞的通道恢复激动，从而完成1次折返激动。冲动在环内反复循环，产生持续而快速的心律失常。

二、窦性心律失常

心脏的正常起搏点位于窦房结，其冲动产生的频率是60~100次/分，产生的心律称为窦性心律。

1. 窦性心动过速 成人窦性心律在100~140次/分（一般不超过160次/分），称窦性心动过速。大多属生理现象，常见原因为：吸烟、饮用含咖啡因的饮料、剧烈运动、情绪激动。在某些疾病时也可发生，如发热、贫血、甲状腺功能亢进等。心电图特征：窦性P波规律出现，频率>100次/分，P—P间隔<0.6秒。

2. 窦性心动过缓 成人窦性心律<60次/分（一般为40~60次/分），称窦性心动过缓。多为迷走神经张力增高所致，见于健康的青年人、运动员、老年人，病理情况下可见于颅内压增高、器质性心脏病、洋地黄过量、心肌炎等。心电图特征：窦性P波规律出现，频率<60次/分，P—P间隔>1秒。

3. 窦性心律不齐 窦性心律在60~100次/分，快慢不规则称窦性心律不齐。心电图特征：窦性P波，P—P（或R—R）间隔长短不一，相差>0.12秒。

三、期前收缩

期前收缩是异位起搏点兴奋性增高，过早发出冲动引起的心脏搏动。可偶尔出现（称偶发性）或频繁出现（超过5次/分，称频发性）。如每一窦性搏动后出现一个期前收缩，称为二联律；每两个窦性搏动后出现一个期前收缩，称为三联律。期前收缩起源于一个异位起搏点，称单源性，起源于多个异位起搏点，称多源性。

1. 临床表现 频发期前收缩使心输出量降低，引起乏力、头晕、胸闷等。脉搏检查可有脉搏不齐，有时期前收缩本身的脉搏减弱或不能触及，形成脉搏短绌。

2. 心电图主要特征

（1）房性期前收缩：提早出现P波，其形态与窦性P波不同；P—R间期≥0.12秒，QRS波群形态与正常窦性心律的QRS波群相同，期前收缩后有不完全代偿间歇。

（2）房室交界性期前收缩：QRS波群提前出现，其形态与窦性心律相同；QRS波群前或中或后有逆行的P'波（P'—R间期<0.12秒，R—P'间期<0.20秒），期前收缩后的代偿间歇大多完全。

（3）室性期前收缩：QRS波群提前出现，形态宽大畸形，QRS时限>0.12秒，其前无相关的P波；T波常与QRS波群的主波方向相反；期前收缩后有完全代偿间歇。

3. 治疗要点 对反复发生、呈联律的期前收缩须应用抗心律失常药物治疗，如频发房性、交界区性期前收缩常选用维拉帕米、胺碘酮等；室性期前收缩常选用利多卡因、美西律等。

四、颤 动

当异位搏动的频率超过阵发性心动过速的范围时，称为颤动。可分为心房颤动（简称房颤）、心室颤动（简称室颤）。

1. 心房颤动

（1）病因：常发生于器质性心脏病患者，如风湿性心脏瓣膜病、冠心病、高血压性心脏病、甲状腺功能亢进、心力衰竭、心肌病等病的患者。

（2）临床表现：心室率<150次/分，患者仅有心悸、气促、心前区不适等；心室率>150次/分，可因心输出量降低而发生晕厥、急性肺水肿、心绞痛或休克。心脏听诊时心律绝对不规则、第一心音强弱不一致，脉搏亦快慢不均，强弱不等，发生脉搏短绌现象。持久性房颤，易形成左心房附壁血栓，若血栓脱落可引起动脉栓塞。

（3）心电图表现：窦性P波消失，代之以大小形态及规律不一的基线波动（f波），频率350~600次/分，QRS波群形态正常，R—R间隔完全不规则，心室率极不规则，通常在100~160次/分。

（4）治疗要点：急性期应首选电复律治疗。如心室率不快，发作时间短暂者无须特殊治疗；如心率快，且发作时间长，可用洋地黄减慢心室率，维拉帕米、地尔硫䓬等药物也可终止房扑、房颤。对持续性房颤患者，如有恢复正常窦性心律指征时，可用同步直流电复律或药物复律。对于房扑患者也可应用经导管射频消融术进行治疗。

2. 心室颤动

（1）病因：最常见于急性心肌梗死、洋地黄中毒、严重低血钾等。心脏手术、电击伤等也可引起。

（2）临床表现：意识丧失、发绀、抽搐，体检心音消失、脉搏触不到、血压测不到，继而呼吸停止、瞳孔散大甚至死亡。

（3）心电图表现：QRS 波群与 T 波消失，呈形状、频率、振幅高低各异，完全无规则的波浪状曲线。

（4）治疗要点：室颤可致心搏骤停，一旦发生应立即做非同步直流电除颤，同时配合胸外心脏按压、口对口人工呼吸及经静脉注射复苏和应用抗心律失常药物等抢救措施。

五、护理问题

1. 活动无耐力　与严重心律失常引起的心输出量减少有关。
2. 有受伤的危险　与心律失常所致晕厥有关。
3. 潜在并发症　心力衰竭、心搏骤停。

六、护理措施

1. 一般护理

（1）功能性和轻度器质性心律失常患者血流动力学改变不大者，应注意劳逸结合，避免劳累及感染，一般可维持正常工作和生活。如出现新的期前收缩、心动过缓、Ⅰ度或Ⅱ度文氏现象的房室传导阻滞应密切观察。

（2）如病变影响心脏排血功能或有可能导致心功能不全者，应绝对卧床休息，协助做好生活护理，饮食不宜过饱，保持大便通畅，减少和避免任何不良刺激，以利身心休息。

（3）频发或多源室性期前收缩、室性阵发性心动过速、二度Ⅱ型房室传导阻滞、三度房室传导阻滞等严重心律失常患者应入监护室，密切监测心律变化，心室颤动须紧急配合抢救。

2. 心理护理　患者焦虑、烦躁和恐惧情绪易诱发心律失常，应给予解释和安慰。向患者说明心律失常的可治性，以稳定其情绪。此外，加强巡视是非常必要的，可增加患者安全感。

3. 病情观察　密切观察脉搏、呼吸、血压、心率、心律，以及神志、面色（发绀或苍白）、出汗等全身变化。此外还可对严重心律失常患者进行心电监护，特别注意有无引起猝死的征兆。

（1）潜在的引起猝死危险的心律失常：如频发、多源性、成联律的室性期前收缩或室性期前收缩落在前一个心搏的 T 波上（R on T），室上性阵发性心动过速，心房颤动，二度Ⅱ型房室传导阻滞等。

（2）随时有猝死危险的严重心律失常：如室性阵发性心动过速、心室颤动、三度房室传导阻滞等。

一旦发现以上情况应立即报告医师，同时嘱患者卧床，吸氧，开放静脉通道，准备急救药物及除颤器、起搏器等。

4. 用药护理　常用抗快速性心律失常药物有①利多卡因：是急性心肌梗死后发生的室性心律失常首选药物；②胺碘酮：常用于快速心律失常的治疗，并可用于房颤的治疗。常用抗缓慢性心律失常药物有阿托品、麻黄碱、异丙肾上腺素等。

5. 应用药物注意事项　抗心律失常药物静脉注射速度应缓慢，用药时应严密观察心率、心律、血压、呼吸及意识状态。必要时做心电监测并防止血压过低。胺碘酮因含碘，口服久后可影响甲状腺功能和角膜碘沉着；利多卡因有中枢抑制作用，剂量过大须防止震颤、抽搐，甚至呼吸抑制和心脏停搏。

6. 心脏电复律护理

（1）适应证：①同步电复律适用于有 R 波存在的各种快速异位心律失常，如室性阵发性心动过速、持续性房颤等。功率 150～200J。②非同步电复律适用于室颤和持续性室性心动过速。功率 300～350J。

(2) 禁忌证：病史长、心脏明显扩大，同时伴有二度Ⅱ型或三度房室传导阻滞的房颤和房扑患者；洋地黄中毒或低血钾患者。

(3) 操作配合：放置电极板，电极板须用盐水纱布包裹或均匀涂上导电糊，并紧贴皮肤，患者应安置于绝缘床上，勿与金属接触，以防发生意外。

(4) 电复律后护理：患者绝对卧床24小时，严密观察心律、心率、呼吸、血压，每半小时测量并记录1次直至平稳，并注意面色、神志、肢体活动。

7. 心脏停搏的处理 立即从20~25cm高处捶击胸骨中下1/3交界处1~2次，然后行胸外心脏按压（80~100次/分）和人工呼吸，比例为15∶2。

8. 心脏起搏器植入术后护理 心电监护24小时，注意起搏频率和心率是否一致；卧床3~5天，取平卧位或半卧位，不要压迫置入侧；注意伤口有无渗出和感染；指导患者6周内应限制体力活动，置入侧手臂、肩部应制动，避免剧烈咳嗽和深呼吸等以防电极移位或脱落；定期复查；随身携带"心脏起搏器卡"。

第四节　心脏瓣膜病患者的护理

心脏瓣膜病是多种原因引起的单个或多个瓣膜的结构异常，导致瓣膜狭窄和关闭不全。慢性风湿性心瓣膜病（简称风心病）是指急性风湿性心肌炎反复发作后所遗留的心脏瓣膜病变，主要表现为心瓣膜狭窄或关闭不全。风湿性心脏瓣膜病与甲族乙型溶血性链球菌反复感染有关，感染后患者对链球菌产生免疫反应，使心脏结缔组织发生炎症病变。临床所见最常受累者为二尖瓣，其次为主动脉瓣。

一、临床类型与表现

1. 二尖瓣狭窄

(1) 病理生理：正常二尖瓣口的面积是 $4\sim6cm^2$，随着瓣口的狭窄，当心室舒张时，血液自左心房进入左心室受阻，使左心房不能正常排空，致左心房压力增高，发生代偿性扩张。当瓣口进一步狭窄（$<1.5cm^2$），左心房失代偿，引起肺淤血，进一步发展可产生肺动脉高压，增加右心室后负荷，使右心室肥大，甚至右心衰竭，出现体循环淤血的相应表现。

(2) 临床表现：劳力性呼吸困难为最常出现的早期症状，伴有咳嗽、咯血，随着瓣膜口狭窄加重，出现夜间阵发性呼吸困难，严重时可致急性肺水肿，此时咳大量粉红色泡沫样痰。心律失常（尤其是房颤）可致心悸。因心功能减退、心输出量减少可致乏力、疲劳。右心衰竭时，可因胃肠道淤血和体循环淤血，出现食欲减退、腹胀、肝区疼痛、下肢水肿。

(3) 辅助检查：在心尖区可触及舒张期震颤；心尖部可闻及舒张期隆隆样杂音，这是最重要的体征；心尖区第一心音亢进及二尖瓣开放拍击音；肺动脉瓣区第二心音亢进、分裂。此外，也可出现面颊紫红、口唇轻度发绀，称"二尖瓣面容"。

2. 二尖瓣关闭不全

(1) 病理生理：由于二尖瓣关闭不全，心室收缩时，部分血液反流入左心房，左心房承接肺静脉和反流的血液，使左心房压力增高；心室舒张期左心房有过多的血液流入左心室，导致左心房和左心室肥大，当左心室功能失代偿，不仅心搏出量减少，而且反流加重，导致左心房扩大，最后引起左心衰竭，出现肺水肿，继之发生肺动脉高压。

(2) 临床表现：轻者可无症状，较重者出现疲倦、心悸、劳力性呼吸困难等左心功能不全的表现，后期可出现右心功能不全的表现。

(3) 辅助检查：心尖区全收缩期粗糙吹风样杂音是最重要的体征；心尖冲动增强并向左下移位；第一心音减弱；肺动脉瓣区第二心音亢进、分裂。

3. 主动脉瓣关闭不全

(1) 病理生理：由于主动脉瓣关闭不全，在舒张期左心室接受左心房流入的血液及由主动脉反流来的血液而代偿性肥大和扩张，逐渐发生左心衰竭，出现肺淤血的表现。

（2）临床表现：早期因心输出量增加，患者常主诉心悸，头部强烈的搏动感。如反流量大，主动脉舒张压显著降低，可引起冠状动脉灌注不足，患者出现心绞痛。病情发展到最后可发生全心衰竭。

（3）辅助检查：主动脉瓣第二听诊区可听到舒张早期叹气样杂音，颈动脉搏动明显；脉压增大（可达 40mmHg），产生周围血管征，如毛细血管搏动征、水冲脉、大动脉枪击音、Duroziez 征等。

4. 主动脉瓣狭窄

（1）病理生理：由于主动脉瓣狭窄，左心室后负荷加重，收缩期排血受阻而使左心室肥大，导致左心功能不全。

（2）临床表现：因左心室排血量显著降低，冠状动脉及脑的血流量减少，可出现心绞痛、眩晕、昏厥，甚至猝死。当左心功能不全时，患者出现疲乏、劳力性呼吸困难。

（3）辅助检查：主动脉瓣区可听到响亮、粗糙的收缩期吹风样杂音，这是主动脉瓣狭窄最重要的体征，可向颈部传导。主动脉瓣区可触及收缩期震颤。

二、并 发 症

1. 充血性心力衰竭 是风心病的首要潜在并发症，是本病就诊和致死的主要原因。常因风湿活动、妊娠、感染、心律失常、洋地黄使用不当和过度劳累等而诱发。

2. 心律失常 以心房颤动最多见，并发心房颤动后常诱发或加重心力衰竭。

3. 亚急性感染性心内膜炎 常见致病菌为草绿色链球菌。临床上常有发热、寒战、皮肤黏膜瘀点、进行性贫血。心内膜赘生物脱落可引起周围动脉栓塞，其中以脑动脉栓塞最多见。

4. 栓塞 多见于二尖瓣狭窄伴有房颤的患者，血栓脱落引起周围动脉栓塞，以脑动脉栓塞最为常见。此外，长期卧床的心力衰竭患者可有下肢静脉血栓形成，如血栓脱落可导致肺栓塞。

三、治 疗 要 点

治疗本病的根本方法是手术，如二尖瓣交界分离术、人工心脏瓣膜置换术等，内科治疗以保持和改善心脏代偿功能、积极预防和控制风湿活动及其并发症发生为主。预防风湿活动的关键在于防治链球菌感染，避免上呼吸道感染、咽炎、扁桃体炎。

四、护 理 问 题

1. 活动无耐力 与心输出量减少有关。

2. 有感染的危险 与肺淤血及风湿活动有关。

3. 知识缺乏 与缺乏疾病知识及其治疗知识、护理知识有关。

4. 潜在并发症 心力衰竭、房颤、栓塞、心律失常。

五、护 理 措 施

1. 减轻心脏负担 按心功能分级安排活动量预防心力衰竭发生，适当的活动也可防止静脉血栓的形成、增加侧支循环、保持肌肉功能、防止便秘。

2. 预防和护理风湿复发 风湿复发时应注意休息，病变关节应制动、保暖，并用软垫固定、避免受压和碰撞，可局部热敷或按摩，增加血液循环，减轻疼痛，遵医嘱使用止痛药：外敷寒痛乐、口服阿司匹林，可止痛和消除炎症反应。

3. 防止栓塞发生

（1）腿部活动可保持肌肉张力，以防发生下肢静脉血栓，指导患者避免长时间盘腿或蹲坐，避免穿高弹袜裤，勤换体位，肢体保持功能位。

（2）合并房颤者口服阿司匹林，防止附壁血栓形成。

（3）避免剧烈运动和突然改变体位，以免诱发附壁血栓脱落，栓塞动脉。

（4）观察栓塞发生的征兆：脑栓塞可引起偏瘫，四肢动脉栓塞可引起剧烈疼痛，肾动脉栓塞可引起剧烈腰痛，肺动脉栓塞可引起突然剧烈胸痛和呼吸困难、发绀、咯血、休克等。

4. 预防和护理心力衰竭　严格控制入量及滴速、预防呼吸道感染及风湿活动、保持大便通畅、注意休息。如发生心力衰竭应安置患者于半卧位同时吸氧，给予低热量、易消化饮食，宜少量多餐，心力衰竭缓解后可适量补充营养，提高机体抵抗力。

第五节　冠状动脉粥样硬化性心脏病患者的护理

一、心绞痛

心绞痛是指在冠状动脉粥样硬化的基础上发生的冠状动脉供血不足导致的心肌短暂、急剧缺血、缺氧所引起的临床综合征。

1. 病因和发病机制　冠状动脉粥样硬化所致的冠状动脉管腔狭窄和痉挛是心绞痛发生的最主要原因。劳累、情绪激动、饱食、受寒、急性循环衰竭是其发生的诱因。

2. 临床表现　发作性胸痛或胸部不适是心绞痛发作的典型特点。疼痛以胸骨体中段或上段之后常见，其次为心前区，可波及约手掌大小范围，可放射至左肩、左臂内侧，甚至可达左手环指和小指，向上可放射至颈、咽部和下颌部。疼痛可为压迫性、发闷、有紧缩性或烧灼感，持续时间多在1～5分钟内，很少超过15分钟，经休息或含服硝酸甘油后1～5分钟内缓解。

3. 辅助检查

（1）心电图检查可见心肌缺血性改变，ST段压低＞0.1mV，T波低平或倒置，缓解期可无任何表现。

（2）选择性冠状动脉造影可发现冠状动脉系统病变的范围和程度，当管腔直径缩小70%～75%以上时，将严重影响心肌供血。

4. 治疗要点

（1）发作期治疗：即刻休息，硝酸甘油0.3～0.6mg舌下含化，1～2分钟起效，作用持续30分钟左右；硝酸异山梨酯5～10mg舌下含化，2～5分钟起效，作用持续2～3小时。硝酸酯类药物是最有效、最快终止心绞痛发作的药物，可扩张冠状动脉，增加冠状动脉血流量，同时扩张外周血管，减轻心脏负担而缓解心绞痛。

（2）缓解期治疗：去除诱因，使用硝酸酯制剂（如硝酸异山梨酯、单硝酸异山梨醇酯等），β受体阻滞药（如普萘洛尔、阿替洛尔、美托洛尔等），可减慢心率、降低心肌收缩力、减少耗氧量而预防心绞痛的发作。钙通道阻滞剂（如硝苯地平、地尔硫䓬等）抑制钙离子进入心肌细胞，从而抑制心肌收缩及阻止钙离子进入冠状动脉及周围血管壁的平滑肌细胞内而扩张冠状动脉和周围血管，预防发作。还可使用抑制血小板聚集的药物（如阿司匹林、双嘧达莫等）。

（3）其他治疗：经皮腔内冠状动脉成形术（PTCA）、主动脉-冠状动脉旁路移植手术。

5. 护理问题

（1）疼痛：心前区疼痛与心肌缺血有关。

（2）活动无耐力：与心绞痛发作影响活动有关。

6. 护理措施

（1）一般护理：心绞痛发作时应立即停止活动，同时舌下含服硝酸甘油。

（2）观察药物不良反应：心绞痛发作时，嘱咐患者舌下含服硝酸甘油，或嚼碎后继续含服，服用时应在舌下保留一些唾液，以利药物为唾液迅速溶解而吸收。服用硝酸酯类药物后常有头胀、面红、头晕、心悸等血管扩张的表现，含药后应平卧，以防低血压的发生。

（3）饮食护理：患者宜摄入低热量、低动物脂肪、低胆固醇、少糖、少盐、含适量蛋白质的食物，饮食中应有适量的纤维素和丰富的维生素，宜少食多餐，不宜过饱，不饮浓茶、咖啡，避免辛辣刺激性食物。

（4）病情观察：了解患者发生心绞痛的诱因，发作时疼痛的部位、性质、持续时间、缓解方式、伴随症状等,如可能应在发作时描记心电图,以明确心肌供血情况。如遇疼痛发作频繁、程度加剧、时间延长、休息或药物不能缓解或休息时发作等情况,应警惕急性心肌梗死的先兆表现,及时通知医师。

二、急性心肌梗死

1. 病因和发病机制 在冠状动脉严重狭窄的基础上,一旦心肌需血量猛增或冠状动脉血供锐减,使心肌缺血1小时以上,即可发生急性心肌梗死。

2. 临床表现

(1) 先兆表现:约半数患者发病数日或数周有新发生的心绞痛,或原有心绞痛发作频繁且程度加重、持续时间长,服用硝酸甘油效果不好,或有乏力、胸闷、心悸,发作时伴恶心、呕吐、大汗、血压波动、心律失常等症状。

(2) 主要表现

1) 疼痛:是出现最早、最为突出的症状,疼痛部位和性质与心绞痛相似,但疼痛程度较重,并出现烦躁、出冷汗、恐惧或有濒死感,持续时间长,可达数小时或数天,经休息和含服硝酸甘油无效。

2) 心源性休克:收缩压<80mmHg,同时患者烦躁不安、面色苍白或青紫、皮肤湿冷、脉搏细速、尿量减少、反应迟钝,则为休克表现,常于心肌梗死后数小时至1周发生。

3) 心律失常:75%~95%急性心肌梗死患者可有心律失常,心律失常是急性心肌梗死患者死亡的主要原因,尤以24小时内发生率最高,也最危险。前壁心肌梗死,易发生快速室性心律失常,如室性心动过速,频发性、多源性室性期前收缩,R on T 期前收缩等,心室颤动常是急性心肌梗死致死原因。下壁心肌梗死易发生慢性心律失常,如房室传导阻滞等并伴有血压下降。

4) 心力衰竭:在起病最初几天或疼痛、休克好转时出现,表现为呼吸困难、咳嗽、咳白色泡沫样痰、发绀、烦躁等左心衰竭症状,严重者可发生急性肺水肿。

5) 胃肠道症状:可有恶心、呕吐、上腹胀痛,严重者可有呃逆。

6) 发热:一般在疼痛发生后24~48小时出现,体温38℃左右,持续约1周。

(3) 体征:心率增快或变慢,心尖部可闻及舒张期奔马律,心音减低,血压下降,有左心衰竭和休克的相应体征。

3. 辅助检查

(1) 心电图的改变

1) 特征性改变:面向坏死区的导联,出现宽而深的异常Q波(病理性Q波,永久遗留);在面向坏死区周围损伤区的导联ST段抬高,呈弓背向上型(数日后恢复基线水平);在面向损伤区周围心肌缺氧区的导联T波倒置(数周后逐渐恢复)。

2) 动态改变:起病数小时后ST段弓背向上抬高,与T波呈单向曲线;出现病理性Q波;数日后ST段恢复至基线水平,T波低平、倒置或双向;数周后T波可逐渐恢复,病理性Q波永久遗留。

(2) 化验检查

1) 血白细胞增多,中性粒细胞增多,红细胞沉降率增快。

2) 血清心肌酶测定:出现谷草转氨酶、肌酸磷酸激酶、肌酸磷酸激酶同工酶及乳酸脱氢酶升高,其中肌酸磷酸激酶是出现最早、恢复最早的酶。

4. 治疗要点

(1) 急性期心电监护:1周,如有并发症应延长监护时间。

(2) 解除疼痛:哌替啶50~100mg肌内注射或吗啡5~10mg皮下注射或罂粟碱30~90mg肌内注射。

(3) 心肌再灌注:尿激酶等溶栓治疗或经皮腔内冠状动脉成形术(PTCA)再灌注心肌。

(4) 心律失常处理:一旦发现室性期前收缩或室性心动过速,立即用利多卡因静脉注射;发生室颤时立即实施电复律;对于房室传导阻滞,可用阿托品、异丙肾上腺素,严重者需安装人工心脏起搏器。

(5) 控制休克:心源性休克者可以补充血容量,应用升压药、血管扩张药等。

（6）治疗心力衰竭：以使用哌替啶、呋塞米为主，辅以血管扩张药以减轻心脏前负荷。

（7）其他：促进心肌代谢药物、抗凝疗法、极化液、低分子右旋糖酐等。

5. 护理问题

（1）疼痛：心前区疼痛与心肌坏死有关。

（2）恐惧：与剧烈心前区疼痛引起的濒死感有关。

6. 护理措施

（1）安定情绪，重症监护：①监护不少于 7 天，监测心电图、血压、血流动力学指标；②及时发现心律失常（特别是室性心律失常和严重的房室传导阻滞）、休克的发生；③观察尿量、意识改变，如尿量＞30ml/h，神志转清，提示休克好转；④吸氧 4～6L/min，如发生急性肺水肿，给予 6～8L/min 吸氧并以乙醇湿化；⑤止痛：哌替啶、吗啡、罂粟碱、硝酸甘油等。

（2）保证身心休息，减少心肌耗氧：急性期绝对卧床，说明康复程序，第 1～3 天绝对卧床休息；第 4～7 天卧床休息，但做深呼吸及伸屈腿几次，如无并发症，可坐起；第 2 周床边活动；第 3 周陪同离床活动。

（3）防止便秘：摄水 1500ml/d，食物中增加纤维素，使用润肠剂、缓泻剂、低压灌肠等。

（4）预防并发症：防止梗死区扩大并加快愈合，促进心肌代谢的药物有维生素 C、辅酶 A、肌苷、1,6-二磷酸果糖。氯化钾 1.5g、胰岛素 8U 加入 10%葡萄糖 500ml（极化液）中静脉滴注，可改善心肌代谢和抗心律失常。抗凝药物有阿司匹林、肝素，使用过程中应严密观察有无出血倾向。

（5）溶栓治疗时防止出血：用药过程中应严密监测出、凝血时间和纤维蛋白原。

（6）经皮冠状动脉腔内成形术术后防止出血与血栓形成：停用肝素 4 小时后，复查全血凝固时间，凝血时间在正常范围之内，拔出动脉鞘管，压迫止血，加压包扎，嘱患者继续卧床 24 小时，术肢制动。同时，严密观察患者生命体征、有无胸痛。观察足背动脉搏动情况，鞘管留置部位有无出血、血肿。

第六节 病毒性心肌炎患者的护理

一、病因和发病机制

病毒性心肌炎病因以引起肠道和呼吸道感染的各种病毒最常见，如柯萨奇病毒 A 和 B、埃可病毒、脊髓灰质炎病毒、流感和疱疹病毒，尤其是柯萨奇病毒 B。病毒直接侵犯心肌，造成心肌细胞溶解、免疫反应同时存在，在病变的晚期，免疫反应成为造成心肌损伤的主要因素。

二、临床表现

病前 1～4 周有呼吸道或肠道感染病史，轻者可无症状，多数患者有疲乏、胸闷、心悸、心前区隐痛等心肌受累的表现，与体温不成比例的心动过速等；重者可发生严重心律失常、心力衰竭、心源性休克，甚至猝死。

心脏扩大，第一心音低钝，心尖区可闻及舒张期奔马律，有交替脉。血清心肌酶增高，病毒中和抗体效价恢复期较急性期增高 4 倍。

三、辅助检查

1. 实验室检查

（1）一般检查：白细胞总数 10 000～20 000，中性粒细胞偏高。血沉、抗"O"大多数正常。

（2）血清酶测定：肌酸磷酸激酶（CPK）、乳酸脱氢酶（LDH）及其同工酶（MB）、谷草转氨酶（COT）在病程早期可增高。超氧化物歧化酶（SOD）急性期降低。

（3）病毒分离：从心包、心肌或心内膜分离出病毒或用免疫荧光抗体检查找到心肌中有特异性的病毒抗原，电镜检查心肌发现有病毒颗粒，可以确定诊断；若咽洗液、粪便、血液、心包液中分离出病毒，同时结合恢复期血清中同型病毒中和抗体滴度较第 1 份血清升高或下降 4 倍以上，则有助于病原诊断。

（4）抗体测定与病毒核酸检测：特异性抗体，补体结合抗体的测定及用分子杂交法或聚合酶链反应（PCR）检测心肌细胞内的病毒核酸也有助于病原诊断。部分病毒性心肌炎患者可有抗心肌抗体出现，一般于短期内恢复，如持续提高，表示心肌病变处于活动期。

2. 心电图检查　心电图在急性期有多变与易变的特点，对可疑病例应反复检查，以助诊断。其主要变化为 ST-T 改变，各种心律失常和传导阻滞。

（1）ST-T 段及 QRS 波的改变：ST 段下降（心包积液时可见抬高），T 波低平、双向或倒置。可有低电压，Q—T 间期延长。大片心肌坏死时有宽大的 Q 波，类似心肌梗死。

（2）心律失常：除窦性心动过速、窦性心动过缓外，可见各种期前收缩（房性、室性、结性），其中以室性期前收缩多见。室上性或室性心动过速、心房扑动或颤动、心室颤动也可见。

（3）传导阻滞：窦房、房室或室内传导阻滞颇为常见，其中以一、二度房室传导阻滞最多见。恢复期以各种类型的期前收缩为多见。少数慢性期患儿可有房室肥厚的改变。

3. X 线检查　心影正常或不同程度的增大，多数为轻度增大。若反复迁延不愈或合并心力衰竭，则心脏扩大明显。后者可见心搏减弱，伴肺淤血、肺水肿或少量胸腔积液。伴心包炎时，有积液。

四、治 疗 要 点

1. 一般治疗　急性期卧床休息，注意营养，使用改善心肌营养与代谢的药物。
2. 对症治疗　主要是针对心力衰竭，使用利尿药、血管扩张药。

五、护 理 问 题

1. 活动无耐力　与心肌细胞受损有关。
2. 疼痛：心前区疼痛　与心肌受损有关。
3. 潜在并发症　心律失常、心力衰竭。

六、护 理 措 施

1. 一般护理　活动期或伴有严重心律失常、心力衰竭者需严格卧床休息 1 个月以减轻心脏负荷，减少心肌耗氧量；解除患者顾虑。
2. 饮食　摄易消化、富含维生素和优质蛋白质的饮食，心力衰竭者限制钠盐摄入，忌烟酒和刺激性食物，如茶和咖啡。
3. 病情观察　应进行心电监护，注意心功能状态及有无心律失常发生。

第七节　原发性高血压患者的护理

一、病因和发病机制

1. 病因　遗传因素、年龄增大、脑力活动过度紧张、环境因素、食盐较多及超重等。
2. 发病机制

（1）高级神经中枢功能失调在原发性高血压发病中占主导地位，反复过度紧张与精神刺激引起交感神经兴奋、儿茶酚胺分泌增加，使心输出量和外周血管阻力增加。

（2）肾功能异常导致水、钠潴留和血容量增加，肾素-血管紧张素-醛固酮系统失调。

（3）内分泌因素：肾上腺髓质分泌去甲肾上腺素增多，引起外周小血管收缩；肾上腺素增多增加心输出量，均可使血压升高。

（4）血管内皮功能异常：正常情况下，血管舒张物质和收缩物质保持平衡。

（5）胰岛素抵抗：高血压常与向心性肥胖、血脂异常、葡萄糖耐量异常并存，患者空腹和（或）葡萄糖负荷时血浆胰岛素浓度增高。

二、临床表现

1. 一般表现 头晕、头痛、耳鸣、眼花、乏力、失眠等,有时有心悸和心前区不适感。

2. 并发症 血压持续性升高,造成脑、心、肾、眼底等损伤并出现相应表现。

(1) 脑血管意外:长期血压升高使脑血管硬化,在此基础上可发生脑动脉血栓形成和微小动脉瘤,如果动脉瘤破裂则引起脑出血。

(2) 心力衰竭:是最常见的并发症。长期血压升高使左室后负荷加重,心肌肥厚与扩大,逐渐进展可出现心力衰竭。长期血压升高容易导致动脉粥样硬化的形成而发生冠心病。

(3) 肾衰竭:长期血压升高使肾细小动脉硬化,引起肾单位萎缩、消失,最终导致肾衰竭。

(4) 视网膜改变:视网膜动脉狭窄、出血、视盘水肿。

三、辅助检查

实验室检查可帮助原发性高血压的诊断和分型,了解靶器官的功能状态,有利于治疗时正确选择药物。血尿常规、肾功能、尿酸、血脂、血糖、电解质(尤其是血钾)、心电图、胸部 X 线和眼底检查应作为原发性高血压患者的常规检查。

四、治疗要点

1. 非药物治疗 限制钠盐摄入、减轻体重、运动、休息和其他生物行为方法。

2. 药物治疗

(1) 利尿药:抑制钠、水重吸收,减少血容量,降低心输出量以达到降压效果。常用呋塞米,主要副作用有电解质紊乱和高尿酸血症。

(2) β 受体阻滞药:减慢心率、降低心输出量,抑制肾素释放、降低外周阻力而达到降压目的。常用阿替洛尔,主要副作用有心动过缓和支气管收缩,阻塞性支气管疾病患者禁用。

(3) 钙通道阻滞剂:阻止钙离子进入肌细胞,从而降低心肌收缩力、扩张外周血管而降压。常用硝苯地平,主要副作用有颜面潮红、头痛,长期服用硝苯地平可出现胫前水肿。

(4) 血管紧张素转化酶抑制剂(ACEI):抑制血管紧张素 II 的生成,降低血压。常用卡托普利,主要副作用有干咳、味觉异常、皮疹等。

(5) α_1 受体阻滞药:选择性阻滞突触后 α_1 受体而扩张外周血管,降低血压。常用哌唑嗪,主要副作用有心悸、头痛、嗜睡。

五、护理问题

1. 疼痛 与高血压致使脑血管痉挛有关。

2. 活动无耐力 与并发心力衰竭有关。

3. 有受伤的危险 与头晕和视物模糊有关。

4. 焦虑 与高血压带来的身体不适,影响了正常工作和生活有关。

5. 潜在并发症 心力衰竭、脑血管意外、肾衰竭。

六、护理措施

1. 心理护理 长期心情急躁或强烈的精神创伤可使交感-肾上腺素系统激活,血压升高,因此患者保持良好的心理状态十分重要。应向患者说明本病须长期甚至终身治疗,应教会患者自我控制情绪。

2. 促进身心休息,提高机体活动能力 避免重体力活动,保证足够睡眠,安排适宜的运动。做好家属工作,减少不良刺激,保证患者有安静舒适的休养环境。

3. 头痛、头晕护理 指导放松技术,卧床休息,遵医嘱服用降压药,用药期间应指导患者起床不宜太快、动作不宜过猛,防止头晕加重。

4. 饮食护理 进低盐、低脂饮食,控制体重。

5. 并发症护理 发生高血压所致脑血管意外时，患者取半卧位。避免活动，安定情绪，遵医嘱给予镇静药、开放静脉通路。血压高时首选硝普钠静脉滴注治疗。发生心力衰竭时，吸氧，4～6L/min，急性肺水肿时乙醇湿化吸氧，6～8L/min。

6. 原发性高血压急症的护理 绝对卧床休息，安定情绪，必要时按医嘱用镇静药。保持呼吸道通畅，吸氧。立即建立静脉通路，迅速按医嘱用降压药。降低颅内压，用呋塞米或甘露醇快速静脉滴注，减轻脑水肿。密切监测病情变化，如发现异常变化随时与医师联系。

7. 用药护理 原发性高血压患者多数要终身服药，应嘱患者坚持用药。用药时注意，药物使用一般从小剂量开始，不可自行增减或突然撤换药物，多数患者需长期服用维持量；注意降压不宜过快过低，对老年患者尤其要注意，患者改变体位时动作宜缓慢。

第四章 消化系统疾病患者的护理

第一节 概　　述

一、消化系统的解剖生理

消化和吸收是人体获得能源的重要生理功能，通过消化功能，摄入的食物经体内分解和同化过程变为小分子物质，被肠道吸收，经肝脏加工变为体内物质，供全身组织利用，未被吸收和无营养价值的残渣及细菌构成粪便而被排出体外。消化系统除可以保证人体获得能源、维持生命外，还能分泌多种激素参与全身和消化系统生理功能的调节。

1. 食管　长约25cm，其功能是传送食团和防止反流。食管有3个生理性狭窄部，这3个生理性狭窄部是食管癌的好发部位。食管本身或其邻近组织器官病变可使食管发生阻滞，引起咽下困难。食管下段括约肌有保持管腔关闭、防止反流、吞咽时松弛使食物能下咽的功能，当其功能失调可引起反流性食管炎或食管贲门失弛缓症。

2. 胃　是消化道中最膨大的部分，可容纳1~2L食物。胃的主要功能有暂时储存食物、通过胃蠕动和分泌胃液对食物进行机械性和化学性消化并将初步消化的食糜缓慢推至十二指肠。胃分为贲门、胃底、胃体、幽门等部分，贲门与食管相接，胃窦部下端与十二指肠连接处为幽门，它能有节制地使胃内容物进入十二指肠，又能阻止十二指肠内容物反流入胃。胃壁分为黏膜层、黏膜下层、肌层和浆膜层4层。其中黏膜层由壁细胞、主细胞和黏液细胞三种细胞构成。

胃液由上述胃黏膜内不同细胞分泌的消化液组成，呈酸性，pH为0.95~1.50。

此外，在幽门部的腺体中还含有一种内分泌细胞，可分泌胃泌素。胃泌素能促进壁细胞分泌胃酸，促进主细胞分泌胃蛋白酶原。

3. 小肠　由十二指肠、空肠、回肠组成，是消化道中最长的一段。十二指肠上端连幽门，下端连空肠，呈C形包绕胰头部，称为十二指肠球部，是消化性溃疡的好发部位。空肠、回肠悬挂在肠系膜上，在腹腔内有较大移动性。回肠末端是小肠最窄的部分，常因异物或病变而发生梗阻。小肠是消化、吸收食物的主要场所，原因是其黏膜具有巨大的功能面积。食物中的营养成分经胰液等消化液中各种消化酶的作用被消化、分解为较简单的物质，如葡萄糖、氨基酸、脂肪酸，然后被肠壁吸收。小肠每天吸收液体约9L，其中6~7L为人体本身分泌的消化液，其余为摄入的水分。如果患者发生剧烈呕吐和腹泻，可使消化道内液体大量丢失而造成脱水。

4. 大肠　由盲肠（包括阑尾）、结肠（包括升结肠、横结肠、降结肠和乙状结肠）及直肠组成。大肠的主要功能是吸收水分和电解质，大肠内含有的多种细菌可对食物残渣和植物纤维起到一定的分解作用并能合成维生素B、维生素K等营养物质。大肠最终将食物残渣浓缩成粪便排出体外。

5. 肝　是人体最大的消化腺，是维持生命的重要器官。人体内许多物质的代谢都在肝内进行。肝脏的功能主要包括以下几个方面。

（1）制造胆汁：胆汁是由肝细胞生成的，胆汁中的胆盐对脂肪的消化、吸收具有重要作用。

（2）糖代谢：肝脏可使葡萄糖、部分氨基酸、脂肪中的甘油等变为糖原而被储存，当机体需要时再分解为葡萄糖。

（3）蛋白质代谢：血浆中全部清蛋白、部分球蛋白及凝血酶原、凝血因子、纤鲜蛋白原等均由肝脏合成。肝脏还可将对身体具有毒性的氨转变成无毒的尿素并经肾或肠道将其排出体外。

（4）脂肪代谢：肝脏可使摄入的脂肪和体内的脂肪被动员和氧化，并能参与脂类在体内的合成代谢。

（5）解毒保护作用：肝脏是人体主要的解毒器官。

（6）其他：肝细胞的某些酶能分解糖皮质激素、雌激素、雄激素、醛固酮等，从而起到维持激素平衡的作用。肝脏生成的胆汁酸还可协助吸收脂溶性维生素。

6. 胆 胆管的作用是运输和排泄胆汁，胆囊的作用是浓缩并调节胆汁。

7. 胰腺 既是外分泌腺也是内分泌腺。作为外分泌腺，胰腺分泌胰液。胰液是人体主要的消化液，能对三大营养物质（淀粉、蛋白质、脂肪）进行消化、分解。胰液产生后经主胰管排入十二指肠，主胰管和胆总管常合并为共同通道并开口于十二指肠降部，开口处有奥迪括约肌控制胆汁和胰液流入肠道。若此处发生梗阻，胆汁可反流入胰管而发生急性胰腺炎。作为内分泌腺，主要是由其中散在的胰岛组织中的 A 细胞和 B 细胞分别分泌胰高血糖素和胰岛素，参与糖代谢。

二、恶心、呕吐的护理

1. 病因 引起恶心、呕吐的原因非常广泛，在消化系统疾病中常见于胃部及十二指肠疾病，如急性胃炎可发生恶心、呕吐。

2. 临床表现 恶心是一种欲将胃内容物经口吐出的特殊不适感觉。呕吐则是将胃内容物或部分小肠内容物不自主地经贲门、食管逆流出口腔的病理生理反射动作。慢性胃炎恶心更为明显，幽门梗阻时呕吐严重且呕吐量大，并含有隔夜食物及腐臭味；肠道疾病，如急性肠炎，在恶心、呕吐同时伴有腹泻，肠梗阻、急性阑尾炎时也可发生恶心、呕吐；肝、胆、胰腺疾病，如肝炎、肝硬化、急慢性胆囊炎、胆石症、急性胰腺炎等均有恶心、呕吐。剧烈、频繁的呕吐可使胃液大量丢失，从而引起脱水、电解质紊乱及营养失调。

3. 护理措施

（1）关心和帮助患者，消除疲乏、强烈的情绪及过度的紧张。用手托住患者前额，使呕吐物吐入容器内。仰卧患者应将头偏向一侧，避免呕吐物呛入气管。呕吐后帮助患者漱口，洗手、脸，整理床铺，取舒适的卧位。呕吐剧烈者，需暂停进食，可给热饮料补充水分。

（2）仔细观察呕吐物的性质、量及呕吐次数。一般呕吐物为消化液和食物，有酸臭味，混有大量胆汁呈绿色，混有血液呈鲜红色或棕色。

（3）去除病因。精神创伤者，予以安慰。妊娠期注意休息，进易消化的食物，服用维生素 B_6。所进食物应清洁卫生，进食时不要有难嗅的气味或谈不高兴的事情等不良刺激。胃肠道慢性出血者应禁酒、禁辣椒。急性出血者应去枕静卧，头偏向一侧，禁食并到医院就诊。

三、腹胀的护理

1. 病因 胃肠道内存在过量气体是引起腹胀的主要原因，如急慢性胃炎、消化性溃疡、肠炎、肠梗阻、肠麻痹、低钾血症时肠内气体通过障碍均可导致胃肠道胀气。

2. 临床表现 腹部胀满、膨隆的不适感觉，嗳气、肛门排气过多。腹胀严重时可有胀痛感，并伴有恶心、呕吐、畏食等症状。如有腹水，腹胀可随腹水加重，甚至可有水肿、呼吸困难等症状。

3. 护理措施

（1）减轻腹胀：可采用肛管排气、应用灌肠或软便剂导泻及应用薄荷油腹部热敷的方法缓解不适。

（2）严重腹胀时，可禁食并进行间歇性胃肠减压，以减轻腹胀症状。同时要注意观察胃肠减压效果、引流物的性状和量。

（3）鼓励患者多活动，特别是饭后应协助患者适当活动，促进肠道活动，以缓解症状。

（4）饮食护理：需要注意鼓励患者少食多餐，多食用蔬菜、高纤维食品。

（5）对于有腹水的患者应每日测量腹围和体重，观察其变化，做好记录。

四、腹痛的护理

1. 病因 是由消化系统的器官、组织发生功能性或器质性病变而引起。腹腔内实质性脏器病变时腹痛一般呈持续性、进行性加剧，空腔脏器病变时呈阵发性绞痛。急性腹痛常见于脏器炎症，如急性胃肠炎、急性胰腺炎、急性胆囊炎、胆石症、急性阑尾炎等；空腔脏器扭曲、梗死，如肠粘连、扭转、肿瘤等引起的肠梗阻；脏器破裂、穿孔，如肝、脾破裂，胃、十二指肠穿孔等。慢性腹痛多见于消化性溃疡，腹腔脏器慢性炎症，如溃疡性结肠炎、肝炎等及胃癌、肝癌等腹部肿瘤。

2. 临床表现 腹腔内实质性脏器病变时腹痛多呈持续性，进行性加剧，空腔脏器病变时呈阵发性绞痛。腹痛可表现为隐痛、钝痛、灼痛或不适，常伴有恶心、呕吐、嗳气、反酸、畏食等。

3. 护理措施

（1）对急性腹痛患者，应详细了解疼痛的特点，严密观察疼痛的变化，除询问患者主诉外，护士还应通过对患者神志、面容、生命体征等观察判断疼痛的严重程度。

（2）协助患者采取有利于减轻疼痛的体位，如急性胰腺炎患者喜前倾坐位以缓解疼痛，护士应给予患者倚靠物并注意患者安全，防止坠床。

（3）当急性腹痛诊断未明时，最好予以禁食，必要时进行胃肠减压。

（4）遵医嘱合理应用药物镇痛，应注意严禁在未确诊前随意使用强效镇痛药或激素，以免改变腹痛的临床表现，掩盖症状、体征而延误病情。

（5）根据情况可选择局部热敷、针灸等方法缓解疼痛，但急腹症时不能热敷。

（6）针对导致患者发生腹痛的病因，教给患者缓解或预防腹痛的方法。

五、腹泻的护理

1. 病因 当大便次数超过每天3次，且便质稀薄、容量及水分增加时，即为腹泻。引起腹泻的常见原因包括：

（1）因肠黏膜炎症、溃疡等，造成肠内容物大量渗出，导致腹泻。腹泻特点是粪便含水量大，并有脓血或黏液，多伴有腹痛、发热。肠道内水溶性物质吸收障碍，肠蠕动加快而发生腹泻。

（2）胃、胰、肝胆系统疾病引起的消化不良或肠道吸收功能不良。腹泻特点是粪便常有不消化食物、泡沫及恶臭。

（3）胃肠道水和电解质分泌过多或吸收受抑制引起，如霍乱。腹泻特点是水样便，排便量大，粪便无脓血、黏液。

2. 临床表现 腹泻是较常见的消化道症状，主要表现为排便次数增加，每天均在2次以上，粪便稀薄或含有脓血、黏液。如仅有排便次数增加，而粪便成形，不应称为腹泻。腹泻可分为急性和慢性两种。急性起病急，病程在2个月以内。如持续反复发作2个月以上者称为慢性。

临床症状：最为常见的症状如急性腹泻所表现的腹痛、四肢无力、口渴等，有时有恶心、呕吐，症状较重者还有发热、脱水、酸中毒等临床症状。

3. 护理措施

（1）严格记录患者排便次数、量、性状及患者每日出入量，注意脱水征象。

（2）宜摄入营养丰富、低脂肪、易消化、少纤维饮食，适当补充水分和食盐，避免生冷、刺激性食物。

（3）注意腹部保暖，用热水袋热敷以缓解腹泻时伴随的腹痛症状。

（4）嘱患者多饮水以防频繁腹泻引起脱水。

（5）排便频繁者，应注意保护肛周皮肤，嘱患者便后使用软纸擦拭，每天用温清水洗肛门，并涂凡士林油保护皮肤。

六、呕血和黑便的护理

1. 病因 消化道大量出血时，胃内或反流入胃内的血液经口腔呕出称为呕血。血液经过肠道时，在肠道细菌作用下，血液中的铁变成硫化铁而呈黑色，即黑便。呕血与黑便是上消化道出血的特征性表现。呕血一般都伴有黑便，但黑便不一定伴有呕血。上消化道出血量为5ml左右时，即可使大便隐血试验呈阳性，出血量达60ml时可产生黑便。当出血量大而迅速时，血液在肠道内推进较快，也可使粪便呈暗红色甚至鲜红色。呕血的颜色主要取决于呕血量的多少和血液在胃内停留的时间。

2. 临床表现

（1）呕血与黑便。

（2）失血性周围循环衰竭。

3. 护理要点

（1）确定是否为呕血：注意排除鼻腔部出血、咯血及因进食大量动物血、铁剂等所致呕吐物呈咖啡色或黑便。

（2）有无与呕血及黑便相关的疾病病史或饮食不洁，大量饮酒，服用肾上腺糖皮质激素、吲哚美辛、水杨酸类药物等诱发因素。

（3）呕血与黑便的次数、量、颜色及性状变化，可作为估计出血量的参考。黑便示出血量在50～70ml 及以上，呕血示胃内积血量达250～300ml。由于呕血与黑便常混有呕吐物与粪便，失血量难以估计，临床上常根据全身反应估计出血量。如伴随体位改变（如由卧位变为坐、立位时）患者出现头晕、黑矇、心悸、口渴、冷汗示血容量不足。

（4）呕血与黑便对人体功能性健康型态的影响：主要为有无紧张、焦虑、恐惧等压力与压力应对型态的改变。

七、黄疸的护理

1. 病因 黄疸是由于 STB 升高，致使皮肤、黏膜和巩膜发黄的体征。正常 STB 最高为 17.1μmol/L，当 STB>17.1μmol/L，但<34.2μmol/L，而肉眼看不出黄疸时，称隐性黄疸或亚临床黄疸。当 STB 浓度超过 34.2μmol/L 时，临床上即可发现黄疸，也称为显性黄疸，常分为溶血性黄疸、肝细胞性黄疸和胆汁淤积性黄疸。溶血性黄疸见于各种原因引起的溶血。肝细胞性黄疸和胆汁淤积性黄疸主要见于消化系统疾病，如肝炎、肝硬化、胆道阻塞。

2. 临床表现

（1）溶血性黄疸：一般黄疸较轻，皮肤呈浅柠檬黄色。急性溶血时可有高热、寒战、头痛及腰背痛，并有明显贫血和血红蛋白尿（尿呈酱油色）。重者可有急性肾衰竭。慢性溶血多为先天性，可有贫血和脾大。

（2）肝细胞性黄疸：皮肤、黏膜浅黄至深金黄色，常伴有乏力、食欲减退、肝区不适或疼痛等症状，重者可有出血倾向。

（3）胆汁淤积性黄疸：黄疸多较严重，皮肤呈暗黄色，完全梗阻者可呈黄绿色或绿褐色。尿色深如浓茶，粪便颜色变浅，典型者呈白陶土色，因血中胆盐潴留，常有皮肤瘙痒与心动过缓；因脂溶性维生素 K 吸收障碍，常有出血倾向。

3. 护理要点

（1）确定有无黄疸：注意与胡萝卜素血症、阿的平等药物作用所致皮肤发黄相区别。

（2）观察粪、尿颜色，皮肤色泽深浅，是否伴有瘙痒及其程度：一般而言，黄染越深、病情越重；梗阻越完全，皮肤瘙痒越严重，粪色越浅；黄疸伴皮肤瘙痒常提示黄疸程度较深，瘙痒减轻则表明病情好转，黄疸在消退。

（3）黄疸对人体功能性健康型态的影响：主要包括①有无因皮肤瘙痒所致的睡眠与休息型态的改变；②有无因皮肤、黏膜和巩膜发黄所致的自我概念型态的改变；③有无焦虑、恐惧等因面临各种检查所致的压力与压力应对型态的改变。

第二节　胃炎患者的护理

一、急性单纯性胃炎

1. 病因

（1）外源性刺激因素：①化学因素，如药物及浓茶、烈酒等；②物理因素，如进食过冷、过热、粗糙食物及暴饮暴食等；③微生物感染或细菌毒素，进食被细菌或细菌毒素污染的食物，致病菌以沙门菌属、嗜盐菌为最常见，毒素以金黄色葡萄球菌毒素为最多见。

（2）内源性刺激因素：包括精神神经功能障碍、应激状态等。

2. 临床表现 一般在进食后数小时至 24 小时即可发病，表现为中上腹部不适、腹痛、食欲减退、恶心、呕吐等，呕吐物为不消化食物。若伴有肠炎可出现腹泻。严重者可有发热、脱水、酸中毒，甚至发生休克。体格检查上腹部或脐部有轻压痛，肠鸣音亢进。

3. 辅助检查

（1）实验室检查：血、便常规，血电解质。

（2）胃镜检查：胃黏膜充血、水肿、渗出、出血或糜烂等。

（3）X 线检查：胃肠钡透见病变黏膜粗糙，局部压痛、激惹。

4. 治疗要点 去除病因，卧床休息，可暂时禁食 1~2 顿或予以清淡流质食物，多饮水。腹痛剧烈者给予局部热敷或解痉剂。由频繁呕吐等引起脱水和电解质紊乱者，应给予静脉补液纠正水电解质紊乱。伴肠炎者可加用抗生素。

二、急性糜烂性胃炎

1. 病因及发病机制

（1）外源性因素：烈酒及某些药物均可破坏胃黏膜而使其发生出血、糜烂。

（2）内源性因素：严重创伤、烧伤、大手术后、颅内病变、休克及重要器官的功能衰竭等均可使机体处于应激状态而引起急性胃黏膜损害，临床表现为出血。

2. 临床表现 常以上消化道出血为主要表现，多有呕血及黑便，常呈间歇性发作，可自行停止。部分患者可有上腹部不适、腹痛、恶心、呕吐等症状。

3. 辅助检查

（1）实验室检查：红细胞、血红蛋白减少，大便隐血试验阳性。

（2）胃镜检查：发病 24~48 小时内行急诊胃镜检查，可见胃黏膜充血、水肿、糜烂、出血或浅表溃疡。

4. 治疗要点 针对病因，积极治疗原发疾病，并去除各种诱发因素。

三、急性腐蚀性胃炎

1. 病因 急性腐蚀性胃炎是由于误食或有意吞服强酸（如硫酸、盐酸、硝酸等）、强碱（如氢氧化钠等）或其他腐蚀剂引起的急性胃黏膜炎症。

2. 临床表现 最早出现的症状为口腔、咽喉、胸骨后及上腹部剧痛，常伴有吞咽疼痛或困难。可有频繁的恶心呕吐，呕出血性黏膜腐片。严重者可发生休克、食管或胃穿孔，最终会导致食管、贲门或幽门的瘢痕性狭窄。不同腐蚀剂可在唇、口腔、咽喉部黏膜上留下不同颜色的灼痂，如硫酸为黑色痂、硝酸为深黄色痂、盐酸为灰棕色痂、醋酸或草酸为白色痂，强碱呈透明水肿状，有助于腐蚀剂的鉴别。

3. 治疗要点 有休克者首先抢救休克。应禁食，吞服强酸者应立即口服牛奶、蛋清或弱碱溶液如镁乳、氢氧化铝等。碱性毒物可用稀释的食醋或果汁，一般禁忌洗胃。后期出现有食管狭窄者可进行食管扩张术。

四、慢性胃炎

1. 病因和发病机制 与十二指肠液或胆汁反流、免疫因素、幽门螺杆菌感染、刺激性食物、吸烟、嗜酒、某些消炎药物等有关。根据炎症在黏膜的分布及发病机制，分为胃窦胃炎（B 型胃炎）和胃体胃炎（A 型胃炎）两类。

（1）胃窦胃炎：最常见，主要与幽门螺杆菌感染有关，主要累及胃窦部。

（2）胃体胃炎：少见，主要由自身免疫引起，因血中有抗内因子抗体而影响维生素 B_{12} 的吸收，易伴发恶性贫血。

2. 临床表现 慢性胃炎进展缓慢，多无明显症状。部分患者有消化不良的表现，多数为上腹部隐痛、进食后上腹部饱胀、嗳气、食欲减退等，少数患者有呕血与黑便。A 型胃炎可有贫血、舌炎等。

3. 辅助检查

（1）胃液分析：慢性胃窦胃炎患者胃液分析大致正常，慢性胃体胃炎患者胃酸明显减少或缺乏。

（2）胃镜及活组织检查：是最可靠的确诊方法，活组织检查可进行病理诊断，同时可检测幽门螺杆菌。

（3）血清学检查：慢性胃体胃炎患者血清抗壁细胞抗体和内因子抗体呈阳性，血清胃泌素明显升高；慢性胃窦胃炎患者血清抗壁细胞抗体多呈阴性。血清胃泌素下降或正常。

4. 治疗要点 对幽门螺杆菌感染引起的慢性 B 型胃炎，尤其有活动性者给予灭菌治疗，常用抗生素二联或三联治疗；A 型胃炎无须特殊治疗；伴恶性贫血或营养不良时，需给予维生素 B_{12} 和促进食欲的辅助药物。胃镜下有胃黏膜肠上皮化生或不典型增生的患者要定期复诊，以便早期发现可能发生的癌变。

五、急、慢性胃炎的护理问题与护理措施

1. 护理问题

（1）疼痛：上腹部痛，与胃黏膜的炎性病变有关。

（2）营养失调：低于机体需要量，与胃黏膜炎性病变所致的食物摄入、吸收障碍有关。

（3）焦虑：与呕血、黑便或病程迁延不愈有关。

（4）知识缺乏：缺乏急、慢性胃炎的病因及病情进展知识和自我护理知识。

2. 护理措施

（1）休息：急性胃炎及慢性胃炎的急性发作期，应卧床休息；慢性胃炎恢复期，患者生活要有规律，避免过度劳累，注意劳逸结合。

（2）疼痛的护理：遵医嘱给予局部热敷、按摩、针灸或给予止痛药物等缓解上腹部的疼痛，同时应安慰、陪伴患者以使其精神放松，消除紧张恐惧性心理，保持情绪稳定，从而增强患者对疼痛的耐受性。

（3）饮食护理：急性胃炎及慢性胃炎的急性发作期患者一般可给予无渣、半流质的温热饮食。如少量出血可给予牛奶、米汤等以中和胃酸，有利于黏膜的修复。剧烈呕吐、呕血的患者应禁食，可静脉补充营养。恢复期可进富含营养、易消化的饮食，避免食用辛辣、生冷等刺激性食物，定时进餐、少量多餐、细嚼慢咽，养成良好的饮食卫生习惯。胃酸缺乏者可酌情食用酸性食物如山楂、食醋、浓肉汤、鸡汤。

（4）心理护理：患者因出现呕血、黑便或症状反复发作而产生紧张、焦虑、恐惧心理。护理人员应向其耐心说明原因，给予解释和安慰。应告知患者，通过有效的自我护理和保健，可减少本病的复发次数。

第三节 消化性溃疡患者的护理

一、病因和发病机制

胃、十二指肠局部黏膜损害因素（致溃疡因素）和黏膜保护因素（黏膜抵抗因素）之间失去平衡是溃疡发生的基本原理。

1. 损害因素

（1）胃酸和胃蛋白酶：在损害因素中，胃酸和胃蛋白酶，尤其是胃酸的作用占主导地位。

（2）药物：非甾体抗炎药，如阿司匹林、布洛芬、吲哚美辛等，除具有直接损伤胃黏膜的作用外，还能抑制前列腺素和前列环素的合成，从而损伤黏膜的保护作用。

（3）饮食失调：粗糙和刺激性食物或饮料可引起黏膜的物理性和化学性损伤。不定时的饮食习惯会破坏胃酸分泌规律。饮料与烈酒除直接损伤黏膜外，还能促进胃酸分泌，咖啡也能刺激胃酸

分泌。

（4）吸烟：研究证明吸烟可增加胃溃疡和十二指肠溃疡的发病率，同时可以影响溃疡的愈合。

（5）精神因素：持久和过度精神紧张、情绪激动等精神因素可引起大脑皮质功能紊乱，使迷走神经兴奋和肾上腺皮质激素分泌增加，导致胃酸和胃蛋白酶分泌增多，促使溃疡形成。

（6）幽门螺杆菌感染：现已公认幽门螺杆菌为消化性溃疡的一个重要发病原因。

2. 保护因素

（1）胃黏液-黏膜屏障：该屏障可以阻碍胃腔内 H^+ 反弥散入黏膜。

（2）黏膜的血液循环和上皮细胞的更新：胃、十二指肠黏膜的良好血液循环和上皮细胞强大的再生力，对黏膜的完整性起着重要作用。

（3）前列腺素：对黏膜细胞有保护作用，能促进黏膜的血液循环，促进胃黏膜细胞分泌黏液及 HCO_3^-，是增强黏膜上皮更新，维持黏膜完整性的一个重要因素。

二、临床表现

消化性溃疡在临床上以慢性病程、周期性发作、节律性上腹痛为特点，一般春秋季节易发病，容易复发。

1. 症状

（1）疼痛：上腹痛是消化性溃疡的主要症状。其疼痛性质、部位、疼痛时间、持续时间等依溃疡部位的不同而有其特殊性。胃溃疡、十二指肠溃疡的疼痛比较见表 4-1。

表 4-1 胃溃疡、十二指肠溃疡的疼痛比较

鉴别点	胃溃疡	十二指肠溃疡
疼痛性质	烧灼或痉挛感	钝痛、灼痛、胀痛或剧痛，也可仅有饥饿不适感
疼痛部位	剑突下正中或稍偏左	上腹正中或稍偏右
疼痛发作时间	进食后 30~60 分钟，疼痛较少发生于夜晚	进餐后 1~3 小时，午夜至凌晨 3 点左右常被痛醒
一般规律	进食→疼痛→缓解	疼痛→进食→缓解

（2）其他胃肠道症状：反酸、嗳气、恶心、呕吐等消化不良的症状。

（3）全身症状：自主神经功能失调的症状，如失眠、多汗等，也可表现为营养不良的症状如消瘦、贫血等。

2. 体征 发作时于上腹部有局限压痛点。

3. 并发症

（1）出血：是消化性溃疡最常见的并发症，十二指肠溃疡比胃溃疡易发生。出血量与被侵蚀的血管大小有关，可表现为呕血与黑便。

（2）穿孔：最常发生于十二指肠溃疡，表现为腹部剧痛和急性腹膜炎的体征。

（3）幽门梗阻：主要由十二指肠溃疡或幽门管溃疡引起。表现为餐后上腹部饱胀，频繁呕吐宿食，严重时可引起水电解质紊乱，常表现为营养不良和体重下降。

（4）癌变：少数胃溃疡可发生癌变，尤其是 45 岁以上的患者。

三、辅助检查

1. X 线钡餐检查 溃疡的 X 线直接征象为龛影，它是诊断溃疡的重要依据。

2. 胃镜检查与黏膜活检 对消化性溃疡有确诊价值。

3. 幽门螺杆菌的检查。

4. 胃液分析 胃液分泌功能测定显示胃溃疡患者胃酸分泌正常或稍低于正常值，十二指肠溃疡则多增高，尤其是空腹状态或夜间。

5. 大便隐血试验 活动性十二指肠溃疡或胃溃疡常有少量渗血,使大便隐血试验阳性,经治疗 1~2 周内转阴性,若胃溃疡患者大便隐血试验持续阳性,提示有癌变可能。

四、治疗要点

1. 药物治疗

(1) 减少损害因素,降低胃内酸度的药物:①H_2 受体拮抗药:能阻止组胺与其 H_2 受体相结合,使壁细胞胃酸分泌减少。常用药物有西咪替丁、雷尼替丁和法莫替丁。副作用较少,主要为乏力、头晕、嗜睡和腹泻。②质子泵阻滞药:是已知的作用最强的胃酸分泌抑制剂,以奥美拉唑为代表。这类药物可以抑制壁细胞分泌 H^+ 的最后环节——H^+-K^+-ATP 酶(质子泵),有效地减少胃酸分泌。其作用时间长,对十二指肠溃疡的疗效优于 H_2 受体拮抗药。常用的药物有奥美拉唑、兰索拉唑等。③制酸药:即碱性药物和盐酸作用形成盐和水,从而使胃内酸度降低。常用药物有氢氧化铝、碳酸氢钠、氢氧化镁合剂等。

(2) 增加黏膜抵抗力的药物:①枸橼酸铋钾:在酸性环境中,其与溃疡面渗出的蛋白质相结合,形成一层防止酸和胃蛋白酶侵袭的保护屏障。此药还能促进上皮细胞分泌黏液和 HCO_3^-,并能促进前列腺素的合成。此外,还具有抗幽门螺杆菌的作用。常用枸橼酸铋钾 240mg,2 次/天口服。②硫糖铝:是一种硫酸化蔗糖的氢氧化铝盐,可与溃疡面上带正电荷的渗出蛋白质相结合,形成一覆盖溃疡的保护膜。它还可能刺激局部内源性前列腺素的合成,对黏膜起保护作用。③前列腺素:其抗溃疡作用主要表现在可降低基础及刺激后的胃酸分泌和增强黏膜对组织损伤的抵抗力。因其价格昂贵,不作为治疗首选的药物。

(3) 消灭幽门螺杆菌的药物:质子泵阻滞药或胶体铋剂与两种抗菌药物(如氨苄西林、甲硝唑、克拉霉素等)三联治疗,幽门螺杆菌根除率可达 80% 以上。

2. 手术治疗 适用于伴有急性穿孔、幽门梗阻、大量出血和恶性溃疡等并发症的消化性溃疡患者。

五、护理问题

1. **疼痛:上腹痛** 与消化道黏膜溃疡有关。
2. **营养不良:低于机体需要量** 与疼痛导致摄入量减少、消化吸收障碍有关。
3. **知识缺乏** 缺乏消化性溃疡病的自我护理知识。
4. **焦虑** 与担心疾病过程、病情反复发作或出现并发症有关。
5. **有幽门梗阻的危险** 与溃疡病灶反复发作导致瘢痕形成引起幽门狭窄有关。
6. **有急性胃穿孔的危险** 与溃疡病灶穿透胃肠壁浆膜层有关。
7. **潜在并发症** 上消化道出血。

六、护理措施

(1) 评估患者疼痛的特点,包括疼痛的部位、程度、持续时间、诱发因素,与饮食的关系,饭后疼痛或饭前疼痛,有无放射痛、恶心、呕吐等伴随症状出现。

(2) 向患者讲解疼痛原因、临床表现及防治措施。

(3) 病情较重的活动性溃疡或大便隐血试验阳性的患者应卧床休息 1~2 周,病情较轻的患者可边工作边治疗,注意劳逸结合。

(4) 嘱患者定时进餐,少量多餐。进餐时应细嚼慢咽,不宜过快过饱。溃疡活动期可每天进餐 5~6 次,症状控制后改为 3 次/天。食物应以清淡、富有营养的饮食为主,避免粗糙、过冷、过热、刺激性食物或饮料。

(5) 遵医嘱正确服用药物,如抗酸药应在餐后 1 小时及睡前服用 1 次,抗胆碱能药及胃动力药如多潘立酮、西沙必利等应在餐前 1 小时及睡前 1 小时服用。嗜烟酒患者应帮助其戒烟酒。

(6) 指导患者使用松弛术、局部热敷、针灸、理疗等方法减轻腹痛。

七、纤维胃镜、十二指肠镜护理

1. 适应证与禁忌证

（1）适应证：①不明原因的消化道出血；②X线钡餐检查发现上消化道有病变，不能确定性质者；③反复或持续出现上消化道症状和（或）大便隐血试验阳性，尤其是老年患者；④吞咽困难、吞咽疼痛或胸骨后烧灼感；⑤慢性萎缩性胃炎伴肠上皮不典型化生，须按期随访者；⑥食管、胃手术后症状复发或加重，疑吻合口病变者；⑦药物治疗后随访或手术后效果的观察；⑧行胃内息肉摘除、取管腔异物、局部止血、黏膜下注射及曲张静脉结扎、硬化等治疗；⑨怀疑胰腺、胆囊病变，通过十二指肠进行逆行胰胆管造影。

（2）禁忌证：①严重的心、肺、肝、肾功能不全者；②局部有障碍因素者，如口、咽、食管、胃的急性炎症，特别是腐蚀性炎症，主动脉瘤；③严重的凝血障碍、活动性肝炎者；④神志不清及精神失常者。

2. 护理

（1）术前准备：①向患者介绍内镜检查的有关知识、配合方法及可能出现的不适反应与应对方法，以减轻患者的恐惧、焦虑心理。②检查前禁食、禁药、禁烟12小时，有幽门梗阻者检查前2~3天进流质饮食，检查当天应先抽尽胃内容物，必要时洗胃。因为钡剂会影响胃镜的观察，因此检查前3天内不宜做钡餐检查。③遵医嘱检查前半小时皮下注射阿托品，以达到止吐、减少分泌、使平滑肌松弛的作用。④帮助患者摘除口腔内的假牙，协助医师进行患者咽喉部的麻醉。

（2）术中配合：①置患者于左侧卧位，头稍后仰，松解腰带及领扣，口边放弯盘。②当胃镜插至食管上部时，将牙垫置于患者口中，并嘱其将牙垫咬住，当医师确定镜端已通过贲门入胃，配合向胃内注气，使胃壁充分舒展。③检查过程中，应观察患者面色、呼吸、脉搏等，如有异常应立即报告检查者，停止检查并做相应处理。

（3）术后护理：①术后禁食2小时后进流质饮食，做活体组织检查者，4小时后方可进冷流质，以减少对胃黏膜创面的摩擦。②观察有无术后出血；观察有无咽部损伤或水肿。检查后如有腹痛、腹胀，可进行腹部按摩，以帮助肠道气体排出。③检查后数日内严密观察是否有穿孔、出血、感染等并发症的发生。

第四节　溃疡性结肠炎患者的护理

一、病因和发病机制

溃疡性结肠炎病因尚未完全清楚，目前认为本病发病主要是由于免疫机制异常，细胞、体液免疫反应均参与，并与遗传、感染、精神因素有关。

二、临床表现

溃疡性结肠炎起病多数缓慢，精神刺激、劳累、饮食失调多为本病的发作诱因，病程长，可迁延数年至十余年，常有发作期与缓解期交替现象。

1. 消化系统表现

（1）腹泻：轻者每天排便2~3次，重者每天10次以上，粪便呈黏液脓血便，甚至血便，常有里急后重感觉。

（2）腹痛：一般有轻度和中度腹痛，排便后疼痛可减轻或缓解。若并发中毒性结肠扩张或炎症波及腹膜，可有持续性剧烈腹痛。

2. 全身表现　低热或中等热，重症可有高热、贫血、消瘦、水电解质紊乱、低蛋白血症及营养不良。

3. 肠外表现　部分患者可出现与自身免疫相关的肠外症状，如皮肤结节红斑、关节痛、口腔黏膜溃疡或脾大等。

4. 体征　患者呈慢性病容，精神状态差，重症者消瘦，贫血貌。轻者下腹部压痛，重者可有明显的腹部鼓肠、肌紧张、压痛、反跳痛等。

5. 并发症
（1）中毒性巨结肠：多见于暴发型或重症患者。
（2）直肠结肠癌变：病变累及广泛且病程长的重症患者易发生癌变。
（3）其他：少见直肠结肠大量出血、肠梗阻、肠穿孔等。

三、辅 助 检 查

1. 血液检查 贫血、红细胞沉降率增快、血清清蛋白降低。
2. 粪便检查 常有黏液脓血便，镜下可见红、白细胞。
3. 结肠镜检查 全结肠或乙状结肠镜检查对本病诊断有重要价值，可确定病变范围。
4. X 线钡剂灌肠检查 应用气钡双重对比造影，对中、重症者诊断有一定意义，当有伪息肉形成时，可见多发性充盈缺损。

四、治 疗 要 点

本病治疗原则是控制急性发作，缓解病情，减少复发和防止并发症。
1. 一般治疗 急性发作期应卧床休息，严重者禁食，给静脉高营养治疗。腹痛明显可服用阿托品。
2. 首选药物 柳氮磺胺吡啶（SASP）为首选药物，适用于轻、中或重型患者。该药副作用有恶心、呕吐、皮疹、白细胞减少等。
3. 肾上腺糖皮质激素 适用于暴发型或重型患者。
4. 手术治疗 对内科药物治疗无效，有严重合并症者，应及时采用手术疗法。

五、护 理 问 题

1. 腹泻 与肠道炎性刺激致肠蠕动增加、肠内水钠吸收障碍有关。
2. 腹痛 与肠道黏膜的炎性浸润有关。
3. 有皮肤完整性受损的危险 与频繁腹泻刺激肛周皮肤有关。
4. 有体液不足的危险 与频繁腹泻有关。

六、护 理 措 施

1. 休息 给患者提供安静、舒适的休息环境，以减少患者的胃肠蠕动及体力消耗。
2. 饮食护理 急性发作期和暴发型患者应进无渣流质或半流质饮食，禁食生冷食物及含纤维素多的蔬菜，重者应禁食并给予胃肠外营养。
3. 腹泻护理 由于患者腹泻次数较多，里急后重症状严重，护理人员应将患者安排在离卫生间较近的房间，或室内留置便器。指导患者和家属做好肛门及其周围皮肤的护理。注意观察粪便的量、性状、排便次数并做好记录。
4. 药物护理 护理人员应向患者及家属做好有关药物的解释工作，如药物的用法、作用、副作用等，告知患者饭后服用柳氮磺胺吡啶，可减少其恶心、呕吐、食欲减退等药物副作用。对于采用灌肠疗法的患者，应指导患者尽量抬高臀部，达到延长药物在肠道内的停留时间的目的，增加疗效。
5. 严密监测病情 使用阿托品的患者如发现鼓肠、肠鸣音消失、腹痛加剧，应警惕中毒性巨结肠的发生，及时报告医生，并积极采取抢救措施。
6. 心理护理 护理人员应耐心向患者做好宣传解释工作，使其积极配合治疗。让患者认识到不良的心理状态不利于本病的恢复。

七、纤维结肠镜护理

1. 适应证和禁忌证
（1）适应证：①原因不明的下消化道出血和慢性腹泻久治不愈者；②下腹痛、腹泻与便秘，X 线钡剂检查阴性者；③钡剂造影发现肠内有可疑病变，但不能明确病变性质者；④肠道内肿物性质未定，炎性病变需明确范围、程度或疑有癌变者；⑤结肠疾病的内镜治疗或手术定位；⑥药物或手术治疗后复查及随访。

（2）禁忌证：①严重心肺功能不全者；②腹部手术后有严重粘连、妊娠或其他腹部疾病影响检查者；③结肠急性炎症、重症溃疡性结肠炎、腹膜炎及疑有肠穿孔、肠瘘患者；④精神或心理原因不能合作者。

2. 护理

（1）术前准备：①向患者解释检查的目的及过程，教给患者检查中的配合方法，以减轻患者的恐惧、焦虑心理；②检查前2～3天进少渣饮食，检查前1天进流食，检查当天空腹或饮少量糖水；③检查前1天晚上服泻药，以清洁肠道，也可检查当天清洁灌肠；④必要时遵医嘱术前半小时给予肌内注射阿托品或地西泮，使患者镇静，缓解其肠道痉挛。

（2）术中配合：①嘱患者左侧卧位，双腿屈曲；②嘱患者在插入结肠镜时进行深呼吸，以减轻患者不适感；③检查过程中，观察患者面色、呼吸、脉搏，如有异常立即报告检查者，停止检查并做相应处理。

（3）术后护理：①做好肛门清洁护理；②患者进少渣饮食3天，注意观察粪便颜色，必要时连续进行3次大便隐血试验，以了解有无活动性出血；③密切观察生命体征，如有剧烈腹痛、腹胀、面色苍白、血压下降、脉率及心率加快等表现时提示肠穿孔，大便次数较多时提示肠出血，应及时报告医生，采取抢救措施。

第五节　肝硬化患者的护理

一、病因和发病机制

肝硬化由多种病因引起，在我国以病毒性肝炎引起肝硬化为主，其中主要是乙型肝炎和丙型肝炎。长期大量酗酒，乙醇、乙醛（乙醇中间代谢产物）的毒性作用是引起酒精性肝硬化的原因。血吸虫病、胆汁淤积、循环障碍、工业毒物或药物、某些代谢障碍疾病引起代谢产物沉积在肝脏等均可损害肝细胞，发展为肝硬化。

二、临床表现

肝硬化起病与病程发展一般均较缓慢，可潜伏3～5年或更长。临床上将肝硬化分为肝功能代偿期和肝功能失代偿期。

1. 代偿期　症状轻且无特异性，常以疲乏无力、食欲减退为主要表现，可伴腹胀、恶心、轻微腹泻等。肝轻度肿大，质变硬，脾轻度肿大。

2. 失代偿期

（1）肝功能减退：①全身症状：一般营养状况较差，可有低热、消瘦乏力、精神欠佳、皮肤干枯、面色灰暗黝黑（肝病面容）。②消化道症状：食欲明显减退，可有厌食，进食后常感上腹饱胀不适、恶心、呕吐。有黄疸表现者，提示肝细胞有坏死。③出血倾向和贫血：常有皮肤紫癜、鼻出血、牙龈出血或胃肠出血等倾向，这与肝合成凝血因子减少、脾功能亢进等有关。患者常有贫血，与营养不良、肠道吸收障碍、脾功能亢进等因素有关。④内分泌紊乱：由于肝功能减退，其对雌激素灭活能力减退，男性患者可有性欲减退、睾丸萎缩、乳房发育等；女性有月经失调、闭经等。患者面颈、上胸、上肢部位可见蜘蛛痣，在手掌大小鱼际及指端腹侧有红斑，称为肝掌。

肝功能减退时，继发性醛固酮和抗利尿激素增多，使水钠潴留，对腹水形成起重要作用。

（2）门脉高压症的表现：①腹水是本病最突出的临床表现。腹水形成后患者常有明显腹胀感，大量腹水使横膈抬高，患者可出现呼吸困难、脐疝及下肢水肿，腹部膨隆呈蛙状，腹壁皮肤张紧发亮，叩诊有移动性浊音。腹水形成的因素主要有低蛋白血症、门脉压增高、肝淋巴液生成增多、抗利尿激素及继发性醛固酮增多等。②脾大是脾脏淤血所致。晚期脾大伴有白细胞、血小板和红细胞计数减少，称为脾功能亢进。③侧支循环的建立和开放。食管下段和胃底静脉曲张，常因门脉压力明显增高、粗糙坚硬食品的机械性损伤或剧烈咳嗽、呕吐致腹内压突然增高，引起曲张静脉破裂，发生呕血、黑便及休克症状；腹壁和脐周静脉曲张，表现在脐周与腹壁迂曲的静脉；痔静脉扩张是门静脉的直肠上静脉与下腔静脉的直肠中、下静脉吻合扩张形成痔核，破裂时引起便血。

3. 并发症

（1）上消化道出血：为最常见的并发症，常突然发生大量呕血或黑便，可造成出血性休克或诱发肝性脑病。

（2）肝性脑病：为晚期肝硬化最严重的并发症，也是常见死亡原因。

（3）感染：如肺炎、大肠杆菌败血症、胆道感染及自发性腹膜炎等。

（4）功能性肾衰竭（肝肾综合征）。

（5）其他：原发性肝癌、低钠血症等。

三、辅 助 检 查

1. 血常规检查 代偿期多正常，失代偿期可有贫血，脾功能亢进时白细胞和血小板计数减少。

2. 尿常规检查 并发肝肾综合征时可有尿管型、血尿、尿蛋白阳性，黄疸时尿胆红素阳性。

3. 肝功能检查 代偿期：可正常或轻度异常。失代偿期：谷丙转氨酶增高、清蛋白降低、球蛋白增高，凝血酶原时间延长。

4. 腹水检查 漏出液，并发腹膜炎时可有渗出液。

5. B 超和 CT 检查 可显示脾静脉和门静脉增宽、肝脾大小和质地的改变及腹水情况。

6. 免疫学检查 免疫球蛋白 IgG 增高。

7. 食管吞钡 X 线检查 可见食管下段或胃底静脉曲张。

8. 其他 肝穿刺活检和腹腔镜检查可确诊肝硬化。

四、治 疗 要 点

1. 休息 代偿期可适当减少活动，仍可参加工作；失代偿期应以卧床休息为主，身心休息、避免过劳是重要的治疗措施之一。

2. 饮食 给予高热量、高蛋白质、高维生素、易消化食物。肝功能损害显著者应限制蛋白质入量；腹水者应限盐；避免进食粗糙、坚硬食物，忌酒，禁用损害肝脏药物。

3. 药物治疗 适当选用保肝药物，不能种类过多以免增加肝细胞负担。

4. 腹水治疗

（1）限制钠、水的摄入：进水量限制在 1000ml/d 左右，盐限制在 1~2g/d，对部分患者可产生利尿作用，使其腹水消退。

（2）增加钠、水的排泄：①利尿药：使用不宜过猛，以每周体重减轻不超过 2kg 为宜，避免诱发肝性脑病、肝肾综合征。②导泻：利尿药治疗无效可应用导泻药。③腹腔穿刺放腹水：大量腹水引起腹胀、呼吸困难、行走困难时，为减轻症状可做穿刺放腹水，但因为放液会使患者丢失蛋白质，且短期内腹水又复原，故应同时给清蛋白静脉滴注以提高疗效。

（3）提高血浆胶体渗透压：每周定期输注新鲜血或清蛋白、血浆。

（4）腹水浓缩回输：放出腹水，通过浓缩处理后再静脉回输，可消除水、钠潴留，提高血浆清蛋白浓度及有效循环血容量，并能改善肾血液循环，为顽固性腹水的治疗提供一种较好的方法。

（5）减少腹水生成和增加其去路：如腹腔-颈静脉引流。通过装有单向阀门的硅管，利用腹、胸腔压力差，将腹水引入上腔静脉。

5. 手术治疗 为降低门脉压力及消除脾功能亢进，常行各种分流术和脾切除术。

五、护理问题

1. **体液过多** 与肝功能减退、门静脉高压引起水钠潴留有关。
2. **营养失调：低于机体需要量** 与肝功能减退、门静脉高压引起食欲减退、消化和吸收障碍有关。
3. **有感染的危险** 与机体抵抗力低下有关。
4. **焦虑** 与疾病需要漫长的治疗和复杂的自我照顾方式有关。
5. **疲乏** 与疾病导致的能量障碍，机体营养不良有关。
6. **有电解质紊乱的危险** 与进食量不足及利尿药副作用有关。
7. **潜在并发症** 上消化道出血、肝性脑病。

六、护理措施

1. **休息** 代偿期患者一般可参加轻体力活动，且应避免过度疲劳。失代偿期患者，卧床休息，有利于肝细胞修复。
2. **饮食护理** 为患者提供高热量、高蛋白、高维生素、易消化的食物，应忌酒及避免食入粗糙、尖锐或刺激性食物；有肝性脑病先兆者应限制蛋白质摄入；消化道出血者应暂停进食；有腹水时应给予低盐或无盐饮食。
3. **腹水的护理** ①轻度腹水者可采取平卧位，以增加肝、肾血流量；大量腹水者可取半卧位，使横膈下降，减轻呼吸困难。②限制水盐摄入，给予易消化的优质蛋白质、高维生素、低盐饮食，食盐以每天不超过 2g 为宜，进水量应限制在每天 1000ml 左右。③保持床单位清洁干燥，避免身体局部长期受压，防止压疮发生。④记录每天出入液量，定期测量腹围和体重，观察腹水消长情况。⑤遵医嘱给药或协助腹腔放液或腹水浓缩回输。
4. **严密监测病情** 注意有无呕血及黑便，有无精神行为异常表现，若出现异常，应及时报告医生，以便采取紧急措施。

第六节 原发性肝癌患者的护理

一、病因和发病机制

原发性肝癌的病因、发病机制尚未清楚，推测与多种因素综合作用有关，可能的有关因素如下：

1. **病毒性肝炎** 原发性肝癌患者中约 1/3 有慢性肝炎史，目前认为乙型肝炎、丙型肝炎病毒肯定是促癌因素。
2. **肝硬化** 原发性肝癌合并肝硬化者占 50%～90%，考虑肝细胞恶变可能在细胞再生过程中发生。
3. **其他** 黄曲霉毒素、亚硝胺类、酒精、池塘中的蓝绿藻等为可疑致癌物质。

二、临床表现

1. **肝区疼痛** 常局限于右上腹部，呈持续性胀痛或钝痛，肝痛与肿瘤增长迅速使肝包膜被牵拉有关。
2. **全身性症状** 进行性消瘦明显，部分患者有低热，极少数可高热；晚期出现黄疸，多与肿瘤引起胆道梗阻有关，还有恶病质等。
3. **原有肝硬化表现** 肝癌伴有肝硬化门脉高压者，常有脾大、腹水、上消化道出血、贫血等症状，腹水增加迅速，一般是漏出液。有些患者伴蜘蛛痣及肝掌。
4. **肝大** 肝脏常呈进行性肿大，质地坚硬，表面凹凸不平，呈结节状，边缘不规则，可有触痛。
5. **并发症**

（1）上消化道出血：肝癌患者常伴有肝硬化或门静脉、肝静脉癌栓，导致门静脉高压，引起食管胃底静脉曲张，一旦血管破裂，则发生呕血和黑便。

（2）肝性脑病：常是肝癌的终末期并发症，病死率极高。

（3）癌结节破裂出血：癌结节破裂仅限于肝包膜下，可有局部疼痛，约 10%肝癌患者因此而死亡。

（4）继发感染　患者在长期消耗及放疗、化疗引起的副作用下抵抗力低下，易发生继发感染如肺炎、败血症、肠道感染等。

三、辅助检查

1. 甲胎蛋白（AFP）测定　甲胎蛋白测定呈阳性是肝癌早期诊断重要方法之一。

2. γ-谷氨酰转肽酶同工酶Ⅱ（γ-GT-Ⅱ）　在原发性和转移性肝癌可升高，阳性率达 90%。

3. 超声检查　可显示直径为 1~2cm 以上的肿瘤，对早期定位诊断有较大价值。

4. 电子计算机 X 线体层摄影（CT）　对 1cm 以下的肿瘤的检出率在 80% 以上，故是目前诊断小肝癌和微小肝癌的最佳方法。

5. X 线肝血管造影　腹腔动脉和肝动脉造影能显示直径在 1cm 以上的癌结节。

6. 肝穿刺活检　在超声或 CT 引导下穿刺癌结节，检查癌细胞阳性者即可确诊。

7. 腹腔镜或开腹探查　用上述方法不能明确诊断时，可考虑采用此法。

四、治疗要点

1. 手术治疗　手术切除仍是目前根治本病的最好方法，适合手术者应及早行手术切除。

2. 放疗　本病放疗效果不佳，常用放射性 ^{60}Co 和直线加速器局部照射，目前趋向用放射治疗合并化疗的方法。

3. 化疗　常用药物为阿霉素、顺铂、替加氟等，除采用肝动脉插管化疗外，近年开展的肝动脉栓塞化疗对肝癌有很好疗效，已成为肝癌非手术治疗的首选方法。

4. 其他治疗　中医治疗及免疫治疗（如用干扰素、白细胞介素 2、肿瘤坏死因子等）可起到巩固和增强疗效的作用。

5. 并发症治疗　肝癌结节破裂时，应手术结扎肝动脉、紧急行肝动脉栓塞等予以治疗，合并感染者及时给予抗生素。

五、护理问题

1. 疼痛　肝区持续胀痛，与肿瘤生长牵拉肝包膜有关。

2. 预感性悲哀　与临近死亡有关。

3. 潜在并发症　肝性脑病、上消化道出血、继发感染。

4. 体液过多　与肝癌所致的门脉高压、低蛋白血症、水钠潴留有关。

5. 营养失调：低于机体需要量　与肝癌所致的食欲减退、恶心、呕吐及腹胀有关。

6. 知识缺乏　缺乏放疗和化疗副作用的相关知识。

六、护理措施

1. 一般护理　提供高蛋白、高维生素饮食，按患者需要给予止痛药。

2. 病情监测　密切观察抗肿瘤治疗的疗效及病情的进展，如肝脏的大小变化、肝区疼痛及黄疸、发热和腹水、恶心、呕吐是否存在，有无肝性脑病、出血性休克等表现。如有异常表现应及时报告医生，采取急救措施。

3. 化疗的护理　做化疗前应向患者讲解有关的不良反应，让患者有充分的心理准备，帮助患者采取适当的措施以避免或减轻不良反应。

4. 疼痛的护理　肝癌晚期患者一般疼痛较剧烈，难以忍受，疼痛是癌症患者感到最害怕和困扰的问题之一。此时护理人员除给予患者一定的心理支持外，还应给患者创造一个舒适、安全的休养环境。不要过多限制止痛药物的应用，按医嘱给予止痛药。同时，可鼓励患者采用其他非药物止痛方法进行止痛，如听录音机或回想一些以往的美好事物以转移注意力。

5. 肝动脉栓塞术后护理　①饮食与营养：术后禁食 2~3 天，以减轻恶心、呕吐，进食初期可摄入流质食物并少量多餐。因术后肝缺血可影响蛋白质合成,应密切监测血浆蛋白,如少于 25g/L 应静脉输入清蛋白,适量补充葡萄糖并维持水、电解质平衡。②遵医嘱在术后 48 小时内给予止痛药以减轻腹痛。发热为术后正常反应,但持续高热应向医生报告。③鼓励患者深呼吸、排痰,预防肺部感染,若发现肝性脑病等前驱症状如精神错乱、行为异常,应向医生报告。

第七节　肝性脑病患者的护理

一、病因和发病机制

1. 病因
(1) 各型肝硬化及门体分流手术后:这是引起肝性脑病最常见的原因。其中又以肝炎后肝硬化最多见。
(2) 肝炎:重症病毒性肝炎、中毒性肝炎和药物性肝炎等。
(3) 其他:原发性肝癌、妊娠期急性脂肪肝、严重胆道感染等。

2. 诱因
(1) 上消化道出血:出血后血液淤积在胃肠道内,经细菌分解作用后,产生大量的氨,由肠壁扩散至血液循环,引起血氨升高,从而促发肝性脑病。
(2) 大量排钾利尿、放腹水:可引起缺钾性碱中毒,促使氨透过血脑屏障,进入脑细胞引发氨中毒。
(3) 高蛋白饮食:患者摄入过多蛋白可加重已经衰竭的肝脏负担。同时血氨的增高和蛋白质代谢不全促使肝衰竭,诱发肝性脑病。
(4) 感染:机体感染增加了肝脏吞噬、免疫及解毒功能负荷,并引起代谢率增高与耗氧量增高。
(5) 便秘:可使含氮物质与肠道细菌接触时间延长,有利于氨的产生和吸收。
(6) 其他:安眠药、镇静药、麻醉药、腹泻、外科手术、尿毒症、分娩等可增加肝、脑、肾代谢负担或抑制大脑功能,从而促使肝性脑病的发生。

3. 发病机制
(1) 氨中毒学说:血氨升高是肝性脑病的临床特征之一,在慢性肝性脑病的发病机制中十分重要。肝性脑病患者血氨增加的原因是血氨生成过多和代谢清除过少。肝衰竭时,肝脏利用氨合成尿素的能力减退,而门体分流存在时,肠道的氨未经肝脏解毒而直接进入体循环,使血氨增高,干扰脑细胞的三羧酸循环,使大脑细胞的能量供应不足,以致不能维持正常功能。
(2) 假神经递质学说:肝衰竭时,假神经递质取代了突触中的正常递质,使神经传导发生障碍而出现意识障碍和昏迷。
(3) 氨基酸代谢不平衡学说:肝硬化患者血浆芳香族氨基酸增多而支链氨基酸减少,进入脑中的芳香族氨基酸增多,衍生更多的 5-羟色胺,后者是中枢神经某些神经元的抑制性递质,有拮抗去甲肾上腺素的作用,可能与昏迷有关。

二、临床表现

肝性脑病患者临床上出现以精神障碍、行为失常和意识改变为主的一系列精神神经症状。根据意识障碍程度、神经系统表现和脑电图改变,肝性脑病可分为四期。

1. 一期(前驱期)　轻度性格改变和行为异常。患者对答尚准确,但吐词不清,反应缓慢。可有扑翼样震颤。脑电图多数正常。

2. 二期(昏迷前期)　以意识错乱、睡眠障碍、行为失常为主。定向力和理解力均减退。言语不清,举止反常,多有睡眠时间倒错。此期患者有明显神经系统体征,如腱反射亢进、肌张力增高、巴宾斯基征阳性,扑翼样震颤存在,脑电图表现异常。

3. 三期(昏睡期)　以昏睡和精神错乱为主。肌张力增高,腱反射亢进,扑翼样震颤仍存在,脑电图有异常表现,锥体束征阳性。

4. 四期(昏迷期)　神志完全丧失、不能唤醒。各种反射消失,扑翼样震颤无法引出,脑电图明显异常。

三、辅助检查

1. 血氨 门体分流性脑病有血氨升高。急性肝性脑病时，血氨多正常。

2. 脑电图检查 前驱期正常。昏迷前期到昏迷期，脑电图明显异常，典型的改变为节律变慢，出现每秒 4～7 次的 θ 波和每秒 1～3 次的 δ 波。脑电图检查不仅有诊断价值，而且有一定的预后意义。

四、治疗要点

1. 消除诱因 必须及时防治感染和上消化道出血。避免快速、大量应用排钾利尿药和放腹水，纠正电解质和酸碱平衡紊乱。不能或慎用镇静安眠药、麻醉药。

2. 减少肠内毒物的生成和吸收

（1）减少或临时停止含蛋白质饮食。

（2）灌肠或导泻清除肠内蛋白物质或积血，保持大便通畅，可用生理盐水或弱酸性溶液灌肠，也可口服或鼻饲 50%硫酸镁 30～50ml 导泻。

（3）抑制细菌生长。①抗生素：口服抗生素能抑制肠内细菌生长，促进乳酸杆菌繁殖，减少氨的形成和吸收。②乳果糖：口服后在结肠中被细菌分解为乳酸和醋酸，使肠内环境呈酸性，从而减少氨的产生。

3. 促进有毒物质的代谢清除，纠正氨基酸的代谢紊乱

（1）应用降氨药物：常用药物为谷氨酸钾或谷氨酸钠、精氨酸等。

（2）支链氨基酸：可纠正氨基酸代谢的不平衡，抑制大脑中假神经递质的形成。

4. 其他对症治疗 如纠正水、电解质紊乱和酸碱失衡，防治脑水肿和继发性感染、休克、出血等。

五、护理问题

1. 急性意识障碍 与血中氨升高抑制大脑功能有关。

2. 有受伤的危险 与神志和精神异常有关。

3. 有皮肤完整性受损的危险 与黄疸致皮肤瘙痒有关。

4. 知识缺乏 缺乏预防肝性脑病发生的知识。

5. 潜在并发症 肝性脑病。

六、护理措施

1. 严密监测病情 观察肝性脑病的早期征象，评估患者意识障碍程度，观察原发肝病的症状、体征，有无肝性脑病的诱发因素等。观察水、电解质和酸碱平衡，每天记录出入量，注意有无低钾、低钠与碱中毒等情况。

2. 避免各种诱发因素 ①禁用止痛、麻醉、安眠和镇静等类药物，以免药物掩盖病情，同时减少药物对肝脏的损害。②防止大量进液或输液，过多液体可引起低血钾，稀释性低血钠、脑水肿等，可加重肝性脑病。③记录24小时出入量，注意水、电解质和酸碱平衡。④有出血倾向者要注意观察血压和大便颜色，及时发现出血情况。⑤注意观察利尿药的作用与不良反应，避免快速利尿和放腹水。⑥保持大便通畅，忌用肥皂水灌肠。

3. 饮食护理 昏迷者应禁食蛋白质，可鼻饲或静脉补充葡萄糖供给热量。神志清楚后可逐渐增加蛋白质饮食，最后给予植物蛋白质，因植物蛋白质含蛋氨酸、芳香族氨基酸少，且能增加粪氮排泄。饮食中应有丰富维生素，尤其是维生素 C、维生素 B、维生素 E、维生素 K 等。因脂肪可延缓胃的排空，尽量少用。

4. 并发症的预防及护理 ①肝性脑病患者应绝对卧床休息，注意安全，限制探视。②对昏迷患者应保持呼吸道畅通，必要时给予吸氧；定时帮助患者翻身，防止发生压疮。③脑水肿患者可戴冰帽降低颅内温度，使脑细胞代谢降低，以保护脑细胞功能。④有出血倾向者，要注意保持皮肤、黏膜免受损伤。

5. 用药护理 遵医嘱迅速给予降氨药物，并注意观察药物的疗效及副作用。点滴精氨酸时速度不宜过快，以免出现流涎、面色潮红与呕吐等副作用。清醒患者可口服乳果糖（乳果糖可以降低肠腔 pH，减少氨的形成和吸收）。

第八节 急性胰腺炎患者的护理

一、病因和发病机制

急性胰腺炎为最常见的胆道疾病，约 50%由胆道结石、炎症或胆道蛔虫引起。胰管梗阻、十二指肠乳头邻近部位的病变、酗酒和暴饮暴食也是其病因。另外，急性传染病、外伤、手术、服用某些药物、某些内分泌疾病、代谢疾病等均与急性胰腺炎发病有关。

二、临床表现

1. 症状

（1）腹痛：为急性胰腺炎最突出的症状。疼痛性质不一，可为钝痛、绞痛、钻痛或刀割样痛。疼痛剧烈而持续，可有阵发性加剧。腹痛常位于上腹正中，也可偏左或偏右，常向腰背部呈带状放射。

（2）恶心、呕吐与腹胀：很多患者发病时伴有恶心、呕吐与腹胀，多在进食后出现，呕吐后腹痛并不减轻。

（3）发热：多为中度发热，一般持续 3~5 天。出血坏死型患者体温较高，且持续不退，特别在胰腺或腹腔有继发感染时，常呈弛张高热。

（4）休克：仅见于出血坏死型胰腺炎。

（5）水、电解质及酸碱平衡紊乱：呕吐频繁者可有代谢性碱中毒。出血坏死型胰腺炎患者常有脱水和代谢性酸中毒，并伴有血钾、血镁降低。低钙血症可引起手足搐搦，常是重症与预后不良的征兆。

2. 体征 水肿型患者上腹有轻度压痛，无腹肌紧张与反跳痛，可有不同程度的腹胀。出血坏死型患者上腹压痛明显，并发急性腹膜炎时全腹显著压痛与肌紧张，有反跳痛。

3. 并发症 出血坏死型患者病后数天可出现急性肾衰竭、急性呼吸窘迫综合征、消化道出血、败血症与弥散性血管内凝血等。

三、辅助检查

1. 血象 血白细胞计数升高，中性粒细胞明显增高。

2. 淀粉酶测定 急性胰腺炎时，血清和尿淀粉酶常明显升高，最有诊断价值，但病情的严重性与淀粉酶升高的程度并不一致。急性胰腺炎血、尿淀粉酶的动态变化见表 4-2。

表 4-2 急性胰腺炎血、尿淀粉酶的动态变化

类别	发病后开始升高时间（小时）	高峰时间（小时）	开始下降时间（小时）	持续时间	诊断值（U）
血清淀粉酶	8	12~24	48~72	3~5 天	>500
尿液淀粉酶	12~24			1~2 周	>256

3. 其他 出血坏死型胰腺炎可出现低钙血症及血糖升高。

四、治疗要点

1. 抑制或减少胰液分泌 禁食及胃肠减压可减少胃酸与食物刺激的胰液分泌，减轻呕吐与腹胀。同时加以药物治疗。

2. 解痉镇痛 可使用阿托品、山莨菪碱-2；剧痛者加用派替啶肌内注射，禁用吗啡。

3. 抑制胰酶活性　出血坏死型胰腺炎早期可应用抑制胰酶活性的药物如抑肽酶静脉注射，腹膜透析。

4. 纠正水电解质平衡失调　禁食、呕吐、胃肠减压等易造成水、电解质平衡失调，应积极补充液体及电解质。

5. 抗休克治疗　输全血、血浆、清蛋白或血浆代用品，补充血容量。

6. 抗生素应用　胆道疾病引起的胰腺炎和出血坏死型胰腺炎患者应酌情使用抗生素，以防感染。

7. 手术治疗　怀疑肠坏死、胰腺脓肿、胆道梗阻加重者可选用手术治疗。

五、护 理 问 题

1. 疼痛　与胰腺化学性质炎症及腹膜炎有关。

2. 体温过高　与胰腺炎坏死、继发性感染有关。

3. 潜在并发症　休克。

4. 有体液不足的危险　与呕吐、禁食等有关。

六、护 理 措 施

1. 严密监测病情　密切监测体温、脉搏、血压、呼吸、尿量及腹部检查情况，及早发现并发症。

2. 疼痛护理　①卧床休息，可取弯腰、屈膝侧卧位。②急性期完全禁食 1～3 天，同时禁饮，口渴者可含漱或用水湿润口唇。③胃肠减压。④遵医嘱用解痉止痛药。⑤安慰患者，指导患者采用减轻疼痛的自我调节方法。

3. 饮食护理　腹痛、呕吐消失后可进糖类流食，逐步恢复饮食，应避免刺激性强、产气多、高脂肪和高蛋白质食物，严格禁酒。

4. 口腔护理　禁食期间一般不可以饮水，口渴可含漱或用水湿润口唇。为减轻不适及口腔干燥，应每天为患者做口腔护理，以促进患者舒适。

5. 药物护理　疼痛较重时遵医嘱给予止痛药，如阿托品、山莨菪碱-2 或哌替啶。

第九节　结核性腹膜炎患者的护理

一、病因和发病机制

结核杆菌是致病的根本因素，当机体抵抗力低下时，腹腔内的结核病灶直接扩散蔓延到腹膜，如肠系膜淋巴结结核、肠结核、输卵管结核等。女性生殖器结核是本病较常见的原因，少数由血行播散引起，多伴有粟粒型结核、结核性多浆膜炎、结核性脑膜炎或活动性关节、骨、睾丸结核等。

病理改变可分为三种：渗出型、粘连型和干酪型，其中以粘连型最为多见。若上述两种或三种类型病变并存称为混合型。

二、临 床 表 现

1. 症状

（1）全身结核毒血症：常见发热及盗汗，后期易有消瘦、水肿、苍白等营养不良表现。

（2）腹痛：原因除有腹膜炎外，若出现阵发性腹痛，提示可能并发不完全性肠梗阻。腹腔内有结核干酪坏死病灶破溃，常可引起急性腹痛。

（3）腹胀或腹泻：腹胀感多由腹膜炎伴肠功能紊乱引起，与腹水增加也有关。腹泻与腹膜炎引起肠功能紊乱、肠结核、不完全性肠梗阻等有关。

2. 体征　腹部压痛（局部或全腹部压痛，少数压痛严重伴反跳痛）、腹壁柔韧感、腹部肿块、腹水。

3. 并发症　多见肠梗阻，多发生于粘连型；肠瘘多见于干酪型。

三、辅助检查

1. 血液检查 部分患者红细胞、血红蛋白呈轻、中度降低；白细胞正常，如伴有其他感染，白细胞总数及中性粒细胞可增高；病变活动期红细胞沉降率增快。

2. 结核菌素试验（OT 或 PPD） 呈强阳性者对诊断有一定帮助。

3. 腹水检查 腹水为草黄色渗出液，腹水细菌培养阳性率低，而腹水浓缩后进行动物接种，阳性率可达 50%。

4. 胃肠 X 线检查 腹部平片可见散在钙化影，即钙化的肠系膜淋巴结。

5. 腹腔镜检查 适用于腹水型患者，可窥见腹膜、网膜、内脏表面有散在或集聚的灰白色结节，浆膜失去正常光泽，浑浊粗糙。活组织检查有确诊价值。

四、治疗要点

1. 一般治疗 发热期间应卧床休息，加强营养，增强抗病能力。

2. 抗结核化疗 治疗仍按早期、适量、联合、规律、全程的原则进行，一般可 3~4 种药物联合强化治疗。

3. 肾上腺皮质激素 适用于重症患者，与抗结核药物同时应用，对有腹水患者可避免粘连。

4. 手术治疗 内科治疗未见好转的肠梗阻、肠穿孔及肠瘘患者均适宜手术治疗。

五、护理问题

1. 疼痛 与腹膜炎症有关。

2. 营养失调：低于机体需要量 与结核毒素侵袭机体所致毒血症及蛋白质丢失有关。

3. 腹泻 与肠功能紊乱有关。

4. 体温过高 与结核杆菌所致毒血症有关。

5. 焦虑 与疾病迁延不愈有关。

6. 知识缺乏 缺乏结核性腹膜炎的治疗知识。

六、护理措施

1. 休息 嘱患者应尽量卧床休息，减少活动。患者若有发热、盗汗等表现，护理人员应做好皮肤护理。

2. 饮食护理 提供高蛋白、高热量、高维生素、易消化的饮食。

3. 病情监测 定时监测体温、脉搏，密切注意腹痛、腹胀等情况。

4. 慢性腹痛及腹水的护理 腹痛可用热敷、艾灸足三里等方法缓解。腹水量多者可采用半卧位。配合医生做好腹水穿刺放液治疗，并做好穿刺部位的护理。

5. 药物治疗 观察药物的毒性作用，注意观察抗结核药物的不良反应，如恶心、呕吐等胃肠道反应。对应用糖皮质激素治疗的患者，应注意血压、血糖、大便隐血等的检查。

第十节 上消化道大量出血患者的护理

上消化道出血是指屈氏韧带以上的消化道，包括食管、胃、十二指肠、胰腺、胆道或胃空肠吻合术后的空肠等病变引起的出血。出血一般指在数小时内失血量超出 1000ml 或超过循环血容量的 20%。

一、病因和发病机制

1. 上消化道疾病

（1）胃十二指肠疾病：消化性溃疡为最常见，其次是胃癌、急性胃炎（包括药物和嗜酒引起的急性胃黏膜损害）、慢性胃炎、胃黏膜脱垂、十二指肠炎等。

（2）食管、空肠疾病：食管炎、食管癌、食管消化性溃疡、空肠克罗恩病、胃肠吻合术后空肠溃疡等。

2. 门静脉高压引起食管、胃底静脉曲张破裂

（1）各种病因引起的肝硬化。

（2）门静脉炎、门静脉血栓形成或受邻近肿块压迫而致的门静脉阻塞等。

3. 上消化道邻近器官或组织的疾病

（1）胆道出血：胆囊或胆管结石或癌症、胆道蛔虫病，术后胆总管引流管造成胆道受压坏死，肝癌、肝脓肿或肝动脉瘤破入胆道。

（2）胰腺疾病累及十二指肠：如胰腺癌、急性胰腺炎并发脓肿破溃入十二指肠。

4. 全身性疾病

（1）血液病：可见白血病、血小板减少性紫癜、过敏性紫癜、弥散性血管内凝血及血友病。

（2）应激性溃疡：可见肾上腺糖皮质激素治疗后、脑血管意外、大手术后、烧伤、败血症、休克等引起的应激状态。

（3）其他：尿毒症、流行性出血热、系统性红斑狼疮等。

二、临床表现

1. 呕血与黑便 是上消化道出血的特征性表现。呕血多呈咖啡色，黑便呈柏油样，与血红蛋白含有的铁经肠内硫化物作用形成硫化铁有关。若出血量大，血液在肠内推进较快，粪便可呈鲜红色。

2. 失血性周围循环衰竭 急性周围循环衰竭的程度与出血量及出血速度有关。若出血量大，速度较快时，可有一系列急性周围循环衰竭的表现，如头晕、心悸、出汗、恶心、口渴、晕厥等。

3. 氮质血症 上消化道出血患者血中尿素氮浓度常增高，主要是大量血液进入肠道，血液中蛋白质在肠道被转变成氨（NH_3）吸收入血，在肝内参加鸟氨酸循环转成尿素（或称尿素氮），一般在大出血后数小时血尿素氮开始上升，24～48小时可达高峰，3～4天后可降至正常。

4. 发热 低热，一般不超过38.5℃，持续3～4天。

5. 血象变化 出血24小时内网织红细胞可增高。白细胞计数也可暂时增高，血止后2～3天即恢复正常。

三、辅助检查

1. 内镜检查 为上消化道出血病因诊断的首选检查措施。可以明确病因，还可做紧急止血治疗。

2. 化验检查 测血红蛋白、白细胞及血小板计数、网织红细胞、肝功能、肾功能、血尿素氮、大便隐血试验等，对诊断疾病会有一定帮助。

3. X线钡餐造影检查 应在出血停止且病情基本稳定数天后进行。

4. 选择性动脉造影 适用于内镜检查无阳性发现或不适宜做内镜检查者。此法安全而有效，多可明确诊断。

5. 吞线试验 嘱患者吞服白棉线，远端系小金属球，小球随胃肠蠕动被送至十二指肠或小肠水平，一般留置6～8小时后取出，记录血染点与中切牙间的距离，以推测出血部位。

四、治疗要点

1. 一般抢救措施 卧床休息，保持呼吸道通畅，避免呕血时误吸血液进入气管引起窒息。

2. 积极补充血容量 立即开放静脉、取血配血，迅速补充血容量。注意对肝硬化患者不可使用库存血，因库存血中含氨多易诱发肝性脑病。

3. 药物治疗

（1）胃内灌注去甲肾上腺素，适用于胃、十二指肠非曲张静脉出血。

（2）H_2受体拮抗药或质子泵阻滞药可抑制和减少胃酸分泌，适用于急性胃黏膜损害及消化性溃疡引起的出血。

（3）垂体后叶激素和血管升压素可降低门静脉压，适用于食管胃底静脉曲张破裂出血，对消化性溃疡、急性胃黏膜损害也有止血作用。

（4）生长抑素：可减少内脏血流量的30%～40%，对食管胃底静脉曲张破裂出血的止血效果好。

4. 三腔气囊管压迫止血 适用于食管胃底静脉曲张破裂出血，是目前最有效的止血措施。

5. 内镜直视下止血

（1）对出血灶喷洒去甲肾上腺素、凝血酶等止血药。

（2）注射硬化药至曲张的食管静脉，达到止血效果。可用无水乙醇、鱼肝油酸钠、乙氧硬化醇等硬化药。

（3）糜烂性胃炎、消化性溃疡出血不止者，可高频电凝止血、激光光凝或微波止血。

6. 手术治疗 内科治疗不能止血者，适于手术治疗。

五、护 理 问 题

1. **组织灌注量改变** 与上消化道出血有关。
2. **潜在并发症** 休克、窒息。
3. **有窒息的危险** 与呕出血液反流入气管有关；与三（四）腔气囊管过度压迫气管有关。
4. **恐惧** 与消化道出血对生命及自身健康的威胁有关。
5. **活动无耐力** 与上消化道出血致贫血有关。
6. **知识缺乏** 缺乏预防上消化道出血的知识。

六、护 理 措 施

1. 休息与体位 大量出血患者应绝对卧床休息，采取舒适体位或平卧位，可将下肢略抬高，以保证脑部供血。呕血时头偏向一侧，避免误吸，保证呼吸道通畅。

2. 治疗护理 立即配血，建立静脉通道。配合医生迅速、准确地实施输血、输液、各种止血治疗及用药等抢救措施并观察治疗效果及不良反应。输液开始时宜快，必要时测定中心静脉压来调整输液量和速度，避免引发急性肺水肿。血管升压素可引起高血压、心律失常或心肌缺血，故滴注速度宜缓慢。对肝病患者忌用吗啡、巴比妥类药物。准备好急救用品、药物。

3. 病情观察 ①评估出血量：当出血量超过500ml且速度较快时可出现头晕、无力、心悸、心动过速、血压下降等，甚至出现休克。如大便隐血试验阳性提示每天出血量在5ml以上。黑便的出现一般表明每天出血量在50～70ml。当胃内积血量在250～300ml时可引起呕血。②再出血的判断：反复呕血或黑便次数增加、粪质稀薄，甚至呕血转为鲜红、黑便变为暗红色，伴肠鸣音亢进。周围循环衰竭的表现经补液而未见明显缓解。血红蛋白浓度、红细胞计数、红细胞比容继续下降，网织红细胞计数持续增高。在补液与尿量足够的情况下，血尿素持续或再次升高。

4. 饮食 食管胃底静脉曲张破裂出血和急性大出血伴恶心、呕吐者禁食；少量出血无呕吐可进温凉、清淡流食；出血停止后改为营养丰富、易消化、无刺激半流食，逐渐改为正常饮食。

5. 心理护理 对于大量出血的患者应予陪伴，使其有安全感。及时消除血迹，向患者及其家属解释各项检查、治疗的目的，以减轻恐惧心理。

6. 使用三腔气囊管时的护理 对肝硬化引起食管、胃底静脉曲张破裂出血者，可应用气囊压迫止血。插管前仔细检查，确保食管引流管、胃管、食管囊管、胃囊管通畅并分别做好标记，检查气囊无漏气后抽尽囊内气体，备用。协助医生为患者做鼻腔、咽喉部局麻，经鼻腔插管至胃内。插管至65cm时抽取胃液，查证管端确在胃内。先向胃囊注气150～200ml，压力约6.7kPa并封闭管口，缓缓向外牵引管道，使胃囊压迫胃底部曲张静脉；然后向食管囊注气约100ml至压力约5.3kPa并封闭管口，使气囊压迫食管下段的曲张静脉；管外端以绷带连接0.5kg沙袋，经牵引架做持续牵引（如单用胃囊压迫已止血，则食管囊不必充气）。将食管引流管、胃管连接负压吸引器或定时抽吸，观察出血是否停止，并记录引流液的性状、颜色及量；经胃管冲洗胃腔以清除积血、减少氨在肠道的吸收，以免血氨增高而诱发肝性脑病。

出血停止后，放松牵引，放出囊内气体，保留管道继续观察24小时，未再出血可考虑拔管，对昏迷患者亦可继续留置管道用于注入流质食物和药液。拔管前口服液状石蜡20～30ml，润滑黏膜和管、囊外壁，抽尽囊内气体，以缓慢、轻巧的动作拔管。气囊压迫一般以3～4天为限，继续出血者可适当延长。

第五章 泌尿系统疾病患者的护理

第一节 概 论

一、肾脏解剖生理

1. 肾脏的解剖结构 肾脏分皮质和髓质两部分，皮质由肾小体及肾小管曲部构成，髓质由髓袢和集合管构成。肾脏结构和功能的基本单位是肾单位，每个肾脏有 100 万个以上的肾单位。肾单位由肾小体和肾小管组成，肾小体是由肾小球和肾小囊组成的球状结构。

2. 肾脏的生理功能 肾小体具有滤过作用，流经肾脏的血液经肾小体滤过形成原尿；肾小管是细长迂曲的小管，具有重吸收作用和排泄功能。肾脏还具有内分泌功能，可产生多种激素和生物活性物质。

（1）肾小球滤过：正常人血液流经肾小球毛细血管时，除了血细胞和大分子的蛋白质外，血浆中的一部分水、电解质和有机物，可以通过肾小球滤过膜进入肾小囊而形成原尿。

影响肾脏滤过作用的因素。①肾小球滤过膜的通透性及滤过面积：滤过膜通透性增加，产生蛋白尿、血尿；膜滤过面积减少导致少尿甚至无尿；滤过膜上所带负电荷减少或消失，使清蛋白滤过增加，形成蛋白尿。②肾小球毛细血管压的变化：当血压下降至 80mmHg 时，肾小球毛细血管压下降，滤过减少，患者少尿；血压下降至 40~50mmHg 时，肾小球滤过率降到零，患者无尿。③血浆胶体渗透压降低时，有效滤过压升高，尿量通常增多；当肾小囊内压增高，如尿路梗阻时，有效滤过压降低，出现少尿甚至无尿；肾血流量减少则尿量减少。

（2）肾小管与集合管的重吸收和排泄。①近曲小管：可重吸收绝大部分的水、葡萄糖、氨基酸、蛋白质、钾离子、钠离子、氯离子、钙离子、镁离子及磷酸盐等。可分泌少量肌酐、酚红等。②远曲小管：重吸收少量的氢离子、钙离子、镁离子及少量水分，分泌氢离子、钾离子及氯离子，调节酸碱平衡。③集合管：在血管升压素的作用下重吸收水及尿素，最后确定尿量、尿的成分和酸碱度。

（3）肾脏的内分泌功能：肾脏分泌的激素和生物活性物质有肾素、激素释放酶、前列腺素、促红细胞生成因子、1,25-二羟胆钙化醇。这些激素和生物活性物质在维持血压、水电解质平衡，红细胞的生成，钙与磷代谢等许多生理功能的调节过程中起重要的作用。

二、泌尿系统疾病常见症状和护理

1. 常见症状

（1）肾性水肿：指由肾脏疾病引起的水肿，是肾脏疾病最常见的症状，分为两类。①肾炎性水肿：肾小球滤过率下降，肾小管重吸收功能基本正常，导致水钠潴留。②肾病性水肿：长期、大量蛋白尿造成低蛋白血症，血浆胶体渗透压降低，液体从血管内渗入组织间隙，发生水肿。

肾性水肿一般先发生在组织疏松部位，如眼睑及面部，严重者全身水肿，甚至有胸腔积液、腹水；肾性水肿多伴有血压增高、蛋白尿及血尿等。

（2）肾性高血压：仅指肾脏病变引起的血压增高。根据发生机制分为①水钠潴留：各种因素使水钠潴留，导致血容量增加，引起容量依赖性高血压，见于急慢性肾炎、尿毒症早期等。限制水钠摄入或增加水钠排泄可改善高血压。②肾素分泌增多，肾实质缺血，肾素-血管紧张素-醛固酮系统被激活或体内扩张血管物质活性降低等，引起肾素依赖性高血压。应用血管紧张素转化酶抑制剂和钙离子通道阻滞剂可使血压下降。

肾性高血压症状有头痛、头晕、耳鸣、失眠等，肾性高血压也可累及脏器，如心脏扩大、心力衰竭或发生高血压脑病等。

(3) 尿量异常：正常成人 24 小时尿量为 1000~2000ml，24 小时尿量少于 400ml 为少尿，若少于 100ml 为无尿，少尿、无尿多见于急、慢性肾衰竭及血容量不足导致的肾小球滤过率下降。每天尿量＞2500ml 称为多尿，主要是由于肾小管浓缩功能受损，见于慢性肾小球肾炎、糖尿病肾病及急性肾衰多尿期。夜尿量超过白天尿量或夜尿量持续大于 750ml 称为夜尿增多，常是肾功能减退的早期表现。

(4) 蛋白尿：每天尿蛋白量持续超过 150mg 称为蛋白尿。蛋白尿患者排出的尿液表面有细小泡沫，且不易消失。常见于各种肾小球疾病。若蛋白尿的发生是由运动、体位、发热、寒冷等引起称为生理性蛋白尿，一般每天尿蛋白量不超过 1g，去除诱因后蛋白尿在短期内消失。

(5) 尿路刺激征：尿意频繁而尿量不多称为尿频；一有尿意就急不可待要排尿称为尿急；排尿时会阴、下腹、尿道感到挛缩样疼痛或烧灼感称尿痛，尿频伴尿急、尿痛称为尿路刺激征。常为膀胱三角区及膀胱颈受炎症或理化刺激所致，多见于尿路感染。

(6) 血尿：新鲜尿离心沉渣后每高倍镜视野红细胞＞3 个或尿沉渣 Addis 计数 12 小时排泄的红细胞数＞50 万，均可诊断为镜下血尿。尿液外观为洗肉水样、血样或有血凝块时，称为肉眼血尿，1L 尿含 1ml 血液即呈肉眼血尿。血尿发生原因多为肾小球肾炎、肾盂肾炎、结石、肿瘤等。

(7) 肾区疼痛及肾绞痛：急、慢性肾脏疾病，常表现为单侧或双侧肾区持续或间歇性隐痛或钝痛，多由肾包膜牵拉所致。输尿管结石可表现为患侧发作性绞痛，并向下腹、大腿内侧、会阴放射，多伴血尿，疼痛剧烈可有恶心呕吐、大汗淋漓、面色苍白，甚至引起休克。

2. 护理问题

(1) 肾性水肿的护理

1) 护理问题

体液过多：与水钠潴留、低蛋白血症有关。

有皮肤完整性受损的危险：与肾性水肿有关。

2) 护理措施：①休息，平卧可增加肾血流量，提高肾小球滤过率，减少水钠潴留。轻度水肿可休息与活动交替进行，限制活动量，严重水肿者应以卧床休息为主。②饮食护理：限制水、钠和蛋白质摄入。轻度水肿尿量＞1000ml/d，不用过分限水，钠盐限制在 3g/d 以内，蛋白质 0.5~0.6g/(kg·d)。严重水肿伴少尿患者每天摄水量应限制在 1000ml 以内，给予无盐饮食（每天主副食中含钠量＜700 mg）。严重水肿伴低蛋白血症患者，给予蛋白质 1g/(kg·d)，其中 60%以上为优质蛋白。③病情观察：观察水肿部位及程度变化，胸腔积液者注意呼吸频率，有腹水要测腹围。准确记录出入量，进行透析治疗者记录超滤液量。隔日测量体重，体重变化能有效反映水肿消长情况。④保持皮肤、黏膜清洁，温水擦浴或淋浴，勤换内衣裤；饭前饭后用漱口液漱口，每天冲洗会阴 1 次。防止水肿皮肤破损，保持床铺平整干燥，协助患者经常变换体位，避免骨隆突部位受压而引起皮肤破损。肌内及静脉注射时，要严格无菌操作。

(2) 尿路刺激征的护理

1) 护理问题

排尿异常：尿频、尿急、尿痛，与尿路感染有关。

2) 护理措施：①休息与饮食：急性期或发作期要卧床休息，进清淡、富有营养的食物，补充多种维生素。②尿痛不适，每天饮水量＞2000ml，使尿量增多以冲洗尿路，减少炎症对膀胱的刺激，是减轻尿路刺激征的重要措施。③高热护理：体温＞39℃时，应进行物理降温，必要时可按医嘱给予药物降温。④药物护理：按医嘱给予抗生素，目前多用复方磺胺甲基异噁唑、诺氟沙星、氨苄西林或头孢氨苄，注意了解观察药物副作用。⑤健康指导：向患者解释尿路刺激征多见于尿路感染，其诱因多为过度劳累、会阴部不清洁及性生活等；平日患者每天清洁会阴部，不要过劳，合理安排工作生活，性生活后冲洗会阴部并排尿，多饮水、不憋尿，常可预防尿路感染复发。

第二节 慢性肾小球肾炎患者的护理

一、病因和发病机制

大多数慢性肾炎病因不清，仅少数是急性肾炎发展所致，大多数慢性肾炎起病即属慢性，与急性肾炎无关。发病的起始因素是免疫介导炎症，多数病例肾小球内有免疫复合物沉积。非免疫因素在慢性肾小球肾炎的慢性进展中起重要作用，如高血压、高蛋白饮食等。

二、临床表现

1. 蛋白尿 为本病必有的表现，为轻、中等量尿蛋白，尿蛋白量常在1～3g/d。

2. 水肿 大多数患者有不同程度水肿。轻、中度水肿晨起多为眼睑、颜面水肿，下午双下肢水肿明显。

3. 高血压 可为轻度或持续的中度以上的高血压，重度高血压可致高血压脑病、高血压性心脏病及高血压危象。

4. 血尿 多为轻至中度镜下血尿，偶可出现肉眼血尿及管型尿。

5. 肾功能损害 呈慢性进行性损害，肾功能还可因感染、劳累、血压增高或用肾毒性药物等而急剧恶化，进而肾衰竭。

三、辅助检查

1. 尿液检查 蛋白尿，有肉眼血尿或镜下血尿及管型尿。

2. 血液检查 晚期血浆清蛋白降低，血脂可升高，内生肌酐清除率下降，血尿素氮、血肌酐上升，血红蛋白下降。

3. 肾组织病理学检查 可以确定病理类型。

四、治疗要点

治疗以对症处理为主，积极控制高血压，维持体液平衡，限制蛋白质摄入，并配合其他治疗手段，达到改善症状、防止肾功能急剧恶化和并发症发生的目的。

1. 一般治疗 慢性肾炎患者若尿蛋白不多、水肿不明显、无严重的高血压及肾功能损害时，可以从事轻工作，但应避免体力活动、受凉，防止感染，避免用对肾脏有损害的药物。

摄取低蛋白低磷饮食。应精选优质蛋白食物如鸡肉、牛奶、瘦肉等，限制蛋白质在0.5～0.8g/(kg·d)，因摄入蛋白质时常伴有磷的摄入，故限制蛋白质入量后即可达到低磷饮食的要求。此饮食可减轻肾小球内高压、高灌注及高滤过状态，延缓肾小球硬化和肾功能的减退。水肿、高血压患者应限制盐<3g/d。充分休息，给予优质低蛋白饮食。

2. 利尿 水肿较明显的患者，可利尿消肿。常用的口服药有以下几种。

（1）氢氯噻嗪75～100mg/d，分2～3次服用；强效利尿药如呋塞米，长期用药应注意电解质紊乱（低钠、低钾）。

（2）螺内酯与氨苯蝶啶，为保钾利尿药，与氢氯噻嗪合用，可加强利尿。螺内酯60 mg/d，分3次服用；氨苯蝶啶100～300mg/d，分2～3次服用。

3. 降压

（1）利尿药：如氢氯噻嗪、呋塞米，对水钠潴留的容量依赖型高血压患者为首选的利尿药。

（2）血管紧张素转化酶抑制剂：如卡托普利及β受体阻滞药如普萘洛尔，以上两类药对肾素依赖型高血压为首选药物。另外，还常用钙通道阻滞剂如硝苯地平及血管扩张药如肼屈嗪。

4. 抗血小板药物 长期用抗血小板药物，可改善微循环，延缓肾功能衰退。

五、护理问题

1. 体液过多：水肿 与肾小球滤过率下降和血浆蛋白大量丢失有关。

2. 营养失调：低于机体需要量　与摄入量减少、肠道吸收障碍有关。
3. 有感染的危险　与蛋白大量丢失、抵抗力下降有关。
4. 知识缺乏　缺乏有关肾炎防治的知识。
5. 焦虑　担心疾病的复发和预后。

六、护理措施

1. 休息　可减轻肾脏负担，减少蛋白尿及水肿。慢性肾炎患者若尿蛋白不多、水肿不明显、无严重的高血压及肾功能损害时，可以从事轻工作，但应避免体力活动、受凉，防止感染。

2. 饮食指导
（1）蛋白质的摄入量在 0.5～0.8g/（kg·d），其中 60% 以上为高生物效价蛋白质。
（2）饱和脂肪酸和不饱和脂肪酸比为 1：1，其余热量由糖供给。
（3）盐的摄入量为 1～3g/d，同时补充多种维生素。

3. 控制及预防感染
（1）遵医嘱给予抗生素，避免用对肾脏有损害的药物。
（2）避免患者发生感染：避免与感冒者接触；保持口腔及皮肤的清洁，注意个人卫生；注意保暖，预防感冒，若有喉痛、鼻塞等症状，应及时就医治疗。

第三节　原发性肾病综合征患者的护理

一、病因和发病机制

原发性肾病综合征的病因及发病机制至今并未完全清楚，较肯定的是免疫因素。肾病综合征主要由如下病理生理反应引起。

1. 大量蛋白尿　由于肾小球滤过膜通透性增加，大量血浆蛋白漏出，远远超过近曲小管的回收能力，形成大量蛋白尿。

2. 低清蛋白血症　由于血浆蛋白从尿中丢失及肾小管对重吸收的清蛋白进行分解，出现低清蛋白血症。

3. 高脂血症　当肝脏代偿合成蛋白质时，脂蛋白合成亦随之增加，导致高脂血症。

4. 水肿　低清蛋白血症导致血浆胶体渗透压降低，水分外渗。另外，部分患者肾素-血管紧张素-醛固酮系统被激活，水钠潴留加重，产生水肿。

二、临床表现

1. 水肿　为最常见症状，且程度较重。水肿部位常随体位而移动，晨起眼睑、头枕部及腰骶部水肿较显著，起床后则逐渐以下肢为主，呈可凹性，严重时遍及全身并出现体腔积液，常见腹水及双侧胸腔积液。

2. 高血压　成人肾病综合征部分患者有高血压，水肿明显者血压可随水肿消退而降为正常。

3. 蛋白尿和低蛋白血症　由于肾小球滤过膜的通透性增高，肾病综合征患者每天从尿中丢失大量蛋白质，尿蛋白（主要为清蛋白）定量≥3.5g，此即低蛋白血症的主要原因，另外，胃黏膜水肿引起蛋白质摄入减少也加重了低蛋白血症。低蛋白血症使机体营养不良，抵抗力明显下降。

4. 高脂血症　低蛋白血症刺激肝脏合成脂蛋白代偿性增加，加之脂蛋白分解减少，使得血中胆固醇、三酰甘油含量升高，低密度脂蛋白及极低密度脂蛋白的浓度也增高。长期高脂血症易引起各种冠心病等心血管并发症，增加血液黏稠度，也加重了肾小球系膜细胞增生及肾小球硬化。

5. 其他　面色苍白，疲乏无力，头晕，站立时或体位由卧位变为立位时常易晕厥。

6. 并发症
（1）感染：是常见并发症。常发生呼吸道、泌尿道、皮肤感染。感染与蛋白质营养不良、免疫功能紊乱、使用大量糖皮质激素等有关。

(2) 血栓及栓塞：多数肾病综合征患者血液呈高凝状态，常可自发形成血栓，多见于肾静脉、下肢静脉，较少见其他静脉及动脉。肾静脉血栓形成可使肾病综合征加重。

(3) 动脉粥样硬化：常见于冠心病，与长期高脂血症有关。

(4) 肾功能不全：是肾病综合征导致肾损伤的最终后果。

三、辅助检查

1. 尿液检查 尿常规检查示大量蛋白尿，24 小时尿蛋白定量测定＞3.5g，尿沉渣常见颗粒管型及红细胞。

2. 血液检查 血清清蛋白低于 30g/L，血清胆固醇及三酰甘油可升高。

3. 肾功能 内生肌酐清除率可正常或降低，血尿素氮、肌酐可正常或升高。

4. 肾活检病理检查 可以确定病理类型。

四、治疗要点

1. 一般治疗

(1) 休息：严重水肿、体腔积液时需卧床休息。

(2) 饮食：蛋白摄入量应为正常入量的优质蛋白，即 1.0g/（kg·d）。热量每天每千克体重不少于 126~147kJ（30~35kcal/kg）。为减轻高脂血症，应少进食富含饱和脂肪酸的食物（如动物油脂），多吃不饱和脂肪酸（植物油及鱼油）。水肿时低盐饮食（食盐＜3g/d）。

2. 对症治疗

(1) 利尿消肿：①噻嗪类利尿药与保钾利尿药合用可增强利尿效果，同时减少钾代谢紊乱，为利尿治疗基础药物。②静脉输注血浆或清蛋白可提高血浆胶体渗透压从而达到利尿效果。

(2) 减少尿蛋白：血管紧张素转化酶抑制剂能直接降低肾小球内高压，从而减少尿蛋白排泄并延缓肾功能损害。

3. 主要治疗

(1) 糖皮质激素：起始用量要足、减撤药物要慢、维持用药要久，再服半年至 1 年或更久。

(2) 细胞毒类药物：环磷酰胺是目前最常用的细胞毒类药物。

(3) 环孢素 A：激素及细胞毒类药物治疗无效的难治性肾病综合征可试用环孢素 A。

五、护理问题

1. 体液过多：水肿 与大量蛋白尿、血浆胶体渗透压过低、肾血流量减少等有关。

2. 营养失调：低于机体需要量 与大量蛋白丢失、食欲下降有关。

3. 有感染的危险 与抵抗力下降、激素及免疫抑制药的应用有关。

4. 有皮肤完整性受损的危险 与皮肤高度水肿有关。

5. 活动无耐力 与低蛋白血症、体质虚弱有关。

6. 焦虑 与该病病程长、易反复发作有关。

7. 潜在并发症 血栓形成，急性肾衰竭，心脑血管并发症。

六、护理措施

1. 休息 严重水肿时，应让患者卧床休息。合理的休息可减轻肾脏负担，减少蛋白尿，避免加重水肿。

2. 饮食护理

(1) 对患者及家属强调高蛋白饮食对肾功能的危害，帮助患者及家属制订合理的饮食计划。肾病综合征患者的食物中各营养成分的构成一般为：①蛋白质为高生物效价的优质蛋白。②脂肪占供能的

30%~40%，饱和脂肪酸和不饱和脂肪酸比为1:1，其余热量由糖供给。③钠的摄入量不超过3g/d。④高度水肿而尿量少者应严格控制入量，准确记录出入量。⑤及时补充各种维生素及微量元素。

（2）定期监测血浆清蛋白、尿清蛋白等指标。血浆清蛋白可反映机体的营养状态。了解尿清蛋白的定量情况，可作为从饮食中补充蛋白质的依据。

3. 皮肤护理

（1）保持皮肤清洁、干燥。

（2）避免皮肤长时间受压，经常更换体位，并有适当支托，避免水肿的皮肤受摩擦或损伤。

4. 预防感染

（1）加强口腔及皮肤护理，教育患者不宜用力擦洗皮肤，以防皮肤破损。

（2）严格无菌操作。

（3）预防交叉感染。

第四节 肾盂肾炎患者的护理

一、病因和发病机制

1. 致病病原体 以大肠杆菌最为多见，约占70%。其次为副大肠杆菌、变形杆菌、葡萄球菌、铜绿假单胞菌、产碱杆菌、粪链球菌等，偶见厌氧菌、真菌、原虫及病毒等。

2. 感染途径

（1）上行感染：是最常见的感染途径，正常情况下，尿道口及其周围有细菌寄生，但一般不引起感染。

（2）血行感染：较少见，多为体内感染灶的细菌侵入血液循环到达肾脏，引起肾盂肾炎。

（3）淋巴管感染：更少见，多为盆腔、肠道炎症时，细菌经该处淋巴管与肾周围淋巴管交通支进入肾脏，引起炎症。

（4）直接感染：偶见外伤或肾周围器官发生感染时，该处细菌直接侵入肾脏引起感染。

3. 发病机制 细菌侵入肾脏后，血液循环与肾脏感染部位均可产生抗体，与细菌结合，引起免疫反应。另外，细菌毒力在发病机制中也起重要作用。

4. 易感因素

（1）尿路梗阻：如尿路结石、肿瘤等。

（2）机体抵抗力降低：如糖尿病或长期应用免疫抑制药的患者。

（3）女性特殊生理解剖特点：女性尿道短而直，尿道口与肛门、阴道相近，特殊生理时期的内分泌改变等因素使女性更易发病。

（4）泌尿系统局部损伤及防御机制的破坏。

二、临床表现

1. 急性肾盂肾炎 起病急骤，患者畏寒、发热，体温常在38.5~40℃，伴有头痛、全身不适、疲乏乏力、食欲减退、恶心、呕吐等全身症状。泌尿系统表现有尿频、尿急、尿痛及下腹不适，可有腰痛、肾区叩击痛、肋脊角有压痛，部分患者有膀胱区、输尿管走行区压痛，尿液浑浊或有血尿。轻症患者可无明显全身症状，仅有尿路刺激征及尿液改变。

2. 慢性肾盂肾炎 大多数由急性肾盂肾炎发展而来，病程长，迁延不愈，反复发作。少数患者表现隐匿，仅有低热乏力，无尿路感染症状，但多次尿细菌培养均为阳性，称为"无症状性菌尿"。

3. 并发症 多见于严重急性肾盂肾炎，可有肾周围炎、肾脓肿、败血症等。

三、辅助检查

1. 尿常规检查 尿蛋白少量，尿沉渣白细胞、红细胞增多，其中以白细胞最常见。若见白细胞（或脓细胞）管型，对肾盂肾炎有诊断价值。

2. 血常规检查 急性期血白细胞计数和中性粒细胞可增高，慢性期血红蛋白可降低。

3. 尿培养和菌落计数 菌落计数大于 10^5 个/ml 为阳性，小于 10^4 个/ml 则可能是污染。

4. 肾功能检查 急性期无改变，慢性期先出现肾小管功能减退，夜尿增多，呈低比重尿。

5. 尿抗体包裹细菌检查 在荧光镜下观察用荧光素标记的抗人体蛋白抗体处理的尿细菌，若表面有抗体包裹则大多属肾盂肾炎。

6. 其他检查 包括静脉肾盂造影、逆行肾盂造影、核素肾动态扫描、B 超检查等。

四、诊 断 要 点

1. 急性肾盂肾炎 典型病例根据患者全身症状（起病急、发热）、尿路局部表现（腰痛、肾区叩击痛、尿路刺激征）、尿液检查（蛋白细胞升高、白细胞管型、尿菌阳性）诊断不困难。

2. 慢性肾盂肾炎 肾盂肾炎多次发作或病情迁延不愈，病程达半年以上，结合有关检查结果如肾盂及肾盏变形、缩窄等改变可考虑本病。

五、治 疗 要 点

1. 急性肾盂肾炎
（1）一般治疗：休息、多饮水，保持每天尿量在 2500ml 以上。
（2）抗菌药物治疗：在留取尿标本做尿常规、细菌检查之后，立即应用抗菌药物。常用药物有磺胺类、喹诺酮类、氨基糖苷类、青霉素类、头孢类等，用药一般疗程为 10~14 天或至症状完全消失、尿检阴性后再用药 3~5 天。

2. 慢性肾盂肾炎
（1）一般治疗：去除易感因素，如解除尿路梗阻、提高机体免疫力等。
（2）抗菌药物治疗：急性发作期选用敏感药物，不要用氨基糖苷类抗生素，疗程 2~4 周，中间停药 3~5 天，总疗程共 2~4 个月。

六、护 理 问 题

1. 疼痛：腰痛 与肾脏炎症而致肾被膜被牵拉有关。

2. 体温过高 与细菌感染有关。

3. 排尿异常 尿频、尿急、尿痛，与膀胱炎症刺激有关。

4. 知识缺乏 缺乏有关疾病防治的知识。

5. 有慢性肾功能不全的危险 与炎症严重损害肾实质有关。

七、护 理 措 施

1. 休息 急性发作期的第 1 周应卧床休息，慢性肾盂肾炎一般也不宜从事重体力活动。

2. 饮食及饮水指导 进食清淡并含丰富营养的食物，补充多种维生素。鼓励患者多饮水，保持每天液体摄入量在 2500 ml 以上，保证有足够的尿量。

3. 高热护理 对高热患者给予物理降温或遵医嘱应用退热药物。

4. 疼痛的护理 减轻疼痛的方法为卧床休息，嘱患者采用屈曲位。

5. 用药护理 急性期轻症患者常选用复方新诺明、诺氟沙星；重症患者可选用氨基糖苷类抗生素或头孢菌素类广谱抗生素。喹诺酮类可引起轻度消化道反应、皮肤瘙痒等；氨基糖苷类抗生素对肾脏和听神经均有毒性，使用期间应注意询问患者的听力情况。发现不良反应及时向医生报告，特别是其对于蜗神经的毒性作用。

6. 清洁中段尿培养标本的采集
（1）留取标本前用肥皂水清洗外阴，不宜使用消毒药。

(2) 宜在使用抗菌药物前或停药后 5 天收集标本，不宜多饮水，保证尿液在膀胱内停留 6～8 小时以提高阳性率。

(3) 指导患者留取中间一段尿置于无菌容器内，于 1 小时内送检，以防杂菌生长。

第五节 慢性肾衰竭患者的护理

一、病因和发病机制

1. 病因

(1) 原发性肾脏疾病：如慢性肾小球肾炎、慢性肾盂肾炎、肾结核、多囊肾、遗传性肾炎及肾发育不良等。

(2) 继发于全身疾病的肾脏病变：如系统性红斑狼疮、糖尿病肾病、高血压肾小球动脉硬化症、过敏性紫癜等。

(3) 尿路梗阻性肾病：如尿路结石、前列腺肥大所致的肾病。

(4) 先天性疾病：如多囊肾、遗传性肾炎、肾发育不良等均可导致肾衰竭。我国以慢性肾小球肾炎、梗阻性肾病、糖尿病肾病、高血压肾小动脉硬化症等较多见。

2. 发病机制 慢性肾衰竭发病机制未完全清楚，目前主要有以下学说。

(1) 健存肾单位学说：肾实质疾病导致相当数量的肾单位被破坏，而残余健全肾单位代偿，当肾实质疾病的破坏继续进行，健全肾单位越来越少，最后不能达到人体代谢的最低要求，就会出现肾衰竭的临床表现。

(2) 矫枉失衡学说：当出现肾衰竭时，就有一系列病态现象，为了纠正病态现象，机体要做出相应调整，调整过程中，又产生机体各系统之间新的不平衡，使机体再次受到新的损害。

(3) 肾小球高灌注、高压、高滤过学说：随着肾单位破坏增加，残余健全肾单位代偿性发生高灌注、高压、高滤过。肾小球高压促使残余肾小球代偿性肥大，继而发生肾硬化，肾功能进一步恶化。

二、临 床 表 现

肾功能不全早期除氮质血症外仅有原发病症状，进入慢性肾衰竭时，尿毒症症状才会逐渐显现出来。

1. 代谢产物、毒素蓄积引起的中毒症状

(1) 消化系统：胃肠道症状是最早、最常出现的症状。初期表现为食欲减退、腹部不适，之后出现恶心、呕吐、呃逆、腹泻、消化道出血、口腔尿臭味。与体内毒素刺激胃肠黏膜，水、电解质平衡紊乱，代谢性酸中毒等因素有关。

(2) 心血管系统：①高血压水钠潴留、肾素活性增高使约 80% 患者有高血压。②心力衰竭与高血压、水钠潴留、贫血、尿毒症心肌病等有关。③尿毒症性心包炎表现为胸痛、心前区可听到心包摩擦音，少数患者可有心包积液，多与尿毒症毒素沉着有关。尿毒症性心包炎是病情危重的表现之一。

(3) 呼吸系统：酸中毒时呼吸深而长。代谢产物潴留可引起尿毒症性支气管炎、胸膜炎、肺炎。

(4) 血液系统：贫血是尿毒症必有的症状，贫血主要是由于红细胞生成减少和破坏增加。肾功能不全时肾脏产生红细胞生成素减少为重要原因，其次为代谢产物（如胍类）抑制骨髓造血，使红细胞寿命缩短，铁、叶酸缺乏均可引起贫血。除贫血外还常有出血现象，是尿毒症时血小板容易被破坏所致。

(5) 精神、神经系统：肾衰竭早期患者常精神萎靡、疲乏、失眠，逐渐出现精神异常、幻觉、抑郁、淡漠，严重者昏迷同时常有周围神经病变。

(6) 骨骼系统：慢性肾衰竭可引起肾性骨营养不良症，又称肾性骨病。患者可有骨酸痛、行走不便等。肾性骨病是由缺乏活性维生素 D_3、继发性甲状旁腺功能亢进、营养不良等因素引起。

(7) 皮肤表现：皮肤失去光泽、干燥、脱屑，尿素随汗经皮肤排出，可形成尿素霜，刺激皮肤引起瘙痒，皮肤瘙痒也可能与甲状旁腺功能亢进引起的钙沉着于皮肤有关。

2. 水、电解质和酸碱平衡失调

（1）脱水或水肿：因肾小管浓缩功能差而致多尿、夜尿多，因厌食、呕吐或腹泻，易引起脱水，晚期患者尿量可少于 400ml/d。另一方面肾脏排水能力差，若水、钠的摄入量增加则引起水、钠潴留，使患者出现水肿、高血压甚至心力衰竭。大量应用利尿药可引起低钠血症。

（2）高血钾及低血钾：由于利尿、呕吐、腹泻、摄入不足可出现低血钾。而酸中毒、输血或摄入钾过多（进食水果、肉类多）、尿量少及使用保钾利尿药则会造成高血钾。

（3）酸中毒：尿毒症患者都有轻重不等的代谢性酸中毒。因肾脏对酸碱平衡的调节能力下降，导致酸性代谢产物在体内蓄积。

（4）低钙血症与高磷血症：慢性肾衰竭时，尿磷排出减少，血磷升高，为维持钙磷乘积，血钙下降。高磷低钙刺激甲状旁腺分泌增加，促使尿磷排出增多，终末期时尿磷排出不增加；甲状旁腺激素分泌增加，导致骨钙脱出、血钙增加，引起肾性骨病。

三、辅 助 检 查

1. 血常规 血红蛋白多在 80g/L 以下。白细胞与血小板正常或偏低。

2. 尿常规 尿蛋白+～+++，晚期可阴性。尿沉渣有管型，蜡样管型对诊断有意义。可有红细胞、白细胞，尿比重低，严重者尿比重固定在 1.010～1.012。

3. 血生化试验 血肌酐、尿素氮、尿酸增高，肌酐清除率多在 30ml/min 以下。血清清蛋白和总蛋白常降低。血钙偏低，血磷增高。血清钾、钠浓度可正常、降低或增高，血二氧化碳结合力降低。

4. 其他检查 B 超检查示双肾体积小，肾萎缩，肾图示双肾功能明显受损因消化道出血，大便隐血试验结果可呈阳性。

四、诊 断 要 点

根据慢性肾脏疾病的病史、尿毒症临床表现和肾功能损害的指标，即可诊断。

五、治 疗 要 点

1. 治疗原发病和纠正肾衰可逆因素是治疗慢性肾衰的关键。

2. 饮食治疗 本病应限制蛋白质的摄入量，减少饮食中蛋白质的含量能使血尿素氮降低，尿毒症症状减轻，还有利于降低血磷和减轻酸中毒。蛋白质的摄入量应根据肾小球滤过率（GFR）做相应的调整。应给予富含必需氨基酸的优质蛋白。长期低蛋白摄入的患者，应同时加上必需氨基酸疗法或必需氨基酸加上其 α-酮酸的混合制剂疗法，使尿毒症患者维持良好的营养状况。给予足量的糖类和脂肪，以减少体内蛋白的分解。有水肿、高血压和少尿症状时应限盐和水的摄入量。高钾血症应限制高钾食物，每天尿量>1000ml 者不必限钾。应限制含磷丰富的食物。

3. 必需氨基酸的应用 慢性肾衰竭时，低蛋白饮食虽可降低血中含氮的代谢产物，但如摄入低蛋白饮食的时间超过 3 周则会发生蛋白质营养不良，所以需要加用必需氨基酸才能使患者长期维持较好的营养状态。另外，必需氨基酸在合成蛋白质的过程中能利用部分尿素，使血尿素氮下降，改善尿毒症症状。

4. 对症治疗

（1）高血压：对容量依赖型高血压患者，应限水钠并配合利尿药及降压药等综合治疗；对肾素依赖型高血压患者，应首选血管紧张素转化酶抑制剂。

（2）代谢性酸中毒：纠正代谢性酸中毒，在纠正酸中毒过程中同时补钙，防止低钙引起的手足抽搐。

（3）感染：慢性肾衰竭出现感染时，应积极控制感染，避免使用肾毒性药物，病情需要用药时可根据肌酐清除率、药物半衰期来调整药物剂量。

（4）贫血：重组人红细胞生成素是治疗肾性贫血的特效药，使用同时应补充造血原料（如铁剂、叶酸），严重贫血可适当输新鲜血。

（5）肾性骨病：骨化三醇可提高血钙含量，对骨软化症疗效甚佳，甲状旁腺次全切除对纤维性骨炎、转移性钙化有效。

5. 透析疗法 可代替失去功能的肾脏排泄各种毒物以减轻症状、维持生命。

6. 肾移植 对慢性肾衰竭的患者，经保守治疗无效时，应考虑肾移植。

六、护 理 问 题

1. 体液过多：水肿 与肾小球滤过率降低、水钠潴留有关。

2. 营养失调：低于机体需要量 与氮质血症所致的厌食、恶心、呕吐及腹泻有关。

3. 有感染的危险 与营养不良、贫血、透析治疗有关。

4. 有皮肤完整性受损的危险 与皮肤水肿、皮肤瘙痒有关。

5. 活动无耐力 与贫血、水电解质及酸碱平衡失调有关。

6. 有受伤的危险 与血压过高、低血钙、视物模糊有关。

7. 焦虑 与病情反复发作、疾病预后不良有关。

8. 潜在并发症 高血压脑病、急性左心衰、心律失常、心包炎、弥散性血管内凝血、多脏器功能衰竭。

七、护 理 措 施

1. 饮食护理 低蛋白饮食，60%以上的蛋白质必须是富含人体必需氨基酸的动物蛋白，如瘦肉、鸡蛋和牛奶等。保证足够热量的供给，减少自体蛋白质分解。每天约需热量 125.5kJ/kg，糖占总热量的 2/3，其余由脂肪植物油供给。饮食宜清淡、容易消化。

2. 恶心、呕吐自我护理 恶心时张口呼吸，以减轻恶心感受；宜少量多次，晚间睡前饮水 1~2 次，以免夜间脱水使血尿素氮相对增高；保持口腔清洁，每天早晚刷牙，饭后漱口。

3. 水、盐摄入护理 少尿、失水者应注意补充液体量，液体入量为不显性失水每天 500~600ml，再加上前一天尿量的总和；每天尿量在 1000ml 以上而又无水肿者，可不限制饮水量。有严重高血压、少尿、水肿，应严格控制饮水量和输液量，准确记录 24 小时出入量。

每天可给食盐 4~6g；有水肿、高血压和少尿时，应限制钠盐摄入，每天应少于 3g。多尿或排钾利尿药的使用致低血钾时，可增加含钾量高的食品；无尿时，可引起高钾血症，重度酸中毒、发热、钾摄入过多及螺内酯、氨苯蝶啶、血管紧张素转化酶抑制剂、含钾药物等均可加重高钾血症，应首先去除引起高血钾的因素，停止使用含钾药物和限制含钾食物。

4. 酸中毒的护理 慢性肾衰竭时，可出现不同程度的酸中毒。应注意患者神志和呼吸的变化，若出现库斯莫尔呼吸伴嗜睡，提示代谢性酸中毒，应及时与医师联系。

5. 安排休息与活动

（1）对能起床活动的患者鼓励其进行适当活动，如室内散步、生活自理等。

（2）贫血严重者应卧床休息。患者起坐、下床时动作均宜缓慢。

（3）严密观察患者血压、神志变化，发现有血压显著升高、心功能不全症状时应指导患者取舒适半卧位休息并及时与医师联系。

（4）对长期卧床患者应指导或帮助其进行适当的床上活动，如屈伸肢体、按摩四肢肌肉等，避免发生静脉血栓或肌肉萎缩。

6. 预防感染

（1）评估引起患者感染的危险因素及部位。

（2）向患者及家属解释引起感染的危险因素、易感部位、表现及预防措施。

（3）增加营养：透析患者要进正常蛋白饮食，蛋白质摄入量为 1.2g/（kg·d），其中优质蛋白占 50%以上。

（4）透析治疗时严格无菌操作，家庭腹膜透析时必须每天进行房间空气消毒。

(5) 指导并协助患者做好皮肤、口腔、外阴的护理。
(6) 注意保暖,避免与上呼吸道感染的患者接触。
(7) 长期卧床的患者,应鼓励其进行深呼吸和有效咳嗽以预防坠积性肺炎。

第六节 透析疗法的护理

一、血液透析

血液透析(HD)即人工肾透析,简称血透,是利用半透膜的物理特性,使两种不同浓度及性质的溶液发生物质交换,用来取代肾脏排泄废物的功能。

1. 原理 血液透析是利用弥散作用,使半透膜两侧两种不同浓度及性质的溶液发生物质交换。半透膜是人工合成的膜,小分子可以自由通过半透膜,而多肽、蛋白质等大分子不能通过。血液透析时,透析液和血液分别位于半透膜的两侧,两者间进行物质交换。透析能快速纠正肾衰竭时产生的高尿素氮、高肌酐、高血钾、低血钙、高血磷、酸中毒等。另外,通过半透膜两侧的压力差来达到超滤脱水的目的,可纠正肾衰竭时的水潴留。

2. 适应证及禁忌证
(1) 适应证:急慢性肾衰竭、急性药物或毒物中毒。
(2) 禁忌证:血液透析无绝对禁忌证,相对禁忌证有严重出血、低血压、休克、心力衰竭、心律失常等。

3. 血液透析患者的护理
(1) 透析前的护理:①透析室必须严格执行定期清洁与消毒制度。②患者的心理准备:对初次接受透析的患者,应给予适当的解释,以减少恐惧。对长期透析的患者,则应让患者和其家属了解透析治疗的重要性,以取得合作。③准备透析药物:透析用药为生理盐水、肝素、5%碳酸氢钠;急救用药为一般急救药、降压药、高渗葡萄糖注射液、10%葡萄糖酸钙、地塞米松等。④测量血压、体温、脉搏、呼吸和体重。⑤安排舒适的卧位。
(2) 透析过程中的护理:①建立血液透析的血管通路,并适当固定。②调节机器控制系统,透析开始时血流速度要慢(50ml/min),以后逐渐增快,约15分钟才能使血流量达到200ml/min。待血流量稳定后,设置好各种报警阈值。③定时观察患者的血压、脉搏、呼吸、体温的变化。④严密观察透析副作用,注意有无头痛、呕吐、肌阵挛等失衡综合征,有无寒战、发热、低血压和过敏反应等现象。
(3) 透析后的护理:①留取血标本进行生化检查,了解透析效果。②拔出导管,动脉穿刺压迫止血时间要长,以压迫止血法止血,压迫点要正确。③密切观察患者情况,并测量血压、脉搏、呼吸及体重。

二、腹膜透析

腹膜透析(PD),简称腹透,是以腹膜为半透膜,将透析液由腹透管注入腹腔,潴留于腹内的透析液与血液通过腹膜完成透析作用。按透析时间的长短分为连续性非卧床腹膜透析(CAPD)、间歇性腹膜透析(IPD)和持续循环式腹膜透析。

1. 原理 主要通过弥散作用和渗透作用来去除体内过多的水分。

2. 适应证及禁忌证
(1) 适应证:同血液透析。但腹膜透析更适用于低血压、老年人、有出血倾向、糖尿病、感染、大手术后等的患者。
(2) 禁忌证:腹膜炎、腹膜广泛粘连、腹部大手术后等的患者禁用。

3. 腹膜透析的护理
(1) 饮食护理:由于腹膜透析会使患者丢失体内大量的蛋白质及其他营养成分,应通过饮食来补充,即要求患者蛋白质的摄入量为1.2~1.5g/(kg·d),其中50%以上为优质蛋白,水的摄入应根据每天的出量来决定,如出量在1500ml以上,患者无明显高血压、水肿等,可正常饮水。
(2) 透析前准备:①向患者说明腹膜透析的目的、过程、防治透析反应的措施,以消除其顾虑,使其积极配合。②备齐物品，如腹透管、穿刺插管或手术切开包、Y 形管、多头腹带等，检查腹膜透析液是否澄清。③腹透室内严密清洁消毒。④患者体表毛发经清洁处理，下腹部及会阴部行术前备皮，做普鲁卡因皮试。⑤术前禁食，排空膀胱。

（3）透析时护理：①患者取仰卧位或半卧位，注意保暖，鼓励患者咳嗽、翻身。②透析过程中灌注透析液速度不宜过快，一般为 1000～2000ml/d，IPD 保留于腹腔 30～60 分钟，CAPD 保留 4～8 小时，然后将透析袋放于地面（清洁毛巾上），使腹腔内已进行过交换的透析液在虹吸作用下流入空袋内，流完后再调换另外的透析液袋，如此反复。IPD 8～10 次/天，CAPD 3～5 次/天。③保持透析管通畅，防止导管接头滑脱，详细记录注入量和排出量。④严密观察患者生命体征的变化及有无腹痛、眩晕或恶心、呕吐等，注意腹透后流出液的颜色，如有浑浊，常提示腹膜炎的发生，应及时与医师联系。

4. 腹膜透析操作注意事项

（1）操作中要严格执行无菌原则。

（2）透析液注入腹腔之前要加温至 37℃。

（3）应用 Y 或 O 形管，可使腹膜透析感染率明显下降。

（4）测生命体征，1～3 次/天。

（5）准确填写透析记录。

5. 透析后护理

（1）密切观察置管局部有无渗血、渗液并及早处理。

（2）每天换敷料 1 次，敷料要保持干燥清洁，如有潮湿，应随时更换。

（3）注意观察全身情况，包括生命体征、体重及水肿是否减退等并做好记录。

6. 常见并发症的观察及护理

（1）引流不畅或腹膜透析管堵塞：为常见并发症。常见的原因：①腹膜透析管扭曲、移位、漂浮；②腹腔内气体过多；③肠麻痹、肠胀气；④膀胱充盈压迫腹膜透析管；⑤血块、纤维块、大网膜堵塞包裹腹膜透析管。

护理应注意：①改变体位；②透析前排空膀胱；③可服导泻剂或灌肠，加强肠蠕动；④肝素 5mg 和（或）尿激酶 1000U 加入透析液，可促使纤维块溶解；⑤经上述处理仍不能改善者，可在 X 线透视下注入造影剂观察调整透析管的位置；⑥经上述处理仍不能改善者须再次手术置管。

（2）腹膜炎：是腹膜透析的主要并发症，细菌来自透析管道的皮肤出口处。临床表现为寒战、发热、腹部不适、压痛、反跳痛、析出液浑浊，查血常规白细胞增多、细菌培养阳性等。

护理应注意：①用透析液 1000ml 连续冲洗 3～5 次；②腹膜透析液内加抗生素或全身应用抗生素；③若抗感染 2～4 周后仍不能控制或者真菌感染者宜拔出腹膜透析管。

（3）腹痛：原因有①透析液酸碱度、温度不当或是高渗透析液；②透析管位置不当；③灌入或排出透析液过快、压力过大；④腹膜炎。

护理应注意：①腹膜透析液加温要适当；②须变换患者体位；③降低腹膜透析液渗透压；④减慢透析液进出速度；⑤治疗腹膜炎等。

（4）水、电解质紊乱：腹膜透析超滤过多可致脱水、血压下降；引流不畅可致水过多。

护理应注意：①密切观察腹膜透析管引流是否通畅；②保持透析液进出量大致平衡。

第六章 血液及造血系统疾病患者的护理

第一节 概 论

一、造血系统和血液病的分类

1. 造血系统 由骨髓、肝、脾、淋巴结等造血器官构成,骨髓为人体主要造血器官。5~7岁以前全身骨髓都为红骨髓,20岁左右红骨髓仅限于扁骨及长骨的髓端。肝、脾造血功能在出生后基本停止,在造血功能应激情况下(如骨髓纤维化时),肝、脾能够重新恢复造血,称为髓外造血。

血细胞是血液的重要组成部分,包括红细胞、白细胞及血小板。

(1) 成熟红细胞的功能是结合与输送 O_2 和 CO_2。

(2) 白细胞种类多,功能较复杂:中性粒细胞、单核细胞具有吞噬作用。淋巴细胞经胸腺作用后称 T 淋巴细胞,参与细胞免疫;未经胸腺作用的称为 B 淋巴细胞,参与体液免疫。

(3) 血小板对机体止血和凝血过程起重要作用。

红细胞进入血液循环后的寿命约为 120 天,成熟粒细胞在外周血流中半寿期为 6~7 小时,血小板在循环血中寿命为 8~11 天。

2. 血液病的分类

(1) 红细胞疾病:①数量改变,常见各类贫血。②质量改变,遗传性球形细胞增多症等。

(2) 白细胞疾病:①数量改变,粒细胞缺乏症。②质量改变,白血病、淋巴瘤等。质量的改变常伴有数量的变化。

(3) 出血性疾病:①血小板数量或质量异常的疾病,原发性血小板减少性紫癜、血小板无力症。②凝血功能障碍,凝血因子缺乏,如血友病;复合因素引起,如弥散性血管内凝血;循环血中抗凝物质过多。③血管壁异常,如过敏性紫癜。

(4) 其他:血栓形成,与血流、血液成分、血液高凝状态、血管壁等多种因素有关。

二、血液病常见症状和护理

1. 常见症状

(1) 贫血:指循环血液单位体积中血红蛋白浓度、红细胞计数和(或)血细胞比容低于正常最低值,以血红蛋白浓度较重要。我国血红蛋白测定值成年男性低于 120g/L、成年女性低于 110g/L,可诊断为贫血。

1) 常见病因:急性或慢性失血;红细胞破坏过多;红细胞生成减少(造血物质缺乏、骨髓造血功能不良)。

2) 临床表现:轻度贫血多无症状,中、重度贫血可见甲床、口唇、睑结膜及面色苍白,皮肤黏膜苍白是贫血最突出的体征。神经系统对缺氧最敏感,常出现头晕、耳鸣、头痛、记忆力减退、注意力不集中。呼吸、循环系统表现为活动后心悸、气短,严重贫血可诱发心绞痛、发生贫血性心脏病。胃肠道缺血缺氧,多表现为食欲减退、恶心、呕吐、腹胀、腹泻或便秘。肾脏、生殖系统缺氧,可出现多尿、低比重尿、蛋白尿及性功能减退,女性常伴有月经不调或继发性闭经等。临床上将贫血分为轻度(男 Hb<120g/L,女 Hb<110g/L)、中度(Hb<90g/L)、重度(Hb<60g/L)及极重度(Hb<30g/L)四级。

(2) 出血倾向:出血和凝血功能障碍而引起自发性出血或轻微创伤后出血不易停止的一种症状。

1) 常见病因:血小板数量减少或功能异常,如原发性血小板减少性紫癜、再生障碍性贫血、先天性血小板无力症等;血管壁异常,如过敏性紫癜、老年性紫癜;凝血因子减少或缺乏,常见于各型血友病、维生素 K 缺乏症等。

2）临床表现：常见皮肤黏膜（如口腔、鼻腔、牙龈等）出血、关节腔出血、内脏出血（咯血、呕血、便血、血尿及阴道出血）等。严重时可发生颅内出血，多危及生命，颅内出血先兆常出现剧烈头痛、恶心呕吐，继之昏迷，血小板测定常在 $30×10^9/L$ 以下。

(3) 发热：是某些血液病常伴有的症状。

1）常见病因：由于正常成熟白细胞形成减少，特别是中性粒细胞减少，机体防御能力降低，引起感染的常见病原体为细菌、病毒、真菌。多见于急性白血病、淋巴瘤、再生障碍性贫血、粒细胞缺乏症等血液病。

2）临床表现：常发生呼吸系统、皮肤、泌尿系统感染，严重者可发生败血症。急性白血病易发生肛周感染或脓肿。

2. 护理

(1) 出血倾向的护理

1）病情观察：定时监测生命体征、意识状态。观察皮肤黏膜出血部位、出血范围、出血量及有关检查结果。

2）休息：血小板计数 $≤50×10^9/L$ 时应减少活动，防止身体的挤压、碰撞等；当血小板计数 $≤20×10^9/L$ 时，绝对卧床休息，大小便应在床上或床边进行。

3）饮食：应给予高热量、高蛋白、高维生素、少渣软食以避免口腔黏膜擦伤。餐前后可用冷的苏打漱口水含漱。

4）口腔、牙龈出血的护理：使用软毛牙刷或棉球清洁口腔，禁用牙签。牙龈渗血者注意漱口，局部用肾上腺素棉片或明胶海绵贴敷止血。

5）鼻出血的护理：忌挖鼻孔，不可用力擤鼻涕，平时用无菌液状石蜡保持鼻黏膜湿润。鼻腔少量出血者可用消毒棉球或肾上腺素棉球填塞止血，出血不止者可用碘仿纱布填塞或气囊鼻导管压迫止血。

6）皮肤出血的护理：尽量避免肌内或皮下注射，必须注射时拔针后立即用干棉球局部按压防止出血。

7）用药的护理：护理人员对常用止血药作用、副作用应该熟悉。

8）输血及血液制品：遵医嘱输入浓缩血小板、血浆或新鲜全血，输注前要认真核对血型、姓名，输入后注意观察输血反应、过敏反应。

(2) 发热的护理

1）病情观察：注意体温变化规律、呼吸、脉率、血压、意识状态及进食情况，了解有关检查结果。

2）保持病室清洁，室内空气要新鲜，每天用紫外线消毒，限制探视人员，以防交叉感染。白细胞 $≤1×10^9/L$ 时应实行保护性隔离。

3）保持皮肤、口腔卫生，定期擦澡换衣，饭前饭后定时用漱口液漱口，有真菌感染者漱口液选用碳酸氢钠溶液；每次便后用 1：5000 高锰酸钾溶液坐浴，女性患者尤应注意会阴部清洁。

4）饮食：高蛋白、高热量、高维生素、易消化饮食，多饮水，出汗多时注意补充含盐饮料，必要时遵医嘱静脉补液，发热时每天液体入量以 3000ml 左右为宜。

5）寒战与大量出汗的护理：寒战时注意全身保暖，并饮用较热开水。大量出汗时注意更换内衣，减少不适。

6）降温护理：体温 38.5℃以上应行降温，一般在头颈、腋下及腹股沟等大血管处放置冰袋，血液病患者不宜用酒精擦浴，以免造成皮下出血；药物降温时药量不宜过大，以免引起患者大量出汗、血压下降，甚至虚脱。

第二节 贫血患者的护理

一、缺铁性贫血患者的护理

1. 铁代谢 正常人体每天制造新鲜红细胞所需的铁大部分来源于衰老红细胞破坏后释放的铁。食物中奶类含铁量最低，食物中铁以三价为主，在胃酸及还原物质如维生素 C 等的作用下游离、还原为二价才可被人体吸收，人体吸收铁的主要部位在十二指肠及空肠上段。

2. 病因和发病机制

（1）损失铁过多：慢性失血是引起缺铁性贫血最常见、最重要的病因，反复多次少量失血，常使体内储存铁耗竭。

（2）需要增加而摄入不足：婴幼儿、青少年生长快，需铁量多，如果铁摄入不足，可导致缺铁。

（3）铁吸收不良：十二指肠及空肠上端是铁的主要吸收部位，胃大部切除或胃空肠吻合术后，由于胃酸缺乏、肠道功能紊乱、小肠黏膜病变等均可使铁吸收障碍。

3. 临床表现

（1）一般贫血表现：发生缓慢，皮肤黏膜苍白，疲乏无力、头晕、耳鸣、心悸气短，重者可发生贫血性心脏病。

（2）组织缺铁表现：舌炎、口角炎、咽下困难或咽下时梗阻感，皮肤干燥皱缩，毛发干枯无光泽，指（趾）甲扁平甚至反甲。神经、精神异常，尤其是小儿，部分可有异食癖。

（3）体征：除皮肤黏膜苍白外常表现为皮肤干燥、皱缩、毛发干枯、易脱落，指（趾）甲变平，指甲条纹隆起，严重者呈"反甲"、薄脆易裂。

4. 辅助检查

（1）血象：为小细胞低色素性贫血，血红蛋白减少，红细胞体积较小且大小不一，中心淡染区扩大；白细胞、血小板均正常。

（2）骨髓象：骨髓中度增生，主要是中晚幼红细胞增生活跃。骨髓铁染色可反映体内储存铁情况，缺铁性贫血常表现为骨髓细胞外含铁血黄素消失，幼红细胞内含铁颗粒减少或消失。

（3）血清铁下降：血清铁蛋白（反映体内储存铁的重要指标）下降，总铁结合力升高。

（4）骨髓铁染色：阴性可诊断为缺铁性贫血。

5. 治疗要点

（1）去除病因：纠正病因贫血才能彻底痊愈而不再复发。

（2）补充铁剂：包括含铁丰富的食物及药物。药物首选口服铁剂硫酸亚铁、富马酸亚铁或右旋糖酐铁深层肌内注射。不良反应可有局部疼痛、淋巴结肿痛，全身反应轻者出现面红、头晕、荨麻疹，重者可发生过敏性休克。

6. 护理问题

（1）活动无耐力：与血红蛋白减少而载氧少有关。

（2）营养失调：低于机体需要量，与饮食中铁摄入不足有关。

（3）有感染的危险：与机体免疫机制低下有关。

（4）知识缺乏：缺乏缺铁性贫血预防知识。

7. 护理措施

（1）饮食：给予含铁丰富的食物，如瘦肉、动物血、肝、肾、蛋黄、豆类及海带、香菇、木耳等，选用含蛋白质及维生素丰富的食物。另外，餐后不要即刻饮浓茶，因为茶叶中含鞣酸，与铁结合后形成沉淀物质，影响铁的吸收。

（2）口服铁剂：为首选补铁方式。①常用硫酸亚铁和富马酸亚铁；②口服铁剂易引起胃肠道反应，该类药物宜在饭后服用，从小剂量开始，若有不适感应及时告诉医护人员；③同时可服用稀盐酸、维生素 C、肉类、氨基酸等有利于铁吸收；④避免同时饮茶、咖啡、牛奶、蛋类、植物纤维等也不利于铁吸收；⑤服用液体铁剂应使用吸管，服后漱口，避免染黑牙齿；⑥铁剂治疗至血红蛋白正常后仍需继续服铁剂 3~6 个月，目的是补足体内储存铁。

（3）注射补铁：口服铁剂不能耐受或不能吸收或会加重原发病者，可选用注射补铁。①常用右旋糖酐铁或山梨醇枸橼酸铁；②除可引起局部疼痛外，尚可发生面部潮红、恶心、头痛、肌肉痛、关节痛、淋巴结炎、荨麻疹,严重者可发生过敏性休克;③宜深部肌内注射,剂量应准确,注射时备肾上腺素,禁止静脉注射。

二、再生障碍性贫血

1. 病因和发病机制

（1）药物及化学物质:最常见的是氯霉素,其毒性可使骨髓造血细胞受抑制及损害骨髓微环境。常与用药剂量无关,多数可逆;苯及其衍生物对骨髓也有抑制作用。

（2）物理因素:X射线、γ射线等可干扰DNA的复制,使造血干细胞数量减少,骨髓微环境也受损害。

（3）病毒感染:各型肝炎病毒均能损伤骨髓造血,EB病毒、流感病毒、风疹病毒等也可引起再生障碍性贫血。

2. 临床表现 主要表现为进行性贫血、出血、反复感染而肝、脾、淋巴结多无肿大。

（1）重型再生障碍性贫血:起病急,进展迅速,早期以出血、感染为主,贫血较轻,但后期进展很快,预后差,患者多于1年内死亡（颅内出血和严重感染为重要死因）,较少见。

（2）慢性再生障碍性贫血:起病缓,进展慢,病程长,早期以贫血为主,出血、感染轻,预后较好,少数病例可急变（重型再生障碍性贫血Ⅱ型）,较为常见。

3. 辅助检查

（1）血象:贫血为正常细胞正常色素型。网织红细胞绝对值低于正常。白细胞计数多减少。血小板减少。

（2）骨髓象:①重型再生障碍性贫血骨髓象显示增生低下或极度低下,粒、红二系明显减少,无巨核细胞。②慢性型骨髓增生不良,三系均降低。不同部位的骨髓可有差异,增生部位粒、红二系减少不显著。

4. 治疗要点

（1）去除病因:去除或避免再接触周围环境中有可能导致骨髓损害的因素,禁用对骨髓有抑制的药物。

（2）支持疗法:①预防和控制感染:做好个人卫生和环境清洁消毒,减少感染机会。感染时,早期用强力抗生素,以防感染扩散。②止血:皮肤、鼻黏膜出血可用糖皮质激素。对于出血严重或内脏出血患者可输浓缩血小板及新鲜冷冻血浆（FFP）。③输血:是主要的支持疗法,特别是成分输血,如浓缩红细胞。对于粒细胞减少并发严重感染者输白细胞混悬液。

（3）慢性再生障碍性贫血治疗:雄激素为首选药物,作用机制可能是刺激肾生成红细胞生成素,进而直接刺激骨髓红细胞生成。常用睾酮肌内注射3~6个月,口服制剂有司坦唑醇、美雄酮等。

（4）急性再生障碍性贫血和重型再生障碍性贫血Ⅱ型治疗:①40岁以下患者可考虑骨髓移植;②发病与免疫机制有关的患者可使用免疫抑制药治疗。使用抗胸腺细胞球蛋白或抗淋巴细胞球蛋白有时能取得满意疗效。

（5）其他治疗:胎肝细胞输注、肾上腺皮质激素治疗、脾切除等。

5. 护理问题

（1）有感染的危险:与粒细胞减少有关。

（2）自我形象紊乱:与丙酸睾酮引起女性男性化有关。

（3）潜在并发症:脑出血。

（4）组织完整性受损:与血小板减少有关。

（5）活动无耐力:与贫血有关。

6. 护理措施

（1）贫血的护理

1）病情观察:详细询问患者贫血症状、持续时间,观察口唇、甲床苍白程度及心率,了解有关检查结果,如血红蛋白及网织红细胞数。

2）评估患者目前活动耐力。

3）制订活动计划：与患者一起制订活动计划，依据贫血程度及目前活动耐力，决定患者活动量。一般重度以上贫血（血红蛋白<60g/L）要以卧床休息为主；中轻度贫血应休息与活动交替进行，活动中如出现心慌、气短应立刻停止活动。

4）疾病知识指导：向患者讲述再障为多种原因导致，病程长，鼓励患者坚持治疗会有好转或治愈可能。指导患者寻找病因，若找到可疑原因，今后应避免。

5）药物护理：遵医嘱给予患者丙酸睾酮，向患者说明该类药物副作用，以便消除患者顾虑，使其坚持用药。应注意该药为油剂，须深层注射；由于吸收慢，注射部位易发生肿块，要经常检查注射部位，发现硬块要及时理疗；男性化，如毛须增多、声音变粗、痤疮、女性闭经等，上述副作用于停药后短期内会全部消失；肝功能受损，用药过程中应定期检查肝功能。

6）输血：慢性严重贫血可输注浓缩红细胞。输血操作应严格按程序进行并观察输血反应。

（2）脑出血的护理：①嘱患者卧床休息，观察患者有无脑出血先兆，如头痛、呕吐、烦躁不安等。②若发生颅内出血立即置患者于平卧位，头偏向一侧，保持呼吸道通畅；开放静脉，按医嘱给予脱水剂、止血药或输浓缩血小板；观察患者意识状态、瞳孔大小、血压、脉搏及呼吸频率、节律。

第三节 特发性血小板减少性紫癜患者的护理

一、病因和发病机制

1. 免疫因素 患者体内有病理性免疫所产生的抗血小板抗体，血小板与抗体结合后易遭破坏。抗体不仅导致血小板破坏，同时也影响巨核细胞成熟，使血小板生成减少。

2. 脾脏因素 慢性型患者脾能产生血小板特异性 IgG，与抗体结合的血小板主要在脾遭到破坏，多数患者做脾切除后，血小板计数上升，表明脾在发病机制中可能起重要作用。

3. 其他因素 鉴于女性患者多见于 40 岁以前发病，推测本病可能与雌激素抑制血小板生成及增强单核-巨噬细胞系统的吞噬功能有关。

二、临床表现

1. 急性型 多见于儿童，起病前 1~2 周常有病毒感染史，起病急骤，可出现畏寒、发热、全身皮肤、黏膜出血，消化道及泌尿道出血也较常见。颅内出血可危及生命。急性型病程多在 4~6 周，有自限性。

2. 慢性型 以青年女性多见，起病缓慢隐匿。出血症状较轻，表现为反复发作的皮肤及黏膜瘀点、瘀斑，可伴轻度脾大，女性患者常以月经过多为主要表现。

三、辅助检查

1. 血象 血小板计数减少程度不一，急性型常低于 $20\times10^9/L$，失血过多可出现贫血，白细胞计数多正常。

2. 骨髓象 骨髓巨核细胞数量增多或正常，形成血小板的巨核细胞减少。

3. 其他 出血时间延长，血块回缩不良，束臂试验阳性。血小板寿命明显缩短，最短者仅几小时，血小板相关免疫球蛋白（PAIgG）增高。

四、治疗要点

1. 一般疗法 血小板明显减少、出血严重者应卧床休息，防止创伤。避免应用降低血小板数量及抑制血小板功能的药物。

2. 糖皮质激素 为本病首选药物，该类药物可以抑制血小板与抗体结合及阻滞单核-巨噬细胞吞噬破坏血小板（主要是脾、肝），并降低血管壁的通透性。

3. 脾切除 可减少血小板破坏及抗体的产生，消除血小板破坏的主要场所。适应证为年龄在 5 岁以上、糖皮质激素治疗 6 个月以上无效者；出血明显，危及生命者；糖皮质激素治疗有效，但维持量必须大于30mg/d者。

4. 免疫抑制药 一般不作为首选。用以上治疗方法无效、疗效差或不能切脾者，可加用免疫抑制药或单独使用免疫抑制药。常用的免疫抑制药有长春新碱、环磷酰胺、硫唑嘌呤等。免疫抑制药有抑制骨髓造血功能的副作用，使用时应慎重。

5. 输血及血小板悬液 仅用于严重出血、外科手术及严重并发症者。输新鲜血或浓缩血小板悬液有较好止血效果，但反复多次输注易产生同种抗体，引起血小板破坏加速。

6. 其他 达那唑可用于难治性特发性血小板减少性紫癜；大剂量丙种球蛋白用于严重出血、手术前准备；血浆置换用于新发作的急性型患者。

五、护理问题

1. **组织完整性受损：皮肤、黏膜出血** 与血小板减少有关。
2. **有皮肤完整性受损的危险** 与血小板减少有关。
3. **自我形象紊乱** 与长期服用肾上腺皮质激素有关。
4. **潜在并发症** 脑出血。
5. **焦虑、恐惧** 与血小板过低、随时有出血的危险有关。

六、护理措施

1. **病情观察** 皮肤黏膜出血注意观察出血部位、范围，内脏出血应了解出血量及出血是否停止，观察血小板计数，若$<20\times10^9$/L应警惕脑出血。
2. **饮食** 高蛋白、高维生素、少渣饮食。
3. **休息与活动** 血小板计数在30×10^9/L及以上者，出血不重，可适当活动，避免外伤。血小板在30×10^9/L及以下者，即便出血不重，也要少活动，出血严重者应卧床休息，保持心情平静。
4. **药物护理** 本病首选药物为糖皮质激素，用药期间向患者及家属解释药物副作用（库欣综合征），说明在减药、停药后副作用可以逐渐消失，以避免患者忧虑。
5. **症状护理** 皮肤出血者不可搔抓皮肤，口腔出血除进软食外，饭前后要漱口，鼻腔出血不止，要用油纱条填塞，且每天滴液状石蜡3次。便血、呕血、阴道出血除应记录出血量外，还需卧床休息。
6. **预防脑出血** 有脑出血危险者，便秘、剧烈咳嗽会引起颅内压升高，诱发脑出血，故便秘时要用泻药或开塞露，剧咳者可用抗生素及镇咳药积极治疗。
7. **对多次复发者的指导** 向患者及家属讲述本病为慢性病，易反复发病，使他们了解疾病的特点，寻找诱发原因以减少发作，另外，患者要增强治疗信心，家属应给予精神、物质支持。

第四节 白血病患者的护理

一、急性白血病患者的护理

1. **临床表现** 多数起病急骤，常突然高热或有明显出血倾向；本病主要表现为发热、出血、贫血及各种器官浸润所引起的症状和体征。

（1）发热：主要原因是感染，发生感染最主要的原因是成熟粒细胞缺乏。严重时可致菌血症或败血症。疾病后期常伴真菌感染，这与长期应用广谱抗生素、糖皮质激素及细胞毒类化疗药物有关。

（2）出血：最主要原因是血小板减少。颅内出血最为严重，常表现为头痛、呕吐、瞳孔大小不等、瘫痪甚至昏迷或突然死亡。

（3）贫血：常为早期表现，随病情发展而加重，贫血原因主要是正常红细胞生成减少和出血。

（4）白血病细胞浸润不同部位的表现。①骨骼和关节：胸骨下段常有局部压痛，四肢关节痛和骨痛以儿童多见。白血病细胞浸润眼眶骨膜，可引起眼球突出、复视或失明。②肝、脾及淋巴结肿大：脾及浅表淋巴结肿大，急性淋巴细胞白血病患者多见。③中枢神经系统白血病：因化疗药物不易通过血脑屏障，隐藏在中枢神经系统的白血病细胞不能被有效杀伤而导致。表现为头痛、呕吐、颈项强直，重者抽搐、昏迷但不发热，脑脊液压力增高。

2. 辅助检查

（1）血象：多数患者白细胞计数增多，甚至可大于 $100×10^9/L$，部分患者白细胞数正常或减少，分类中可发现原始细胞及幼稚细胞。贫血程度不同，一般属正常细胞正常色素性贫血。血小板早期轻度减少或正常，晚期明显减少，可伴出血时间延长。

（2）骨髓象：骨髓检查是诊断白血病的重要依据，骨髓一般增生明显活跃或极度活跃，主要细胞为白血病原始细胞和幼稚细胞，正常粒系、红系细胞及巨核细胞系统均显著减少。

（3）其他：血尿酸浓度及尿液中尿酸排泄均增加，在化疗期间更显著，这是大量白血病细胞被破坏所致。

3. 治疗要点

（1）对症治疗：病情较重者须卧床休息，最好在隔离病室或无菌层流室进行治疗。①感染：严重感染是白血病患者的主要死亡原因。应用广谱抗生素，有条件可多次输注浓缩粒细胞。②出血：出血严重，血小板计数<$20×10^9/L$ 时，输浓缩血小板悬液或新鲜血。③贫血：严重贫血可输浓缩红细胞或全血。④预防尿酸肾病：大量白血病细胞被破坏，可产生尿酸肾结石，引起肾小管阻塞，严重者可致肾衰竭，故要求患者多饮水，给予别嘌醇以抑制尿酸合成。

（2）化学治疗：急性白血病化疗过程分为诱导缓解及巩固强化治疗两个阶段。①诱导缓解：是指从化疗开始到完全缓解。完全缓解的标准是白血病的症状、体征消失，血象和骨髓象基本正常。②巩固强化治疗：巩固强化的目的是继续消灭体内残存的白血病细胞，防止复发，延长缓解期，争取治愈。

（3）中枢神经系统白血病的防治：化学药物难于通过血脑屏障，因此隐藏在中枢神经系统内的白血病细胞常是白血病复发的根源。防治中枢神经系统白血病是治疗急性白血病、减少复发的关键，尤其是急性淋巴细胞白血病。常在缓解后鞘内注射甲氨蝶呤，每次 10mg，为减轻药物刺激引起的蛛网膜炎，可同时加用地塞米松 5~10 mg，每周 2 次，共 3 周。亦可用阿糖胞苷鞘内注射，同时可做头颅和脊髓放射治疗。药物对睾丸白血病疗效不佳时，也必须进行放射治疗。

（4）骨髓移植：原理是先用全身放疗和强烈的免疫抑制药将患者体内白血病细胞最大可能杀灭，同时充分抑制患者免疫功能，然后植入正常人的骨髓。以使患者恢复正常造血功能。进行移植的时间，目前主张于急性白血病第 1 次完全缓解时进行，患者年龄控制在 50 岁以下。

4. 护理问题

（1）组织完整性受损：与血小板减少而致的组织出血有关。

（2）潜在并发症：颅内出血。

（3）活动无耐力：与贫血及治疗后的不良反应有关。

（4）有感染的危险：与成熟粒细胞减少，抵抗力低下有关。

（5）体温过高：与继发感染及白细胞核蛋白代谢亢进有关。

（6）知识缺乏：缺乏对急性白血病预防出血、感染的知识。

（7）疼痛：与白血病细胞浸润骨骼有关。

（8）恐惧：与急性白血病疾病性质有关。

（9）预感性悲哀：与白血病久治不愈有关。

5. 护理措施

（1）病情观察：询问患者有无恶心、呕吐及进食情况、疲乏无力感有无改善。观察体温、脉搏、口腔、鼻腔、皮肤有无出血，骨髓象、血象变化，出血量及化疗药不良反应。

（2）静养：保证休息、活动和睡眠。

（3）饮食护理：高蛋白、高维生素、高热量饮食。保证每天饮水量。

（4）化疗药护理：①遵医嘱静脉滴注化疗药，速度宜慢，避免外渗，静脉滴注后用生理盐水冲洗静脉,血管轮换使用。②呕吐者可遵医嘱给予镇吐药,食物宜清淡、易消化和富有营养。③脱发常见,停药可恢复。④使用柔红霉素等心脏毒性药物应监测心率、心电图等。⑤甲氨蝶呤引起口腔溃疡时,用0.5%普鲁卡因含漱。⑥环磷酰胺引起脱发及出血性膀胱炎,嘱患者多饮水,有血尿者必须停药。

(5) 化疗不良反应的护理:①局部反应:某些化疗药物,在静脉滴注后要用生理盐水冲洗静脉,以减轻其刺激。若发生静脉炎须及时使用普鲁卡因局部封闭或冷敷、休息数天直至静脉炎痊愈,否则可造成静脉闭塞。②骨髓抑制:抗白血病药物在杀伤白血病细胞的同时也会损害正常细胞,在化疗中必须定期查血象、骨髓象,以便观察疗效及骨髓受抑制情况。③胃肠道反应:化疗期间患者可用止吐镇静药。④其他:长春新碱能引起末梢神经炎、手足麻木感,停药后可逐渐消失。柔红霉素、三尖杉碱类药物可引起心肌及心脏传导损害,甲氨蝶呤可引起口腔黏膜溃疡,亚叶酸钙漱口可对抗其毒性作用,预防口腔溃疡,应遵医嘱使用。环磷酰胺可引起脱发及出血性膀胱炎,应嘱患者多饮水,有血尿者必须停药。

(6) 输血或输血浆:患者全血减少或贫血明显,遵医嘱输血或血浆以恢复抵抗力及体力。

二、慢性粒细胞白血病患者的护理

1. 临床表现 慢性粒细胞白血病自然病程可分为慢性期、加速期及急变期。

(1) 慢性期:起病缓慢,早期常无自觉症状。随着病情的发展,可出现乏力、消瘦、低热、多汗或盗汗等代谢亢进的表现。脾大突出,可达脐水平甚至入盆。慢性期可持续1~4年。

(2) 加速期:不明原因发热、骨关节痛、贫血和出血加重、脾迅速肿大,原来有效的药物失效。

(3) 急变期:与急性白血病表现类似。

2. 辅助检查

(1) 血象:白细胞增多($>50\times10^9$/L),原始粒细胞及早幼粒细胞<10%;早期红系和血小板可正常,晚期二者均下降。

(2) 骨髓象:骨髓呈现粒细胞系列增生明显甚至极度活跃,中幼粒、晚幼粒、杆状核粒细胞明显增多,慢性期原始粒细胞<10%,急变期可达30%~50%或更高。

(3) 染色体检查:90%以上患者pH染色体阳性,阴性者预后较差。

(4) 血液生化:血清及尿中尿酸浓度增高,与化疗后白细胞破坏增加有关。此外,血清维生素B_{12}浓度及结合力显著增加。

3. 治疗要点

(1) 慢性粒细胞白血病化疗:①羟基脲:较白消安药效迅速,持续时间短,急变率低,停药后白细胞回升,须长期服用。②白消安:口服,缓解率在95%以上;不良反应有骨髓抑制、皮肤色素沉着、阳痿或停经等。③靛玉红:具有缩脾作用,对慢性粒细胞白血病有效率为87.3%,不良反应有腹泻、腹痛、便血等。

(2) 干扰素-α:慢性期效果较好,约70%患者可得到缓解。不良反应有发热、恶心、纳差、血小板减少及肝功能异常。

(3) 骨髓移植:异基因骨髓移植须在慢性粒细胞白血病慢性期缓解后尽早进行,移植成功者可获得长期生存或治愈的机会。

(4) 脾放射:脾大明显而化疗效果不佳时,可做脾区放射治疗。

(5) 慢性粒细胞白血病急变的治疗:按急性白血病化疗方案,但效果较急性白血病差。

(6) 尿酸肾病的防治:别嘌醇100mg,3次/天,饮水量每天1500ml以上,用5%$NaHCO_3$溶液碱化尿液。

4. 护理问题

(1) 有感染的危险:与成熟粒细胞减少有关。

(2) 活动无耐力:与慢性粒细胞白血病造成的贫血有关。

（3）知识缺乏：缺乏慢性粒细胞白血病疾病知识。

（4）潜在并发症：加速期至急变期。

5. 护理措施

（1）病情观察：注意观察患者有无原因不明的发热、骨痛、贫血、出血加重及脾脏迅速肿大，有变化应及时就诊，以便及早得到治疗。

（2）饮食：进食高蛋白、高维生素食品，如瘦肉、鸡肉、新鲜蔬菜及水果，每天饮水1500ml以上。

（3）休息与活动：化疗期间多休息，Hb＜60g/L时卧床休息，不可过劳。

（4）药物护理：遵医嘱给予羟基脲等，定期复查血象，向患者说明药物不良反应。同时可用别嘌醇防治尿酸肾病。

（5）对症护理：定期洗澡，注意口腔卫生，少去人多的地方以预防感染。脾大显著易引起左上腹不适，患者可采取左侧卧位。

第七章 内分泌代谢性疾病患者的护理

第一节 概 论

一、内分泌系统的组成

内分泌系统按内分泌腺存在的形式可分为两大类。①内分泌器官：即形态结构上独立存在的、肉眼可见的器官，如甲状腺、甲状旁腺、肾上腺、垂体、胸腺和松果体等；②内分泌组织：即分散在其他器官内的内分泌细胞团块，如胰腺内的胰岛、卵巢内的卵泡细胞和黄体细胞、睾丸内的间质细胞及胃肠道、肾内等处的内分泌细胞和组织。

二、内分泌系统的功能

内分泌腺所分泌的激素对机体的新陈代谢、生长发育、生殖功能和维持机体内环境的稳定有重要的调节作用。

三、分 类

内分泌系统在神经支配和物质代谢反馈调节基础上释放激素，调节人体代谢过程、脏器功能、生长发育、生殖衰老等生理活动和生命现象，维持人体内环境的稳定。内分泌系统疾病按内分泌腺的功能分成亢进和减退两类。常见内分泌疾病见表7-1。

表7-1 常见内分泌疾病

内分泌腺	功能亢进	功能减退
垂体前叶	巨人症（成年前发病）	垂体性侏儒症（儿童期发病）
	肢端肥大症（成年后发病）	成人垂体功能减退症
垂体后叶		尿崩症
甲状腺	甲状腺功能亢进症	呆小症（新生儿期发病）
		黏液性水肿（少年以后发病）
甲状旁腺	甲状腺功能亢进症	甲状旁腺功能减退症
肾上腺皮质	皮质醇增多症	艾迪生病
	原发性醛固酮增多症	华-佛综合征
肾上腺髓质	嗜铬细胞瘤	糖尿病
胰岛	胰岛B细胞瘤	睾丸功能减退症
性腺（男）		卵巢发育不全、绝经期综合征
性腺（女）		

四、常见症状及护理

1. 常见症状

（1）色素沉着：常见于使促肾上腺皮质激素（ACTH）分泌增加的疾病，如慢性肾上腺皮质功能减退症、库欣综合征、异位ACTH综合征等。表现为全身皮肤呈弥漫性棕褐色，尤其在暴露部位，也见于乳晕、外生殖器周围，特别在受压、受摩擦、皮肤褶皱、瘢痕部位及肢体的伸侧面。

（2）身材矮小：指身高低于同种族、同性别、同年龄均值40%以上者。①生长激素及生长激素释放激素缺乏：如垂体性侏儒症。②甲状腺激素分泌不足：甲状腺激素可促进中枢神经系统和骨骼的分化及生长。婴幼儿时期甲状腺激素分泌不足则造成呆小症。

（3）消瘦：体重低于标准体重的10%以上为消瘦。①营养物质分解代谢增强：糖尿病患者胰岛素不足、血糖大量丢失，因此蛋白质、脂肪分解增加以补充体内的能量需求。甲状腺功能亢进者甲状腺激素水平增高，使糖、蛋白质、脂类物质分解代谢增加。临床上患者有易饥饿、食欲亢进表现，进食量明显增加，但体重却下降。②胃肠功能紊乱：厌食、食欲减退、消化不良、呕吐、腹泻及体重减轻。

（4）肥胖：体重超过标准体重的20%称为肥胖。①摄入过多或消耗过少。②代谢性疾病：见于甲状腺功能低下、肾上腺皮质增生、垂体功能不全等疾病。轻度肥胖一般无自觉症状，中、重度患者稍加活动后即感疲劳、气急。肥胖者易发生高血压、冠心病、糖尿病。

2. 护理

（1）消瘦的护理

1）护理问题

营养失调：低于机体需要量，与营养物质分解代谢亢进或胃肠功能紊乱有关。

2）护理措施：根据原发病来制订饮食计划，如甲状腺功能亢进者要给予高蛋白、高热量、高维生素饮食；糖尿病者应低糖、低脂、高蛋白质、高纤维素饮食，总热量应根据理想体重、劳动强度等决定；肾上腺皮质功能低下者应给予高蛋白、高糖、高维生素、高钠低钾饮食。食欲减退者应尽量为其提供其喜爱的食物，注意食物的色香味调配，鼓励其多进食，可少量多餐，同时应保证良好的进餐环境。对于极度消瘦者可遵医嘱给予静脉高营养。嘱患者多卧床休息，减少消耗，必要时给予生活护理。给予心理护理，提高其战胜疾病的信心。积极治疗原发疾病。告诉患者在多休息的同时也应适当活动以增加活动耐受性。注意皮肤、口腔护理以预防感染。

（2）肥胖的护理

1）护理问题

营养失调：高于机体需要量，与摄食过多、消耗过少、能量物质合成过剩有关。

自我形象紊乱：与肥胖有关。

2）护理措施：①饮食护理：应进食低脂、低热量、少盐、粗纤维、富含维生素的食物。计算每天所需总热量，算出糖、蛋白质、脂肪的比例，饥饿时可给予低热量的蔬菜如芹菜、冬瓜、黄瓜、南瓜等，以增加饱腹感。限制糖类食品的摄入，但也要防止热量摄入不足发生酮症。②运动疗法：鼓励患者积极参加运动，增加活动量以消耗能量，但要注意逐渐增加活动量，不可操之过急。③心理护理：应根据不同年龄、性别、肥胖程度及肥胖给生活带来的不便进行交谈，倾听患者的述说，进行恰当的分析解释，消除患者自卑感和紧张心理，从而使其正确对待目前存在的问题，积极配合检查治疗。④药物治疗：遵医嘱给予食欲抑制剂（苯丙胺类）、代谢类刺激剂（常用甲状腺激素类），服药期间注意水分的摄入。有气急、心悸、水肿、高血压、高血糖等情况时对症护理。

第二节 甲状腺功能亢进患者的护理

一、病因和发病机制

1. 自身免疫 为发病的主要原因，是器官特异性自身免疫性疾病，患者血中可测出针对促甲状腺激素受体的甲状腺刺激免疫球蛋白（IgG免疫球蛋白），可刺激甲状腺细胞增生、分泌亢进。

2. 遗传因素 有家族发病倾向。患者家族中发生自身免疫性疾病者常多见。

3. 诱发因素 感染、创伤、精神刺激、劳累等因素破坏机体免疫稳定性，使有遗传性免疫监护和调节功能缺陷者发病。

二、临床表现

1. T_3、T_4 过多综合征

（1）高代谢综合征：由于 T_3（三碘甲状腺原氨酸）、T_4（甲状腺素）分泌过多促进营养物质代谢，患者产热与散热明显增多，以致出现怕热、多汗、皮肤温暖湿润，低热等。

（2）精神神经系统：易激动、紧张焦虑、注意力不集中、记忆力减退、失眠；腱反射活跃，伸舌和双手向前平伸时有细微震颤。

（3）心血管系统：心率增快，心音增强，窦速，房颤，脉压加大，甲状腺功能亢进性心脏病。

（4）消化系统：患者食欲亢进、消瘦，严重者呈现恶病质；大便频繁，甚至慢性腹泻；重者有肝大及肝功能异常，偶见显性黄疸。

（5）运动系统：横纹肌营养障碍，肌无力，萎缩（慢性甲状腺功能亢进性肌病），可有重症肌无力、周期性瘫痪。

（6）血液系统：白细胞计数偏低，可伴血小板减少性紫癜；部分患者有轻度贫血。

（7）生殖系统：性腺功能紊乱，男性阳痿，生育力下降；女性月经少，闭经。

2. 甲状腺肿大 两侧弥漫性对称性肿大，质软，可听到血管杂音或触及震颤。

3. 突眼征

（1）非浸润性（良性突眼）：双侧对称，由于交感神经兴奋性增加、眼外肌群及上睑肌张力增高所致，随着治疗可恢复。突眼度≤18mm，多无自觉症状，仅眼征阳性（眼裂增宽、少瞬眼、双眼球不能内聚、辐辏运动减弱、上眼睑挛缩等）。

（2）浸润性（恶性突眼）：多不对称，与自身免疫有关，眼球后水肿、成纤维细胞增生、淋巴细胞浸润，突眼度＞18mm。可单独存在或与甲状腺功能亢进并存，怕光、流泪、复视、视力下降，重者眼球固定，常伴结膜炎、角膜炎、溃疡，严重者可失明。

4. 甲状腺皮肤病 对称性胫前黏液水肿，非凹陷性、橘皮样或象皮腿。少见，与自身免疫有关。

5. 老年性甲状腺功能亢进 也叫淡漠性甲状腺功能亢进，起病隐匿，表现为嗜睡、反应迟钝、抑郁、心动过缓、恶病质、厌食、腹泻等；或以慢性肌病、甲状腺功能亢进性心脏病表现为主。

6. 甲状腺危象 为本病恶化时的严重表现，病因未明，大量 T_3、T_4 释放入血可能为其原因之一。①诱因：感染，创伤，精神刺激，手术前准备不足，^{131}I 治疗反应等。②主要表现：原有甲状腺功能亢进症状加重，乏力，烦躁不安，体温≥39℃，心率≥140 次/分，食欲减退，呕吐，腹泻，大汗，谵妄，昏迷，休克，可合并心力衰竭、肺水肿等。

三、辅助检查

1. 基础代谢率（BMR） 正常 BMR 为-10%～+15%，约 95%的本病患者 BMR 增高。BMR 简易计算公式：BMR%=脉压+脉率-111。

2. 甲状腺摄 ^{131}I 率 正常 2 小时为 5%～25%，24 小时为 20%～45%；甲状腺功能亢进患者摄碘率增高且高峰前移。

3. 血清总 T_3、总 T_4（TT_3、TT_4） 为甲状腺功能基本筛选试验，不受外来碘干扰，甲状腺功能亢进时增高。TT_3、TT_4 受血清甲状腺结合球蛋白（TBG）的影响。

4. 血清游离 T_4（FT_4） 是具有生理活性的甲状腺激素，不受 TBG 影响，可帮助诊断妊娠甲状腺功能亢进。

5. 促甲状腺激素 明显降低时有助于甲状腺功能亢进诊断。

6. 甲状腺自身抗体测定 甲状腺刺激抗体（TSAb）阳性有助于甲状腺功能亢进诊断。

7. 其他 T_3抑制试验、促甲状腺激素释放激素（TRH）兴奋试验。

四、治疗要点

1. 一般治疗 保证休息及营养，避免情绪波动，可适当使用镇静催眠剂，还可给予β受体阻滞药等。

2. 抗甲状腺药物治疗

（1）硫脲类：甲硫氧嘧啶、丙硫氧嘧啶。作用机制为抑制甲状腺过氧化物酶，阻断甲状腺激素合成。

（2）咪唑类：甲巯咪唑、卡比马唑。

（3）药物作用时间：4～8 周症状改善，维持治疗 1.5～2 年。

（4）副作用：主要是粒细胞减少及药疹。

3. 放射性碘治疗　利用 ^{131}I 释放的 β 射线破坏甲状腺泡上皮，减少甲状腺素的合成与释放。适用于 30 岁以上、不能药物或手术治疗或复发者；禁用于 20 岁以下，妊娠、哺乳期妇女，肝肾功能差、活动性结核等患者。主要并发症有永久甲状腺功能减低和诱发甲状腺危象。

4. β 受体阻断药　小剂量可对抗甲状腺激素的效应，大剂量（160mg/d 以上）阻断 T_4 转变为 T_3。

5. 手术治疗　适用于甲状腺较大、结节性甲状腺肿、怀疑恶变等。甲状腺次全切除术，并发症为出血、感染、甲状腺危象、甲状腺功能减低、喉返神经损伤。

6. 甲状腺危象防治　抑制甲状腺激素合成及 T_4 转变为 T_3，首选丙硫氧嘧啶，口服或胃管灌入。可加服复方碘剂。用普萘洛尔、糖皮质激素，对症治疗。

7. 浸润性突眼治疗　甲状腺素、利尿药、糖皮质激素、局部治疗。局部治疗使用高枕、低盐饮食、戴墨镜、戴眼罩、局部点眼药等。

五、护理问题

1. **营养失调：低于机体需要量**　与基础代谢率高、腹泻有关。
2. **活动无耐力**　与肌肉蛋白消耗有关。
3. **焦虑**　与甲状腺功能亢进所致神经系统兴奋及对本病的知识缺乏有关。
4. **自我形象紊乱**　与甲状腺肿大、突眼等症状有关。
5. **潜在并发症**　甲状腺危象。
6. **有组织完整性受损的危险**　与浸润性突眼有关。
7. **知识缺乏**　与缺乏疾病保健知识和用药知识有关。

六、护 理 措 施

1. 病情观察　注意观察生命体征及主诉，心率增快、体温过高时警惕甲状腺危象发生，服药后定期观察白细胞总数。

2. 休息　保持病室安静，清爽，适当卧床休息，减少刺激，让病友、家属了解病情，必要时可用镇静药。

3. 饮食　给予高热量、高蛋白、高脂肪、高维生素饮食，限制含纤维素高的食物，注意补充水分。

4. 药物护理　遵医嘱用药，并注意观察药物的疗效及副作用，高热、咽痛时要警惕粒细胞缺乏，定期复查血象。粒细胞减少，严重者可致粒细胞缺乏症。如外周血白细胞低于 $3 \times 10^9/L$ 或中性粒细胞低于 $1.5 \times 10^9/L$，应考虑停药，并给予促进白细胞增生药。

5. 突眼护理　外出时佩戴眼罩。睡觉或休息时，抬高头部并限制饮水，涂抗生素眼膏，用无菌生理盐水纱布覆盖双眼。定期眼科角膜检查以防角膜溃疡造成失明。

6. 甲状腺危象护理　预防感染、外伤、精神刺激等应激性诱因，注意观察患者的生命体征、出汗情况、精神及神志状态。若体温升高、脉搏明显加快、焦虑不安、大汗淋漓、厌食、恶心、呕吐、腹泻，应考虑可能发生甲状腺危象，立即与医师联系。需要手术时，术前应充分准备，备好急救用品。

第三节　糖尿病患者的护理

一、病因和发病机制

1. 原发性糖尿病　分为两型。1 型糖尿病（曾称作胰岛素依赖型糖尿病，IDDM）因胰岛 B 细胞破坏引起胰岛素绝对缺乏，主要见于年轻人，易发生酮症酸中毒，需用胰岛素治疗；2 型糖尿病（曾称作非胰岛素依赖型糖尿病，NIDDM）有家族性发病倾向，多见于 40 岁以上成人，超体重者占多数，常对胰岛素发生抵抗，应激情况下可发生酮症。原发性糖尿病的病因及发病机制尚未完全明了，可能与以下因素有关。

（1）遗传因素：糖尿病是多基因遗传疾病。

（2）自身免疫：病毒（柯萨奇病毒、Echo 病毒、巨细胞病毒、风疹病毒等）感染可启动胰岛 B 细胞的自身免疫反应。在 1 型糖尿病患者体内存在胰岛细胞抗体，并可见到免疫性胰岛炎病变。

（3）环境因素：如都市化生活、高热量饮食、缺乏体育锻炼等均与糖尿病的发生有关。

2. 继发性糖尿病　病因明确，常继发于慢性胰腺炎、肢端肥大症；长期应用糖皮质激素、利尿药、避孕药等也可导致继发性糖尿病。

3. 妊娠糖尿病　妊娠期发生糖耐量减低称为妊娠糖尿病，以后也可能发展为糖尿病。

二、临床表现

典型的症状"三多一少"：多尿、多饮、多食、体重下降。

1. 代谢紊乱综合征　当胰岛素缺乏时，血糖升高；血中葡萄糖增多超过肾糖阈，多余的糖以尿糖的形式排出，出现渗透性利尿，患者表现为多尿和糖尿。多尿失水，患者常烦渴多饮。葡萄糖大量丢失，不能充分利用，体内能量来源减少而易饥饿、食欲亢进、进食量明显增加。葡萄糖供能不足，身体内储存的脂肪、蛋白质转变成能量被身体利用而使体重下降。

2. 并发症

（1）慢性并发症。①感染：可引起全身各部位各种感染，以皮肤、泌尿系统多见。②血管病变：血管病变所致心、脑、肾等严重并发症是糖尿病患者的主要死亡原因。血管受累，引起高血压、冠心病、脑血管意外、视网膜病变、肾衰竭、下肢坏疽等。③神经病变：以周围神经病变最常见。表现为四肢麻木、刺痛感、蚁走感、感觉过敏或消失。晚期运动神经受累，肌张力降低，肌无力、肌萎缩甚至瘫痪。④眼部病变：视网膜血管硬化、纤维增生，导致眼底出血和视网膜剥离，视网膜病变是致盲的主要原因之一。除视网膜病变外，白内障、青光眼均易发生。

（2）急性并发症：糖尿病酮症酸中毒最常见。糖尿病代谢紊乱加重时，脂肪分解加速，大量脂肪在肝脏经 β 氧化产生分解产物——酮体（包括乙酰乙酸、β-羟丁酸、丙酮），引起血酮体水平升高及尿酮体出现，临床上称为酮症；患者出现恶心、呕吐、呼吸深快、头痛、烦躁等，血 pH 下降，发生酮症酸中毒。

1）诱因：胰岛素、口服降糖药剂量不足或治疗中断；感染；生理压力（如手术、妊娠、分娩等）；饮食不当。

2）临床表现：早期酮症阶段仅有多尿、多饮、疲乏等，继之出现食欲减退、恶心、呕吐、头痛、嗜睡、呼吸深大（Kussmaul 呼吸），呼气中出现烂苹果味（丙酮所致）；后期脱水明显，尿少、皮肤干燥、血压下降、休克、昏迷甚至死亡。

三、辅助检查

1. 血糖　空腹血糖≥7.0mmol/L（126mg/dl），和（或）餐后 2 小时血糖≥11.1mmol/L（200mg/dl）可确诊本病。

2. 尿糖　尿糖测定包括餐前 1 次尿糖定性、分段尿糖定性与定量、2 小时尿糖定量。

3. 葡萄糖耐量试验（OGTT）　于空腹、口服或静脉注射葡萄糖溶液后 0.5 小时、1 小时、2 小时、3 小时取血测血糖。

4. 糖化血红蛋白（GHb）测定　可反映取血前 8～12 周的血糖水平。

5. 血脂测定　本病多伴有血脂异常，应定期监测血清胆固醇，三酰甘油，高、低密度脂蛋白等。

6. 血、尿酮体测定　可及时发现酮症。

四、治疗要点

1. 一般治疗　生活规律，保持个人卫生，情绪稳定。坚持体育运动：可促进肌肉组织对糖的利用。学会自我护理：饮食、药物、测尿糖（尿糖试纸法）、注射胰岛素技术。

2. 饮食治疗 为各型糖尿病的重要治疗措施，对年长者、肥胖型病例、少症状的轻型患者是主要的治疗措施，对重症和 1 型糖尿病患者更应严格执行饮食计划并长期坚持。成人活动量不同，所需热量不同，其范围为：每天 25～30kcal/kg 至 35～40kcal/kg，蛋白质每天 1～2g/kg，脂肪每天 0.6～1g/kg，其余热量由糖类供给，200～300g/d。可根据饮食习惯选择 1/5、2/5、2/5 或 1/3、1/3、1/3 分为三餐，但要基本固定，主张少食多餐，这样可防止血糖波动过大。

3. 运动治疗 适当的运动可促进糖的利用，减轻胰岛负担，改善脂代谢，使血糖下降，降低高血压、冠心病的并发。

（1）原则：强调因人而异、循序渐进、相对定时、定量、适可而止。

（2）运动的种类：根据个人兴趣和易掌握的程度，可选择散步、打拳、慢跑、跳舞等。

（3）运动时间及强度：一般每天坚持半小时至 1 小时，每周至少运动 5 天。运动量的简易计算方法为运动中脉率达到（170–年龄）即可。

4. 药物治疗

（1）口服降糖药

1）磺脲类：直接刺激胰岛 B 细胞释放胰岛素，主要适用于 2 型糖尿病患者，如甲苯磺丁脲、格列本脲、格列齐特、格列喹酮等，餐前半小时服用。

2）双胍类：对胰岛无刺激作用，主要通过增加外周组织对葡萄糖的摄取和利用，抑制葡萄糖异生及肝糖原分解而起降低血糖作用。主要适用于 2 型糖尿病患者。二甲双胍、苯乙双胍等。

3）α-葡萄糖苷酶抑制药：抑制小肠 α-葡萄糖苷酶活性，减慢葡萄糖吸收，主要降低餐后血糖。阿卡波糖（拜糖平）等，需与餐同服。

4）噻唑烷二酮（TZD）：增强靶组织对胰岛素的敏感性，为胰岛素增敏剂；格列酮类。

（2）胰岛素

1）适应证：1 型糖尿病；2 型糖尿病急性并发症：酮症酸中毒、非酮症高渗性昏迷；对口服降糖药无效的 2 型糖尿病；糖尿病合并应激及其他情况：手术、妊娠、分娩、严重感染，心、脑血管急症，肝、肾疾病或功能不全等。

2）剂型：根据作用时间分为速效（普通）、中效及长效制剂。各类胰岛素均可皮下注射，速效制剂可静脉注射。

3）剂量及其调整：胰岛素各人剂量差异很大，须严格个体化。一般初始先用速效制剂，小量开始，逐渐增量至血糖水平达到空腹 5.0～6.7mmoL/L（90～120mg/dl），餐后≤8.3mmol/L（150mg/dl）为宜；血糖达稳定水平后，可继续用速效制剂维持治疗，也可改为中、长效制剂。

4）胰岛素的不良反应及使用注意事项：低血糖反应，注射后药物作用最强时间段易发生。表现为饥饿、乏力、心悸、出汗、脉快，严重者昏迷甚至死亡。应立即抽血查血糖后速给糖水、甜食，或静脉注射葡萄糖。过敏反应表现为注射局部痒、热、肿、荨麻疹，可伴恶心、吐、泻，过敏性休克罕见。应更换制剂，用抗组胺药、脱敏疗法。注射部位出现红肿、硬结或皮下脂肪萎缩，应停止注射。更换注射部位是极重要的。需速效、长效混合注射时应先抽速效，以防药液不纯。

5. 酮症酸中毒治疗

（1）胰岛素治疗：小剂量胰岛素持续静脉滴注，4～6 U/h。

（2）补液：初为生理盐水，待血糖 250mg/dl 以下可给 5%葡萄糖盐水，一般 24 小时补液 3000～5000ml。

（3）纠正酸中毒及电解质紊乱：CO_2 结合力低于 15.0mmol/L 可静脉滴注碳酸氢钠。

（4）治疗并发症：积极抗感染，纠正脱水、休克、心力衰竭等。

（5）护理：良好护理是治疗酮症酸中毒的一个重要环节。昏迷患者按时清洁口腔、皮肤及翻身、鼻饲、导尿，完成各种检查。定时测量呼吸、血压、心率、出入量，做好重症记录。

五、护理问题

1. **营养失调：低于机体需要量**　与胰岛素分泌不足引起三大代谢紊乱有关。
2. **有感染的危险**　与血糖高、机体抵抗力降低有关。
3. **潜在并发症：酮症酸中毒**　与低血糖有关。
4. **知识缺乏**　缺乏糖尿病与有关饮食、活动、用药等方面的知识。
5. **活动无耐力**　与糖代谢障碍、蛋白质过多分解消耗有关。

六、护理措施

1. **饮食护理**　严格遵照糖尿病饮食，提倡增加纤维素含量，多吃蔬菜、水果、杂粮，忌食高糖、高脂食物。

2. **药物护理**　①嘱患者按时按量服药，不可随意增加或减少。②胰岛素使用注意事项：三餐前半小时皮下注射，轮换注射，每次注射距上次部位 3cm，相同部位重复 1 次要至少间隔 2 周，以防脂肪萎缩、增厚而影响吸收。③预防低血糖等不良反应。

3. **运动护理**　指导患者有规律散步、慢跑、骑自行车、游泳及做健身操、家务等。应注意活动要适量，从餐后 1 小时开始为宜，时间不宜过长（30～60 分钟），避免赤脚走路，随身带疾病卡片和甜食。

4. **并发症护理**　预防感染，经常洗澡换衣，女性注意会阴部冲洗，鞋袜不宜过紧，每天清洁，保持干燥，勤剪指（趾）甲。做完脚部护理，可用润滑剂按摩脚部，避免酮症酸中毒诱因。

5. **预防感染**　密切观察血糖、尿糖变化。严格遵守饮食治疗的规定，按时、按量服降糖药物，不得私自停减药物。保持身体清洁、避免损伤。防止上呼吸道感染。积极处理皮肤损伤及感染。嘱患者定期检查足部皮肤，按摩足部、注意保暖、促进足部血液循环，临睡前温水泡足，使用热水袋水温不宜超过 50℃。鞋袜干净、合脚，不穿紧身裤、吊带袜以免影响下肢血液循环；戒烟。

6. **酮症酸中毒的护理**

（1）病情观察：①监测生命体征及神志的变化，尤其注意血压、体温及呼吸的形态、气味。②监测尿量的变化，记录出入量。③监测血、尿糖，血、尿酮体，电解质，肾功能及血气分析。一旦发现病情变化立即通知医师，并配合抢救。

（2）卧床休息，意识障碍者专人护理；持续低流量吸氧。清醒患者可多饮水，重症患者可先输生理盐水，当血糖降至 13.9mmol/L 左右时可输 5%葡萄糖加入胰岛素 4～6 U/h，同时，注意补钾和碱性药物以纠正电解质和酸碱平衡紊乱。正确留取血、尿标本，及时送检。对于昏迷患者应加强口腔、皮肤护理，保持呼吸道通畅，预防呼吸系统、泌尿系统感染，防止血栓性静脉炎及肌肉萎缩，防止患者坠床受伤等。

第八章　风湿性疾病患者的护理

第一节　概　　论

一、风湿性疾病特点

（1）多为慢性起病，病程较长甚至终身，因此心理护理和康复指导对此类患者尤为重要。

（2）病程中发作与缓解交替出现，如系统性红斑狼疮、类风湿关节炎，常表现为渐进性的反复发作，造成严重的身体损害，因此在发作期护士应帮助患者减轻症状，在缓解期指导患者预防复发。

（3）同一疾病的临床表现有很大个体差异，以类风湿关节炎为例，有些患者关节症状表现明显，有些患者则表现为多脏器的受损；有些患者能自愈，有些患者则因反复发作而致残。

（4）有较复杂的生物化学及免疫学变化。

（5）对治疗的个体差异较大，非甾体抗炎药是抗风湿治疗的主要药物，但个体差异明显且风湿类疾病多为慢性病，须长期用药，因此护士给药后应密切观察疗效、耐受性及不良反应。

二、风湿性疾病的常见症状

1. 关节疼痛、肿胀及功能障碍

（1）疼痛：关节疼痛在风湿性疾病中多见，但不同疾病关节受累及其疼痛性质、分布部位和表现不同。类风湿关节炎呈一般性关节疼痛；而痛风的关节痛则剧烈难忍；骨性关节炎于关节活动后，如久站、走路多后，疼痛加剧，休息后就可缓解。类风湿关节炎多影响腕、掌指、近端指间关节；强直性脊柱炎易累及膝、髋、踝关节，多为不对称性；骨性关节炎多累及负重的髋、膝关节；痛风发作时关节痛多呈不对称，易累及蹈趾和第一跖趾关节；系统性红斑狼疮受累的关节常是近端指间、腕、足部、膝、踝等关节，呈对称性分布。

（2）关节肿胀和压痛：通常出现在有疼痛的关节，是滑囊炎或周围软组织炎的体征，其程度因炎症轻重不同而异，可由关节腔积液或滑膜肥厚所致，如类风湿关节炎。骨性增生性肥大则多见于骨性关节炎。

（3）关节畸形和功能障碍：指关节丧失其正常的外形和活动范围受到限制，如膝关节不能完全伸直，手的掌指关节有尺侧偏斜、关节半脱位等，这些改变都与软骨和骨遭到破坏有关，在类风湿关节炎中最常见。

2. 多器官系统的损害症状　风湿性疾病可累及多系统、多器官，如皮肤、肺、胃肠道、肾、心脏、神经系统、血液系统等。类风湿关节炎患者可在肘关节附近有皮下结节；系统性红斑狼疮患者多数面部有对称性皮疹，部分患者有狼疮性肾炎，表现为蛋白尿和水肿等；系统性硬化症患者因消化道受累而导致吞咽困难、便秘等，肺部病变使通气与换气功能均受损而出现呼吸困难。

第二节　系统性红斑狼疮患者的护理

一、病因和发病机制

系统性红斑狼疮（SLE）的病因尚不清楚，目前认为可能是与病毒、性激素、环境因素（如日光过敏）、药物（如普鲁卡因胺、肼苯达嗪、氯丙嗪）等作用于具有遗传易感性的个体后，机体产生多种自身抗体，其中以抗核抗体（ANA）为重，引起体液和细胞免疫紊乱，导致组织炎症性损伤有关。

二、临床表现

1. 发热　无固定热型，起病初期仅有低热，急性活动期可有高热。

2. 皮肤黏膜损害　80%患者有皮肤黏膜损害，常见于皮肤暴露部位对称性皮疹，典型者双脸颊和鼻梁部位有深红色或紫红色蝶形红斑，表面光滑，有时可见鳞屑，病情缓解时红斑可消退，留有棕黑色色素沉着。在手掌的大小鱼际、指端及指（趾）甲周也可出现红斑，这些均是血管炎的表现。活动期患者可有脱发、口腔溃疡等，部分患者有雷诺现象。

3. 关节与肌肉疼痛 90%以上患者关节受累，但很少引起畸形，常为近端指间、腕、足部、膝、踝等关节，对称性分布，肘、髋关节受累较少。50%患者发生肌痛，有时出现肌炎，但很少发生肌肉萎缩。

4. 浆膜炎 1/3患者单侧或双侧胸膜炎，30%有心包炎，可有渗出。

5. 狼疮肾炎 半数患者有狼疮肾炎，表现为肾病综合征、急慢性肾炎等，有不同程度水肿、蛋白尿，可发展为尿毒症，这是死亡的常见原因。

6. 心肌炎和急性狼疮肺炎 10%患者发生。

7. 消化系统 急性腹膜炎、胰腺炎等各种急腹症，可有肝大、黄疸等。

8. 神经系统 20%患者可出现大脑损伤，以精神障碍、癫痫发作、蛛网膜下腔出血等多见，中枢神经系统损伤常预示病情危重、病变活动、预后不良。

9. 血液系统 最常见正常色素细胞性贫血。

三、辅 助 检 查

1. 血液检查 多数患者有轻至中度贫血，病情活动时红细胞沉降率多增快，1/3患者有血小板减少，白细胞计数在 $(2\sim4.5)\times10^9/L$。

2. 免疫学检查

（1）狼疮细胞：血或骨髓中可找到狼疮细胞，阳性率约60%，但特异性不高。

（2）抗核抗体（ANA）：阳性率达95%，但特异性不高。如多次为阴性，则SLE的可能性不大。目前本试验已代替了狼疮细胞检查。

（3）抗Sm抗体：Sm是细胞核中的酸性核蛋白，特异性高达95%，但敏感性低，仅为25%，一般认为抗Sm抗体是SLE的标志性抗体。

（4）抗双链DNA抗体：特异性高达95%，敏感性仅70%，对确诊SLE和判断狼疮的活动性参考价值大。

（5）大多数患者 α_2 及 γ 球蛋白增高，IgG升高；血清补体减少，C_3、C_4 在活动期明显减少。

3. 免疫病理检验 肾穿刺活组织检查对治疗狼疮性肾炎和预后有价值。

四、治 疗 要 点

1. 一般治疗 活动期患者应注意卧床休息，慢性期或病情稳定者可适当活动；预防感染；夏天避免日晒（实际是避免紫外线照射）。

2. 药物治疗

（1）糖皮质激素：首选，用于急性暴发性狼疮、脏器受损等。

（2）非甾体抗炎药：主要用于发热、关节与肌肉酸痛而无明显血液病变的轻症患者，常用阿司匹林、吲哚美辛、布洛芬等口服。

（3）免疫抑制药：应用于易复发但因严重不良反应而不能使用激素者。常用的有环磷酰胺、硫唑嘌呤、长春新碱等。此类药物毒性较大，使用过程中应定期查血象、肝功能。

五、护 理 问 题

1. 疼痛：关节痛 与免疫复合物沉积于关节、肌肉有关。

2. 皮肤完整性受损：面部红斑、溃疡 与血管炎有关。

3. 预感性悲哀 与疾病反复发作和预后不良有关。

4. 有感染的危险 与自身免疫功能紊乱，长期使用激素及免疫抑制药有关。

5. 知识缺乏 缺乏自我护理知识。

六、护 理 措 施

1. 病情观察 护士应注意观察患者生命体征、意识、瞳孔变化,注意观察受累关节、肌肉的部位及疼痛的性质和程度。注意观察易感部位如口腔、皮肤的黏膜情况,加强口腔及皮肤的护理。

2. 注意活动与休息 疾病活动期和急性期应卧床休息,卧床期间应注意翻身、被动活动,防止压疮。缓解期可适当活动。

3. 皮肤护理 病室进行紫外线消毒时安排患者回避。患者应避免阳光直射皮肤,穿长袖衣裤,戴墨镜,打伞,禁日光浴。保持皮肤的清洁卫生,可用温清水冲洗皮损处,忌用碱性肥皂,避免使用化妆品及化学药品。忌染发、烫发、卷发。鼓励患者采用适当方法遮盖脱发,可戴假发、帽子等。

4. 预防感染和出血 患者宜住单间,减少探视。护士在护理工作中应严格执行无菌操作,注意观察各系统感染征象。保持皮肤干燥,注意口腔、会阴、肛周等易感部位的卫生。

5. 药物护理 指导患者遵医嘱用药,尤其是激素类药物,不可随意停药、减药。非甾体抗炎药胃肠道反应多,宜饭后服用。抗疟药的衍生物排泄缓慢,可在体内蓄积,引起视网膜退行性病变,故应定期查眼底。免疫抑制药毒性较大,可导致胃肠不适、脱发、肝病、神经炎、骨髓抑制等,因此使用中应定期查血象、肝功能。

6. 饮食护理 饮食以高蛋白、高维生素、营养丰富、易消化食物为宜,避免刺激性食物。忌食含补骨质素(一种光毒剂)的食物,如芹菜、香菜、无花果等。肾功能损伤者,给予低盐饮食,适当限水;尿毒症患者限制蛋白质摄入。消化功能障碍者给予无渣易消化饮食。心脏受累者给予低盐饮食。

7. 心理护理 加强与患者的沟通,鼓励患者倾诉悲哀的心情,并给予同情、理解及正确的引导,同时加强护理,防止患者发生意外。适时告知预后,介绍成功病例,增强患者战胜疾病的信心。

第三节 类风湿关节炎患者的护理

一、病因和发病机制

类风湿关节炎病因尚不明,一般认为感染是本病的起因,在某些诱因(如潮湿、寒冷、创伤等)作用下,引发自身免疫反应,侵及滑膜和淋巴细胞,产生一种称为类风湿因子(RF)的自身抗体 IgM。RF 能与体内变性的 IgG 起免疫反应,形成抗原抗体复合物沉积在滑膜组织上,同时激活补体,产生多种过敏因素,引起关节滑膜炎症,使软骨和骨质及关节腔遭到破坏。

二、临 床 表 现

1. 全身表现 慢性、多发性、对称性、反复发作的四肢小关节炎为本病特征。早期为关节肿痛、活动受限,晚期关节破坏,僵直、畸形。常伴低热、贫血、体重减轻、淋巴结肿大。还可侵犯全身多个脏器引起相应症状。

2. 关节症状

(1)晨僵:95%以上患者可出现,是重要的诊断依据之一。其特点是于早晨或睡醒后出现关节僵硬,活动不灵活,严重时可有全身僵硬感,起床后经活动或温暖后,即觉缓解或消失。晨僵持续时间的长短与病变严重程度是一致的。晨僵常伴有肢端或指(趾)发冷和麻木感。晨僵可分为3度:轻度晨僵是指起床活动1小时内晨僵缓解或消失;中度晨僵是指起床后活动1~6小时内晨僵缓解或消失;重度晨僵是指起床后6小时以上,晨僵缓解或消失或终日晨僵。

(2)关节疼痛及肿胀:关节痛通常是最早出现的关节症状,最常出现的部位为腕、掌指关节及近端指关节,大关节亦常受累。多呈对称性、持续性,但时轻时重,常伴压痛。关节肿胀多因关节腔积液或关节周围软组织炎症引起,晚期常因滑膜的肥厚引起。

(3)关节畸形及功能障碍:关节畸形多见于本病晚期,为特异性的尺侧偏向畸形,关节肿痛和畸形造成功能障碍,关节功能严重障碍时,患者部分或全部丧失生活自理的能力或卧床不起。常见的畸形有"类风湿手""类风湿足"等。

3. 关节外表现 20%～30%患者在关节隆起部位及经常受压处如鹰嘴突和腕、踝等关节出现类风湿结节，直径数毫米至数厘米，质硬，黏附于骨膜、肌腱，坚硬如橡皮，无压痛，呈对称分布。类风湿结节的存在表示本病的活动。眼部可有巩膜炎、结膜炎、脉络膜炎；肺部可有胸膜炎、胸腔积液；心脏可见心包炎；神经系统损害可见周围神经病变。

三、辅助检查

1. 血液检查 患者可有轻至中度贫血。白细胞及其分类多正常。红细胞沉降率增快，是滑膜炎症的活动性指标。

2. 免疫学检查 C反应蛋白增高，类风湿因子在80%患者中呈阳性，其滴度与本病活动性和严重程度成正比。

3. X线检查 早期表现为关节周围软组织肿胀，关节附近骨质疏松，稍后关节间隙因软骨的破坏而变得狭窄，晚期则出现关节半脱位和骨性强直畸形。

4. 关节滑液检查 正常人的关节腔内滑液不超过3.5ml。在关节有炎症时滑液增多，滑液中的白细胞也明显增多。

四、治疗要点

1. 一般性治疗 急性期关节肿痛、发热、内脏受累，患者应卧床休息，给予充足蛋白质、高维生素饮食。恢复期适当进行关节功能锻炼或做物理治疗，避免关节畸形。

2. 药物治疗

（1）非甾体抗炎药：常用药物有阿司匹林、吲哚美辛、布洛芬。通过抑制体内前列腺素的合成达到消炎止痛的目的，服药后可出现胃肠道反应，故应饭后服用。

（2）慢作用抗风湿药：常用药物有甲氨蝶呤、雷公藤、青霉胺、硫唑嘌呤、环磷酰胺等。见效时间比非甾体抗炎药缓慢，有控制病程进展的作用，临床上常与非甾体抗炎药合用，主要不良反应为胃肠道不适、黑便、头痛、口腔溃疡、骨髓抑制、肝功能异常等。

（3）肾上腺皮质激素：常用药物有泼尼松。本药抗炎作用强，可使关节炎症迅速改善，但不良反应多，停药后易复发，适用于有关节外症状者。

3. 外科手术治疗

（1）关节置换术：适用于较晚期有畸形并失去正常功能的大关节，术后可改善关节功能。

（2）滑膜切除术：可以使病情在一定程度上缓解。

五、护理问题

1. 慢性疼痛：关节、肌肉疼痛 与关节、肌肉炎症有关。

2. 生活自理能力缺陷 与关节功能障碍和关节畸形有关。

六、护理措施

1. 病情观察 观察患者关节疼痛、肿胀、功能障碍情况，患者活动情况、自理能力、心理状态等。

2. 活动与休息 活动期发热或关节肿胀明显时卧床休息，并保持正确体位。病情缓解后指导患者进行功能锻炼，可结合物理治疗。当病情发展至关节强直时，应保持关节的功能位置，必要时用夹板固定，以保持一定的生活自理能力。

3. 疼痛护理 急性期可遵医嘱给予消炎止痛药，缓解期可指导患者功能锻炼。采取解除或减轻疼痛的措施，如清晨起床时进行15分钟温水浴或用热水泡手。

4. 保持患者自理能力 改善生活环境，为使患者自理创造条件。对已经发生关节功能障碍的患者，在指导关节锻炼的同时，应有针对性地进行日常生活能力的训练。此外，可在疾病缓解期进行专业治疗。

5. 药物护理 指导患者按照治疗计划定时、定量服药，不可随意加、减药量或者停药。用药期间应密切观察药物副作用。

第九章 理化因素所致疾病患者的护理

第一节 概 论

一、疾病特点

理化因素所致疾病是指存在于人类生活环境或生产环境中有害的物理、化学因素对人体损害所致的疾病,如高热引起的中暑、低温引起的冻伤、低气压引起的高原病,长期噪声引起的神经性耳聋等。

一般在特殊情况下发生,其特点是病因较明确,多有特定的临床表现,病情危急、变化迅速、须紧急处理。

二、急性中毒患者的处理

1. 立即终止接触毒物 口服毒性药物要立即停止服用;呼吸道侵入有毒气体或蒸汽、雾气要立即将病员转移到空气新鲜的地方;皮肤侵入的毒物,除离开中毒现场外,还要立即脱去污染的衣物,并清洗接触部位的皮肤。

2. 清除尚未吸收的毒物

(1) 清除胃肠道内未被吸收的毒物:清除胃内毒物常用催吐或洗胃方法,早期彻底清除毒物可使病情明显好转。①催吐:昏迷、惊厥及口服腐蚀剂者不应催吐。对吞服腐蚀性毒物者催吐可能引起其食管、胃出血或穿孔。神志清楚、能合作的服毒者,可行催吐。具体方法:让患者饮温开水 300~500ml,然后用压舌板或患者手指刺激咽后壁或舌根部引起呕吐。如此反复进行,直到胃内容物完全吐净为止。②洗胃:应尽早进行,一般在服毒后 6 小时内洗胃有效,但超过 6 小时,由于部分毒物仍可滞留在胃内,仍有洗胃的必要。服强腐蚀性毒物者插管时,可能发生胃穿孔,一般不宜洗胃。洗胃应注意患者取坐位,危重患者取平卧位,头偏向一侧。洗胃液每次注入 200~300ml,不宜过多,以免加速毒物进入肠内。反复灌洗直到回收液澄清为止。撤出胃管时先将管口夹住,防止拔管时管内液体反流入气管。洗胃液一般以清水和生理盐水最常用。③导泻:洗胃后灌入泻药以清除进入肠道的毒物。常用盐类泻药硫酸钠或硫酸镁 15g 溶于水内,口服或由胃管灌入。一般不用油类泻药,以免促进脂溶性毒物吸收。

(2) 清除皮肤上的毒物:通过皮肤吸收到体内的毒物如有机磷杀虫剂,一定要脱去污染的衣服,用肥皂水或大量清水冲洗皮肤和毛发。

(3) 清除眼内毒物:毒物溅入眼内,应立即用清水反复多次冲洗,一般不用化学拮抗药。

3. 促进已吸收毒物排出

(1) 利尿排毒:通过增加尿量促进毒物从肾脏排出。

(2) 吸氧:可纠正中毒患者的组织缺氧状态。

(3) 人工透析:分血液透析和腹膜透析两种,两种方式对清除苯巴比妥、水杨酸类、甲醇等均有效。

(4) 血液灌流:将患者血液流过装有活性炭或树脂的灌流柱,毒物被吸附后,血液再输回患者体内。

4. 特殊解毒药的应用

(1) 金属解毒药:依地酸二钠钙多用于铅中毒;二巯丙醇多用于治疗锑、铅、汞、砷、铜等中毒。以上药物与金属结合,可形成稳定而可溶的金属螯合物排出体外。

(2) 高铁血红蛋白血症解毒药:小剂量亚甲蓝可使高铁血红蛋白被还原为正常血红蛋白,但若剂量过大,则作用相反。亚甲蓝用于治疗亚硝酸盐、硝基苯等中毒引起的高铁血红蛋白血症。

(3) 氰化物解毒药:一般采用亚硝酸盐-硫代硫酸钠疗法。亚硝酸盐使血红蛋白氧化为高铁血红蛋白,后者与血液中氰化物形成氰化高铁血红蛋白,硫代硫酸钠使氰离子转变为毒性低的硫氰酸盐排出。

(4) 有机磷农药中毒:解毒药阿托品、解磷定等。

(5) 中枢神经抑制剂解毒药：纳洛酮是阿片类麻醉药的解毒药，其作用原理是吗啡受体拮抗，尤其对引起呼吸抑制的药物有拮抗作用，对急性酒精中毒有催醒作用，剂量 0.4～0.8 mg 静脉注射。另一种药物为氟马西尼，该药是苯二氮䓬类（如地西泮、硝基二氮䓬、氯氮䓬等）中毒的拮抗药。

5. 对症治疗 积极对症治疗特别重要，目的在于保护重要器官，如脑、心、肾、肝等，使其恢复功能，同时要争取时间，使毒物在体内经过自身解毒和排泄代谢出去。

第二节 急性有机磷农药中毒患者的护理

一、病因和发病机制

1. 中毒原因 多为生产农药或使用药物过程中违反操作规程或防护不周或因误服、自服或摄入被杀虫剂污染的食物等引起中毒。

2. 中毒机制 有机磷农药毒性作用机制是与体内的胆碱酯酶迅速结合，形成磷酰化胆碱酯酶，使胆碱酯酶失去催化乙酰胆碱水解为胆碱和乙酰的能力，造成乙酰胆碱在体内大量积聚，引起胆碱能神经先兴奋后抑制，从而产生一系列临床中毒症状。

二、临床表现

1. 急性中毒全身损害

（1）毒蕈碱样症状：出现最早，主要是副交感神经末梢兴奋所致，表现为腺体分泌增加及平滑肌痉挛，对消化道、呼吸道影响突出。可有瞳孔缩小、流涎、出汗、恶心呕吐、腹痛腹泻、细支气管分泌物增多等表现，严重时可引起肺水肿。

（2）烟碱样症状：主要是横纹肌运动神经兴奋，表现为肌束震颤，开始为局部如眼睑、面部肌肉纤维颤动，逐渐发展至四肢、全身肌肉抽搐，患者常有全身紧束感，后期出现肌力减退和瘫痪，如发生呼吸肌麻痹可诱发呼吸衰竭。

（3）中枢神经系统症状：早期可有头晕、头痛、乏力，逐渐出现烦躁不安甚至昏迷，严重时可发生呼吸中枢衰竭，这是导致中毒者死亡的主要原因。急性严重中毒症状消失后 2～3 周，极少数患者可发生迟发性神经病，主要表现为下肢瘫痪、四肢肌肉萎缩等。其发生原因目前尚不清楚。急性中毒症状缓解后，迟发性神经病发生前，多在急性中毒后 24～96 小时突然发生死亡，称"中间综合征"。

2. 局部损害 有机磷农药接触皮肤后可引起过敏性皮炎，皮肤可红肿及出现水疱。眼内溅入有机磷农药可引起结膜充血和瞳孔缩小。

三、辅助检查

全血胆碱酯酶活力测定：是诊断有机磷杀虫药中毒、判断中毒程度及观察疗效和预后估计的重要指标。正常人胆碱酯酶活力为 100%，低于 80% 属异常。

四、治疗要点

1. 迅速清除毒物 口服中毒者要反复洗胃，喷洒农药中毒者应撤离现场，用肥皂水反复清除被污染皮肤，尤其是头发和指甲缝隙部位。眼部污染可用 2% 碳酸氢钠溶液、生理盐水或清水连续冲洗。敌百虫中毒者禁用 2% 碳酸氢钠溶液，对硫磷忌用 1∶5000 高锰酸钾溶液反复洗胃。

2. 解毒药物的使用

（1）抗胆碱药：阿托品为最常用的抗胆碱药，具有清除、减轻毒蕈碱样症状及对抗呼吸中枢抑制的作用。使用阿托品的原则是早期、足量、反复给药，直到毒蕈碱样症状明显好转或"阿托品化"。阿托品化表现：瞳孔较前扩大、颜面潮红、口干、皮肤干燥、肺部湿啰音减少或消失、心率加快等。用药过程中，若出现阿托品中毒表现：瞳孔扩大、烦躁不安、意识模糊、谵妄、抽搐、昏迷和尿潴留等，应及时停药，必要时使用毛果芸香碱进行拮抗。

（2）胆碱酯酶复能剂：常用药物有解磷定、氯磷定，均能减轻烟碱样症状及恢复胆碱酯酶活力，与阿托品合用可发挥协同作用。

3. 对症治疗 有机磷杀虫药中毒的死因主要是呼吸衰竭，故维持正常呼吸功能极为重要。及时给氧、吸痰、保持呼吸道通畅；必要时气管插管、气管切开或应用呼吸机；防治感染应早期应用抗生素；输液可加速毒物排出，并可补偿丢失的液体、电解质，恢复酸碱平衡和补充营养。

五、护理问题

1. 急性意识障碍 与大量乙酰胆碱在组织内积聚，作用于中枢神经及脑水肿有关。
2. 体液不足 与严重呕吐、腹泻、大汗有关。
3. 气体交换受损 与服毒后支气管分泌物过多有关。
4. 低效性呼吸型态：呼吸困难 与有机磷农药致肺水肿、呼吸肌麻痹、呼吸中枢受抑制有关。
5. 知识缺乏 缺乏有关应用农药自我防护知识。

六、护理措施

1. 协助迅速清除毒物 立即撤离中毒环境，终止毒物接触。①清除毒物：食入性中毒患者应立即彻底洗胃，先抽吸胃内容物，再注入温清水或2%～4%碳酸氢钠溶液反复洗胃；②导泻；③皮肤接触者清洗皮肤、头发和指甲缝隙，禁用热水和酒精擦洗，以防血管扩张促进毒物吸收。

2. 严密观察病情变化 记录体温、脉搏、呼吸、血压，注意意识状态变化及呼吸情况。正确记录24小时出入量。

3. 吸氧 采用高压氧舱，给予高流量（6～8L/min）吸氧，随时吸除呼吸道分泌物，保持气道通畅。

4. 体位 患者体位应有利于呼吸运动，如清醒者取半卧位，昏迷者头偏向一侧。

5. 药物护理 遵医嘱使用阿托品及肾上腺糖皮质激素。注意患者体征是否达到阿托品化并避免阿托品中毒，早期给予足量的解磷定。必要时给予中枢兴奋药尼可刹米，忌用呼吸中枢抑制的药物如吗啡、巴比妥类。

第三节　急性一氧化碳中毒患者的护理

一、病因和发病机制

含碳物质燃烧不完全时，可产生一氧化碳（CO），CO经呼吸道进入血液，与红细胞内血红蛋白结合形成稳定的碳氧血红蛋白（COHb）。由于CO与血红蛋白的亲和力比氧与血红蛋白的亲和力大240倍，而碳氧血红蛋白的解离较氧合血红蛋白的解离速度慢3600倍，故易造成碳氧血红蛋白在体内的蓄积。COHb不能携氧，而且还影响氧合血红蛋白正常解离，从而导致组织和细胞的缺氧。CO中毒时，脑、心对缺氧最敏感，常最先受损。

二、临床表现

1. 轻度中毒 患者感头痛、头晕、四肢无力、胸闷、耳鸣、眼花、恶心、呕吐、心悸、嗜睡或意识模糊。

2. 中度中毒 除上述症状加重外，患者常出现浅昏迷、脉快、皮肤多汗、面色潮红、口唇呈樱桃红色。

3. 重度中毒 患者进入深昏迷、抽搐、呼吸困难、呼吸浅而快、面色苍白、四肢湿冷、周身大汗，可有大小便失禁、血压下降。最后可因脑水肿、呼吸循环衰竭而死亡。

4. 迟发性脑病（神经精神后发症） 重度中毒患者抢救清醒后，经过2～60天的"假愈期"，可出现迟发性脑病的症状如去皮质状态、震颤麻痹综合征、肢体瘫痪、癫痫、周围神经病变。

三、辅助检查

1. 血液碳氧血红蛋白测定 最佳测定时间在中毒后几分钟内。轻度中毒时血液碳氧血红蛋白浓度为10%～20%；中度中毒时血液碳氧血红蛋白为30%～40%；重度中毒时为50%以上。

2. 脑电图检查 可见缺氧性脑病的波形。

四、治疗要点

1. 脱离中毒环境 立即将患者转移到空气清新处，松解衣服，注意保暖，保持呼吸道通畅。

2. 纠正缺氧 轻、中度中毒患者可用面罩或鼻导管高流量吸氧，5～10L/min；严重中毒患者最好使用高压氧治疗，其原理是：提高血氧分压，加速COHb解离，促使CO排出。呼吸停止时应及时进行人工呼吸或使用呼吸机。对危重患者考虑换血疗法或血浆置换法。

3. 对症治疗

（1）控制高热和抽搐：高热者采用物理降温，体表用冰袋，头部用冰帽，降低脑代谢率，增加脑对缺氧的耐受性，必要时可用冬眠药物。

（2）防治脑水肿：应及时应用脱水疗法，最常用20%甘露醇250ml静脉快速滴注，每天2次，也可应用呋塞米、肾上腺皮质激素等药物降低颅内压、减轻脑水肿。

（3）促进脑细胞功能恢复：补充促进脑细胞功能恢复的药物，常用的有三磷酸腺苷、细胞色素c、辅酶A和大剂量维生素C、维生素B等。

（4）防治并发症及迟发性脑病：昏迷期间保持呼吸道通畅，定时翻身以防发生压疮和肺炎，出现低血压、酸中毒等应给予相应处理。急性CO中毒患者苏醒后，应该休息观察2周，以防迟发性脑病和心脏并发症的发生。告诉患者家属迟发性脑病发生时的早期征象，若有迟发性脑病先兆症状出现，及时就医。

五、护理问题

1. 疼痛 头痛，与一氧化碳中毒引起脑缺氧有关。
2. 急性意识障碍、昏迷 与一氧化碳中毒有关。
3. 潜在并发症 迟发性脑病。
4. 知识缺乏 缺乏对一氧化碳毒性的认识。

六、护理措施

1. 病情观察 定时测量生命体征，观察神志变化，记出入量及重症记录。观察患者有无头痛、喷射性呕吐等脑水肿征象。了解碳氧血红蛋白测定结果。

2. 昏迷者仰卧位时要防止舌后坠，应使颈部伸展，或将头偏向一侧。应迅速用鼻导管给高浓度氧（>60%）、高流量氧（8～10L/min），有条件者可用高压氧舱治疗。呼吸停止者应做人工呼吸，必要时气管切开，备好呼吸机。

3. 高热惊厥者应遵医嘱用镇静药，如地西泮等，并给予物理降温，体表用冰袋，头部用冰帽。低温可降低脑代谢率，增加脑对缺氧的耐受性。

4. 用药护理 脑水肿者遵医嘱给予20%甘露醇静脉快速滴注，以达脱水目的，并按医嘱静脉滴注ATP、细胞色素c等。

5. 预防迟发性脑病 急性CO中毒患者清醒后仍要休息2周，向患者及家属说明恢复期2个月内可能发生迟发性脑病，并解释发生的原因，使之主动遵守医嘱。

6. 恢复期护理 患者清醒后仍要休息2周，可加强肢体锻炼，如被动运动、按摩、针灸，以促进肢体功能恢复。

第四节 中暑患者的护理

一、病因和发病机制

在环境温度较高（室温超过35℃）、强辐射热，或气温虽未达高温，但湿度高且通风不良的环境下无足够防暑降温措施时，一定时间均可发生中暑。年老体弱、慢性病患者、肥胖、孕产妇或过度疲劳而对高温的耐受性差者更易发生。

二、临 床 表 现

1. 先兆中暑 表现为大量出汗、口渴、头晕、胸闷、全身疲乏、体温正常或略高（37.5℃）。经及时转移至阴凉通风处，并适当补充水、盐，短时间可恢复正常。

2. 轻症中暑 除上述症状加重外，体温升到38℃以上并出现面色潮红、全身皮肤湿冷、血压下降等早期周围循环衰竭表现，若经及时有效处理，数小时可恢复。

3. 重症中暑

（1）热衰竭：又称中暑衰竭，为最常见的一种。多由于大量出汗致失水、失钠及外周血管扩张引起血容量不足。主要表现为头痛、头晕、口渴、皮肤苍白、出冷汗、脉搏细速、血压下降、昏厥或意识模糊，体温基本正常。

（2）热痉挛：又称中暑痉挛。大量出汗后口渴而饮水过多，盐分补充不足，使血液中钠、氯浓度降低而引起肌肉痉挛。以腓肠肌痉挛最为多见，体温多正常。

（3）日射病：烈日暴晒或热辐射致脑组织充血、水肿，患者出现剧烈头痛、头晕、烦躁不安，而体温多不升高。

（4）热射病：又称中暑高热。由于出汗减少，体内热量蓄积，患者早期表现为头痛、头晕、乏力、多汗，不久体温可迅速升至40℃以上，出现颜面潮红、皮肤干燥、无汗、神志模糊甚至昏迷。本型特征为高热、无汗、昏迷。

三、治 疗 要 点

治疗原则为迅速降温，补充水、电解质，纠正酸中毒，防治脑水肿等。

1. 先兆中暑与轻症中暑 将患者移到阴凉通风处休息，及时脱离高温环境，并给予淡盐水口服，清凉饮料或口服十滴水、人丹、藿香正气丸等，也可涂清凉油。经处理后仍有早期休克表现，如全身湿冷、血压偏低、脉快者，可静脉滴注葡萄糖盐水。

2. 重症中暑 治疗上应迅速降温，补充水、电解质，纠正酸中毒，防治脑水肿等。

（1）热衰竭：纠正血容量不足，静脉补充生理盐水及葡萄糖溶液、氯化钾。

（2）热痉挛：给予含盐饮料，若痉挛性肌肉疼痛反复发作，可静脉滴注生理盐水。

（3）日射病：头部用冰袋或冷水湿敷。将患者置于4℃水中浸浴，按摩患者四肢，使皮肤血管扩张加速血行而散热，每10～15分钟测肛温1次，降至38.5℃时即可停止浸浴，擦干全身。穿衣，继续在室温25℃以下环境中观察。

（4）热射病：必须积极治疗，迅速采取各种降温措施，若抢救不及时，病死率可高达5%～30%。

1）物理降温：采用电扇、空调、室内置冰块等使室内温度降至22～25℃，低于皮温，以便散热。头戴冰帽，颈、腋窝、腹股沟等大血管处放置冰袋；酒精擦浴使皮肤潮红，促使散热。降温过程要不断按摩患者四肢及躯干，防止其皮肤血管收缩。

2）药物降温：可与物理降温并用，降温效果会更佳。常用药物为氯丙嗪，其作用有抑制体温调节中枢，扩张血管加速散热，降低器官代谢及耗氧量。用法：氯丙嗪25mg加入5%葡萄糖盐水250～500ml静脉滴注，1～2小时滴完。用药过程要严密观察体温、血压、心率、呼吸等变化。当收缩压下降至90mmHg时，应减药或停药。

3）对症治疗：抽搐时可肌内注射地西泮10mg或用10%水合氯醛10～20ml保留灌肠。昏迷者应保持呼吸道通畅并给氧，酌情用抗生素，防治感染。脱水、酸中毒者应补液、纠正酸中毒。并发休克、脑水肿、心力衰竭、急性肾衰竭或弥散性血管内凝血时，应及时给予相应治疗。

四、护 理 问 题

1. 体液不足 与高热状况下大量出汗、液体摄入不足有关。

2. 体温过高 与环境高温、体温调节中枢及汗腺功能障碍使体内过多热能蓄积有关。
3. 疼痛：肌肉痉挛性痛 与中暑后补充钠、氯不足引起中暑痉挛有关。
4. 急性意识障碍 与昏迷中暑引起头部温度过高有关。

五、护 理 措 施

1. 病情观察 昏迷者应定时测生命体征、观察意识状态及体温的变化并记录。热衰竭者每 15～30 分钟测量血压 1 次。

2. 症状护理

（1）腓肠肌发生痉挛时，协助患者按摩局部以减轻疼痛。

（2）高热者采用物理降温，同时按摩四肢、躯干皮肤，防止皮肤血管收缩、血流淤滞，促使血管扩张以利散热。

（3）昏迷者按昏迷护理常规进行护理，如头偏向一侧、吸痰、翻身、拍背保持呼吸道通畅，做好口腔、皮肤清洁，预防感染。

（4）惊厥者遵医嘱用地西泮静脉或肌内注射，使用开口器以防舌被咬伤。

3. 病室环境 室温应保持 20～25℃，阴凉、通风。病床下可放置冰块。

4. 药物护理 静脉输液速度不可过快，尤其是对原有心脏病者，以免发生肺水肿。

5. 饮食护理 给予高热量、高维生素、易消化流质饮食，鼓励多饮水。

第十章 神经系统疾病患者的护理

第一节 概 论

一、头痛的护理

头痛是指额、顶、颞、枕部的疼痛，是神经系统疾病最常见的症状之一，是某些脑部疾病的信号，躯体与神经系统疾病均可出现头痛，精神因素所致头痛更为常见。

1. 病因 分颅内因素和颅外因素。颅内因素包括感染、血管病变、占位性病变、脑外伤等；颅外因素包括颅脑附近器官或组织病变（五官、颈椎、颈肌）及全身性疾病，如高血压、高热、缺氧、中毒、肾衰竭、神经衰弱等。以上因素均可刺激头部、面部、颈部痛觉神经而引起头痛。

2. 头痛的特点 高血压性头痛、偏头痛及发热性头痛为搏动性跳痛；脑膜炎、蛛网膜下腔出血产生剧烈的头痛，并伴有频繁呕吐；三叉神经痛表现为面部阵发性电击样短促剧痛；疼痛部位浅表者，多由眼、鼻、鼻旁窦、牙齿等病变部位引起；高血压头痛晨起重；眼源性头痛常午后加重；颅内压增高的头痛多夜间加重；颅内占位性头痛多为晨间加剧且进行性加重，给止痛药无效；由体位变动而加重的头痛有腰穿后头痛、外伤性头痛、颅内压增高性头痛。此外，头痛的同时伴有呕吐多见于脑膜刺激性头痛、偏头痛和颅内压增高。由于劳累和精神紧张引起的头痛经休息后可缓解。

3. 护理措施

（1）病室保持安静，光线暗淡，温度适宜，避免刺激因素。与患者交谈，给予精神安慰，从而消除患者因头痛引起的焦虑、紧张、恐惧心理。保持安静、休息及睡眠，可以减轻头痛。

（2）观察头痛性质、强度的变化，是否伴有其他症状或体征，如出现呕吐、视力下降、肢体抽搐或瘫痪，及时通知医生进行处理。应熟悉颅内压高的主要表现（头痛、喷射性呕吐、视盘水肿）。

（3）颅内压增高所致头痛，应密切观察有无瞳孔不等大、意识变化、呼吸不规则等脑疝先兆，有异常应及时通知医生并快速输注20%甘露醇以降低颅内压，同时病室要安静，床头抬高15°~30°，头偏向一侧以防呕吐物误吸，限制水分摄入。

（4）脑梗死患者头部禁用冷敷及冰袋，以免影响脑部供血。脑出血患者可头部降温，起到减少脑组织耗氧量及减轻脑水肿，从而达到保护脑细胞的作用。头部冷敷也可以缓解因血管扩张引起的头痛。偏头痛患者遵医嘱口服麦角胺制剂，可缓解头痛。

（5）颅内压增高者保持大便通畅，便秘者禁止灌肠，可给开塞露等。

二、感觉障碍的护理

感觉障碍是指从神经末梢、周围神经、后角细胞、传导束至大脑皮质感觉区的全部传导通路上任何一处受损都可引起的感觉异常。

1. 病因 主要由感染、脑血管病、脑外伤、药物及中毒、脑肿瘤、尿毒症、糖尿病等引起。

2. 临床表现 四肢远端呈手套或袜套型感觉障碍，称为末梢型感觉障碍，见于各种原因引起的多发性周围神经病。后根受压为节段性带状分布的感觉障碍；脊髓不同高度的双侧损害造成躯体及四肢节段性全部感觉缺失或减退并伴有截瘫或四肢瘫和大小便功能障碍；对侧延髓中部病变表现为一侧肢体深感觉障碍，而痛觉、温度觉正常的称为分离性感觉障碍；延髓外侧病变是一侧面部感觉障碍，对侧肢体痛觉、温度觉障碍，又称为交叉性感觉障碍；对侧偏身感觉障碍，是内囊病变，若同时伴有对侧偏瘫和对侧同向偏盲，称为"三偏征"。

3. 护理措施

（1）对患者抱以同情、关怀的态度，加强沟通、解释病情，从而减少患者焦虑情绪。

(2) 患者对损伤无保护性反应，容易受到伤害。因此，对此类患者应注意保暖，特别要防止烫伤，对有感觉障碍患肢不使用暖水袋保暖，患者洗澡时应注意水温。

(3) 患者的衣服及鞋应宽松舒适，避免搔抓重压以防皮肤损伤及感染。教育患者学会用健肢对患肢擦浴、按摩、处理日常生活。

(4) 深感觉异常者，走路时易摇晃、倾倒，必须对此类患者给予搀扶以防止跌撞受伤。

(5) 对偏瘫有感觉障碍的患者避免局部长期受压，防止压疮的发生。

三、瘫痪的护理

肢体因肌力下降而出现运动障碍称为瘫痪。按病变部位可分为上运动神经元性瘫痪及下运动神经元性瘫痪；不伴肌张力增高者称弛缓性瘫痪（又称软瘫、周围性瘫痪），伴有肌张力增高者称痉挛性瘫痪（又称硬瘫、中枢性瘫痪）；肌力完全丧失而无运动功能者为完全性瘫痪；而保存部分运动功能者为不完全性瘫痪；按临床表现可分为偏瘫、交叉性瘫痪、四肢瘫、截瘫、单瘫、局限性瘫痪等。

1. 病因　瘫痪由感染、血管病变、肿瘤、外伤、中毒、脑先天畸形及寄生虫病等引起。

2. 瘫痪的类型

(1) 局限性瘫痪：为某一神经根支配区或某些肌群无力。如单神经病变、局限性肌病、肺炎等所致的肌肉无力。

(2) 单瘫：单个肢体的运动不能或运动无力，多为一个上肢或一个下肢。病变部位在大脑半球、脊髓前角细胞、周围神经或肌肉等。

(3) 偏瘫：一侧面部和肢体瘫痪，常伴有瘫痪侧肌张力增高、腱反射亢进和病理征阳性等体征。多见于一侧大脑半球病变，如内囊出血、大脑半球肿瘤、脑梗死等。

(4) 交叉性瘫痪：指病变侧脑神经麻痹和对侧肢体瘫痪。中脑病变时表现为病灶侧动眼神经麻痹，对侧肢体瘫痪；脑桥病变时表现为病灶侧展神经、面神经麻痹和对侧肢体瘫痪；延脑病变时表现为病灶侧舌下神经麻痹和对侧肢体瘫痪。此种交叉性瘫痪常见于脑干肿瘤、炎症和血管性病变。

(5) 截瘫：双下肢瘫痪称截瘫，多见于脊髓胸腰段的炎症、外伤、肿瘤等引起的脊髓横贯性损害。

(6) 四肢瘫：指四肢不能运动或肌力减退。见于高颈段脊髓病变（如外伤、肿瘤、炎症等）和周围神经病变（如吉兰-巴雷综合征）。

3. 伴随症状　瘫痪严重者可伴有语言障碍、压疮、大小便失禁、坠积性肺炎、泌尿系统感染、便秘。此外，吞咽障碍可导致食物呛入气管，易引起窒息，生活不能自理者易出现烦恼、悲观情绪。

4. 瘫痪程度

0级：完全瘫痪。

1级：可看到肌肉收缩，但无肢体运动。

2级：肢体能在床上移动，但不能对抗地心引力，不能抬起。

3级：肢体可脱离床面，不能对抗阻力。

4级：能够对抗阻力的运动，但肌力弱。

5级：正常肌力。

5. 护理措施

(1) 保持病房安静、整洁、舒适。经常巡视患者情况，满足患者的日常生活需求。

(2) 尽早开始康复训练，每天对患者的患肢进行被动运动，病情稳定后鼓励患者做主动运动。

(3) 保持病室内空气流通，注意保暖，鼓励患者多咳嗽，协助患者翻身拍背，及时吸出气管内不易咳出的分泌物。

(4) 做好皮肤护理，防止压疮发生。

(5) 做好口腔护理，防止吸入性肺炎。

（6）排尿困难的患者可按摩膀胱以助排尿，训练其自主小便。

（7）对恢复期患者进行移动训练。如单侧下肢不能行走的，可练习使用拐杖行走。双下肢不能行走的可以用手摇式轮椅。

（8）鼓励患者做力所能及的事情，帮助其获得自强、自尊的心态。

四、昏迷的护理

昏迷是一种严重的意识障碍，主要是大脑皮质与中脑的网状结构发生高度抑制的一种病理状态。

1. 病因 可分脑部病变及全身性病变两大类。脑部病变包括中枢神经系统炎症，如脑炎、脑膜炎；脑血管意外，如脑出血、脑梗死；大脑占位病变如脑肿瘤、颅内血肿。全身性疾病包括中毒性肺炎、败血症；心血管病，如高血压脑病、肺性脑病、阿-斯综合征；内分泌及代谢病，如糖尿病昏迷、肝性脑病、尿毒症；理化因素所致疾病如CO中毒、中暑、农药中毒、巴比妥中毒等。

2. 昏迷程度

（1）浅昏迷：意识大部分丧失，无自主运动，对周围事物及声光等刺激毫无反应，强刺激时可有痛苦表情或肢体退缩等防御反应，浅反射存在。

（2）深昏迷：意识完全丧失，对各种刺激均无反应，深、浅反射均消失。

3. 伴随症状及体征

（1）呼吸改变：糖尿病或尿毒症所致的代谢性酸中毒表现为深而快的呼吸；鼾声呼吸并伴有一侧面肌瘫痪，提示脑出血；颅内压增高，呼吸减慢；呼吸过慢并伴有叹息样呼吸，常提示吗啡类药物中毒；呼吸急促多为感染性疾病。

（2）脉搏改变：脉搏慢而"洪大"常见于脑出血、酒精中毒。

（3）偏瘫：脑血管病（蛛网膜下腔出血患者可无）、脑外伤、脑部感染、脑部占位等可偏瘫。

（4）颈强直：常见于各种脑膜炎与蛛网膜下腔出血。

（5）瞳孔变化：脑疝患者可出现瞳孔不等大、对光反射消失。癫痫发作时，瞳孔散大，对光反射消失。双眼向病灶侧注视，常见于脑出血患者。

4. 护理措施

（1）连续评估昏迷程度，严密观察生命体征及瞳孔的变化、角膜反射，肢体有无瘫痪，有无脑膜刺激征及抽搐等。

（2）病床安装床档，防止坠伤，制订必要的保护措施。

（3）呼吸道护理：确保呼吸道通畅，患者取平卧位，肩下垫高并使颈部伸展，防止舌根后坠，以免阻塞气道。头偏向一侧防止呕吐物被误吸入呼吸道。注意预防呼吸道感染，每天清洁口腔2次。做好气管切开和使用呼吸机的准备。

（4）皮肤护理：保持床单位清洁干燥，每2~3小时翻身1次，进行局部按摩，预防压疮，肢体关节应放置于功能位，受压部位可放置气圈、棉垫。

（5）保证营养：给予鼻饲高蛋白、高维生素流质饮食，保证每天热量供应，每次以250ml为宜，6~8次/天，注意鼻饲管的护理。

（6）大小便护理：保持大便的通畅，必要时遵医嘱服通便药。对尿失禁患者勤换尿布，会阴部及时擦洗干净，防止泌尿系统感染及压疮的发生。

（7）眼睛护理：对眼睑不能闭合者需保护角膜，每天用生理盐水洗眼，并涂抗生素软膏，再用消毒凡士林纱条覆盖，以保护角膜。

（8）张口呼吸的患者应将沾有温水的三层纱布盖在口鼻上。在翻身同时拍背吸痰，吸痰时严格执行无菌操作。每次气管吸痰不超过15秒。

（9）禁用止痛、麻醉、安眠和镇静类药物。

五、腰椎穿刺术的护理

1. 腰椎穿刺的目的
（1）测脑脊液压力、检查椎管有无阻塞现象，检查脑脊液成分，以协助中枢神经系统疾病的病因诊断。
（2）向鞘内注射药物，治疗中枢神经系统感染、恶性肿瘤，放脑脊液和腰麻。

2. 禁忌证
（1）穿刺部位皮肤软组织或脊柱有感染者。
（2）颅底骨折有脑脊液漏出者。
（3）颅内有占位性病变，伴有颅内压增高，尤其是有脑疝迹象者。
（4）高颈位脊髓病变，如肿瘤或脊髓外伤急性期等。
（5）病情危重或有躁动者。

3. 术前准备
（1）穿刺前向患者说明穿刺的目的、意义、过程及注意事项，家属签字，以利配合。
（2）穿刺前应做普鲁卡因试验，并准备腰穿包一个，常规消毒治疗盘一套及其他用物及药物。嘱患者排空大小便，在床上静卧 15~30 分钟。

4. 术中配合
（1）体位：患者取侧卧位，背部接近床沿，头部垫枕，头部极度俯屈，双手抱紧膝部，使其紧贴腹部，脊背弯呈弓形，使椎间隙增大，便于穿刺。协助患者时动作应轻柔，勿过度弯曲以免影响患者呼吸。
（2）方法：穿刺位置一般选 $L_{3~4}$ 椎间隙最合适。术者进针时协助患者保持上述正确体位，防乱动，以免发生断针、软组织损伤及手术野被污染。如需测脑脊液压力，协助接上测压管，怀疑椎管梗阻时可协助术者做脑脊液动力学检查。整个过程需随时观察患者面色、呼吸及脉搏等。如有异常立即报告医师处理。术毕拔出穿刺针后对穿刺点消毒并覆盖无菌纱布，用胶布固定。

5. 术后护理
（1）患者术后不抬高头部，去枕平卧 4~6 小时，24 小时内不宜下床活动，但可转动身体。
（2）观察患者有无颅低压或颅高压症状。如头痛、呕吐或眩晕可能为颅内低压所致，应给予饮水或静脉滴注生理盐水；颅高压者则不宜多饮水。
（3）保证患者严格卧床的同时，密切观察其意识、瞳孔及生命体征的变化，以便及早发现脑疝的前驱症状，及时处理。

第二节　急性脑血管疾病患者的护理

一、病因和发病机制

1. 出血性脑血管疾病
（1）脑出血：为脑实质内出血，可发生于大脑、脑干、小脑，以内囊处出血最常见。高血压动脉硬化所致脑出血最为常见。
（2）蛛网膜下腔出血：指脑表面血管破裂，血液进入蛛网膜下腔。最常见病因为先天性脑动脉瘤、脑部血管畸形、严重全身性疾病等。用力或情绪激动时可致血管破裂。

2. 缺血性脑血管疾病
（1）短暂性脑缺血发作：主要病因是动脉硬化、颈动脉受压，血流动力学改变也可以造成短暂性脑缺血发作。
（2）脑血栓形成：动脉硬化、红斑狼疮性动脉炎、结节性动脉周围炎是较常见病因。
（3）脑栓塞：颅外其他部位病变，如风湿性心脏瓣膜病、心肌梗死、骨折、人工气胸等均可形成栓子，随血流进入颅内动脉，当栓子直径与某血管直径相同时，则栓子堵塞此血管，使此动脉闭塞，发生脑缺血、脑软化，进而引起偏瘫和意识障碍。

二、临床表现

1. 出血性脑血管疾病

（1）脑出血：多在白天发病，如情绪激动、活动过度、酒后或排便用力时，血压突然急骤升高，致脑血管破裂大量出血而发病。高血压和动脉粥样硬化是脑出血最常见的病因，表现为剧烈头痛、头晕、呕吐（颅内压增高）、意识障碍、肢体瘫痪、失语等。内囊出血约占全部脑出血的70%，除脑出血一般症状外，内囊出血的患者常有"三偏症"。

（2）蛛网膜下腔出血：起病急骤，多于活动中或情绪激动时突然发病，表现为剧烈头痛、喷射性呕吐、脑膜刺激征阳性。

2. 缺血性脑血管疾病

（1）脑血栓形成：最常见的病因为脑动脉粥样硬化，多发生于有动脉硬化、糖尿病、高脂血症的中老年人。一般无意识障碍，进展缓慢，常在睡眠或安静休息时由于血压过低、血流减慢、血黏度增加等因素促使血栓形成而发病。起病先有头痛、眩晕、肢体麻木或短暂脑缺血发作等前驱症状。局灶症状多在数小时或2~3小时达到高峰。

（2）短暂性脑缺血发作：为脑某一局部的神经功能缺失，可出现偏身感觉障碍、偏瘫或单瘫、单眼失明、眩晕、眼震、恶心、呕吐等症状。历时数分钟至数小时，并在24小时以内完全恢复而无后遗症，可有反复发作。

（3）脑栓塞：栓子来源中以心源性栓子最常见。起病急骤，在数秒或数分钟内症状发展到高峰，神经系统表现取决于栓塞的血管部位。

三、辅助检查

（1）影像学检查：目前CT已成为诊断急性脑血管病（除蛛网膜下腔出血外）首选的检查项目。脑出血在CT图像上呈高密度影，脑缺血造成脑组织水肿和坏死，在CT图像上呈低密度影。MRI检查能进一步明确诊断。

（2）脑脊液检查：蛛网膜下腔出血、脑出血可为血性，压力增高至200mmH$_2$O以上。脑缺血脑脊液检查为正常。

（3）病理反射：内囊出血巴宾斯基征阳性，蛛网膜出血脑膜刺激征阳性。

四、治疗要点

（1）出血性脑血管疾病以降低颅内压和控制血压为主要措施。降颅压首选药为20%甘露醇。因动脉瘤破裂引起的蛛网膜下腔出血患者，应尽快进行手术治疗。

（2）缺血性脑血管病以抗凝治疗为主，同时应用血管扩张药。脑血栓发病6小时内可做溶栓治疗。

五、护理问题

1. 生活自理能力缺陷 与肢体运动障碍有关。

2. 潜在并发症 脑疝。

3. 有皮肤完整性受损的危险 与肢体瘫痪，患者长期卧床皮肤受压，皮肤感觉减退有关。

4. 焦虑 与起病突然、头痛剧烈、肢体瘫痪而痛苦有关。

5. 有失用综合征的危险 与肢体瘫痪不能活动有关。

6. 有感染的危险 与出现意识障碍，机体抵抗力下降，呼吸道分泌物排出不畅、尿潴留留置导尿管有关。

六、护理措施

1. 严密观察病情变化 密切观察生命体征、意识、瞳孔的变化，脑出血患者有无颅压增高、脑疝早期表现，脑血栓形成患者是否因缺血、缺氧致脑水肿，进而颅内压增高。如发现颅压增高，立即报告医生并遵医嘱静脉快速滴注甘露醇等脱水剂，降低颅压，避免脑疝的形成。

2. 充分休息 脑出血患者应绝对卧床休息，发病 24~48 小时内避免搬动患者。蛛网膜下腔出血患者应绝对卧床 4 周。限制探视，一切护理操作均应轻柔，并头置冰袋，可防止继续脑出血。脑血栓患者采取平卧位，以便较多血液供给脑部，头部禁止使用冰袋及冷敷，以免脑血管收缩、血流减慢而使脑血流量减少。

3. 保证营养 急性脑出血患者在发病 24 小时内禁食，24 小时后如病情平稳可行鼻饲流质饮食，每天总热量 8368kJ，保证足够蛋白、维生素的摄入。注意口腔卫生，防止感染。进食时患者取坐位或高侧卧位（健侧在下），进食应缓慢，食物应送至口腔健侧近舌根处，以利吞咽。

4. 满足日常生活活动需要 协助料理日常生活，大小便护理，指导患者提高自我护理能力。

5. 促进患者肢体功能恢复 急性期应绝对卧床休息，每 2 小时翻身 1 次，以免局部皮肤受压。瘫痪肢体保持功能位置，进行关节按摩及被动运动以免肢体失用。

6. 语言训练 在肢体康复的同时应同步进行语言训练，早期与患者加强非语言沟通，再与患者进行语言交流，并及时鼓励其进步，增强患者康复的信心。

第三节 癫痫患者的护理

一、病因和发病机制

原发性癫痫原因不明，可能与遗传因素有关。继发性癫痫多为脑部疾病或全身性疾病的临床表现，如颅脑外伤、脑膜炎、脑部占位病变、脑血管病、尿毒症等。癫痫分原发性、继发性两类。

二、临床表现

1. 简单的部分性发作 以发作性一侧肢体、局部肌肉的感觉障碍或节律性抽搐为特征或出现简单的幻觉；无意识障碍。患者面色苍白、出汗、皮肤发红、瞳孔散大等。

2. 复杂的部分性发作 患者表现为吸吮、咀嚼、舔唇、流涎、摸索等动作的重复；伴有意识障碍。

3. 精神运动性兴奋 表现为无理吵闹、唱歌、脱衣裸体等，事后不能回忆。

4. 单纯失神发作 表现为突然发生和突然停止的意识障碍。持续时间短，发作后仍继续原有的动作。

5. 强直阵挛性发作 也称大发作，以意识丧失和全身抽搐为特征。先有瞬间麻木、疲乏、恐惧或无意识的动作为先兆，随后意识丧失，发出叫声，跌倒在地，所有骨骼肌强直收缩、头后仰、眼球上翻、上肢屈肘、下肢伸直，牙关紧闭，呼吸暂停，口唇发紫，瞳孔散大，对光反射消失，持续 10~20 秒，随即全身肌肉阵挛，约 1 分钟抽搐突然停止，口吐白沫（若咬破舌则呈血性），呈昏睡状态，伴有大小便失禁。10 余分钟至 2~4 小时后患者逐渐苏醒。对发作不能回忆。若发作间歇期仍有意识障碍称为"癫痫持续状态"。

三、辅助检查

1. 电生理检查 通过脑电图检查在癫痫发作间歇期亦可出现各种痫样放电，部分性发作患者可出现局灶性异常放电。

2. 影像学检查 CT 和 MRI 对癫痫诊断无用，但通过检查可以明确病因。

四、治疗要点

1. 病因治疗 对继发性癫痫应积极治疗原发病，进行病因治疗，对颅内占位性病变首先考虑手术治疗。

2. 抗癫痫药物治疗 抗癫痫药物较多，常用药物有苯妥英钠、卡马西平、扑米酮、丙戊酸钠、乙琥胺、苯巴比妥、氯硝西泮等。

3. 癫痫持续状态治疗 在给氧、防护等的同时应从速制止发作，地西泮为首选药，在监测血压同时静脉滴注苯妥英钠以控制发作。

五、护 理 问 题

1. **有受伤的危险** 与意识障碍和全身抽搐有关。
2. **有窒息的危险** 与发作时意识丧失、呕吐物误吸有关。
3. **有药物中毒的危险** 与抗癫痫药物服用时间长、药物代谢与排泄差异、患者未能正确服药有关。

六、护 理 措 施

（1）注意发作类型，观察发作的时间及次数，发作时呼吸频率、意识状态。

（2）嘱患者有前驱症状时立即平卧，避免摔伤。癫痫发作时切勿用力按压患者身体，防止骨折及脱臼。头偏向一侧，应及时使用牙垫或压舌板防止舌咬伤。抽搐时，给患者解开衣领，防止领扣过紧压迫呼吸。

（3）保持呼吸道通畅，经常吸痰，必要时气管切开。

（4）癫痫持续状态的患者，床旁一定要加床档，保持环境安静，避免强光刺激，按医嘱给予镇静药，尽快控制抽搐，防治脑水肿，纠正水、电解质失衡。发作停止后，避免紧张及过度疲劳，预防再发。

（5）少数患者抽搐停止、意识恢复的过程中有短时的兴奋躁动，应加强保护，防止自伤或伤人。

（6）解除患者自卑心理，护士应鼓励、疏导患者，使其消除自卑心理，恢复正常生活和情趣，增强治愈信心。

（7）护士应指导患者遵医嘱服药，分次、餐后服用，避免胃肠道反应；向患者讲明药物不良反应，当有胃肠道反应、眩晕、共济失调、嗜睡发生时及时就医。嘱患者不可随意增减药物剂量，不能随意停药或换药。

第四节 急性感染性多发性神经炎患者的护理

一、病因和发病机制

目前认为急性感染性多发性神经炎是自身免疫性疾病，可能与某些病毒感染有关。

二、临 床 表 现

多数患者发病前有呼吸道感染、胃肠道感染症状。通常突然起病，进展迅速。

1. **运动障碍** 表现为下肢无力，以近端为主，行走困难，四肢远端出现不同程度的肌肉瘫痪。下肢重于上肢，无力或瘫痪常为对称性。若胸部呼吸肌麻痹，可引起呼吸困难。脑神经受损时，可有吞咽困难、饮水发呛、声音嘶哑的表现。
2. **感觉障碍** 表现为肢体远端感觉异常和（或）手套、袜套型感觉减退。
3. **自主神经障碍** 主要有血压升高，出汗多，尿潴留，窦性心动过速或过缓，心律不齐，心房颤动、室性期前收缩、室性心动过速等。自主神经受损是病情危重的标志。

三、辅 助 检 查

血常规、尿常规检查无异常，血清免疫球蛋白可能在早期增高，红细胞沉降率可能加快。腰椎穿刺脑脊液压力一般均在正常范围，脑脊液无色透明，脑脊液的典型表现为蛋白-细胞分离现象（蛋白增高，细胞数正常）。

四、治 疗 要 点

1. **病因治疗** 急性期给予肾上腺糖皮质激素，也可行血浆置换。
2. **对症支持治疗** 给予营养丰富且易于消化的饮食；维持水、电解质平衡；注意保持呼吸道通畅。
3. **人工呼吸器** 用好人工呼吸器，是防止患者因呼吸肌麻痹死亡的最有力的措施之一。
4. **抗感染** 后期治疗的重点，主要是防治各种感染，应遵医嘱使用有效抗生素。

五、护理问题

1. **清理呼吸道无效** 与呼吸肌麻痹、咳嗽反射消失有关。
2. **有皮肤完整性受损的危险** 与感觉障碍、自主神经功能紊乱、大小便失禁有关。
3. **感染** 与长期卧床、呼吸道清除能力下降、尿潴留有关。
4. **焦虑** 与起病急,迅速出现四肢瘫痪、呼吸肌麻痹有关。
5. **营养失调:低于机体需要量** 与吞咽困难、呼吸模式改变有关。

六、护理措施

(1) 严密观察病情变化,保持患者呼吸道通畅。应鼓励患者咳嗽,翻身时拍背以促进排痰。可进行雾化吸入,必要时用吸引器吸出痰液,及时发现呼吸肌麻痹的表现。

(2) 密切观察患者呼吸困难程度和缺氧症状,以便及早行气管切开,使用呼吸机改变缺氧症状。

(3) 做好心理护理,消除患者焦虑悲观情绪,与患者加强沟通,简明解释病情,细心观察和护理,取得患者的信任,达到患者与医护配合进行有效治疗的目的。

(4) 吞咽困难者应及早鼻饲流质饮食,给予高蛋白、高热量、高维生素、易消化、营养丰富的食物,特别是维生素 B_{12},其对神经髓鞘形成有重要作用,应注意补充。

(5) 保持皮肤清洁干燥,注意保暖但禁用暖水袋,每 2 小时更换体位 1 次,按摩局部受压部位,预防压疮的发生。

(6) 对瘫痪肢体保持功能位置,进行被动运动,当瘫肢肌力恢复时,应鼓励患者做主动运动。

(7) 预防感染,保持病室清洁、空气新鲜,注意口腔护理。对有尿潴留留置导尿管的患者,应定时消毒尿道口,保持会阴部清洁干燥,防止泌尿系统感染。

第十一章　内科护理常规操作技术

第一节　清洁与舒适管理

环境清洁是指清除环境中物体表面的污垢。患者清洁是指采取包括口腔护理、头发护理、皮肤护理、会阴护理及晨晚间护理等操作，使患者清洁与舒适，预防感染及并发症。

一、病室环境管理

（一）评估和观察要点
（1）评估病室环境的空间、光线、温度、湿度、卫生情况。
（2）评估病室的安全保障设施。

（二）操作要点
（1）病床间距≥1m。
（2）室内温度、湿度适宜。
（3）保持空气清新、光线适宜。
（4）病室物体表面清洁，地面不湿滑，安全标识醒目。
（5）保持病室安静。

（三）指导要点
（1）告知患者及家属遵守病室管理制度。
（2）指导患者防跌倒、防坠床、防烫伤等安全措施。

（四）注意事项
（1）病室布局合理，符合医院感染管理要求。
（2）通风时注意保暖。
（3）工作人员应做到说话轻、走路轻、操作轻、关门轻。

二、床单位管理

（一）评估和观察要点
（1）评估患者病情、意识状态、合作程度、自理程度、皮肤情况、管路情况。
（2）评估床单位安全、方便、整洁程度。

（二）操作要点

1. 备用床和暂空床
（1）移开床旁桌、椅于适宜位置，将铺床用物放于床旁椅上。
（2）从床头至床尾铺平床褥后，铺上床单或床罩。
（3）将棉胎或毛毯套入被套内。
（4）两侧内折后与床内沿平齐，尾端内折与床垫尾端平齐。
（5）暂空床的盖被上端内折1/4，再扇形三折于床尾并使之平齐。
（6）套枕套，将枕头平放于床头正中。
（7）移回床旁桌、椅。
（8）处理用物。

2. 麻醉床
（1）同"备用床和暂空床"步骤的（1）（2）。

(2) 根据患者手术麻醉情况和手术部位铺单。
(3) 盖被放置应方便患者搬运。
(4) 套枕套后,将枕头横立于床头正中。
(5) 移回床旁桌、椅。
(6) 处理用物。

3. 卧床患者更换被单
(1) 与患者沟通,取得配合。
(2) 移开床旁桌、椅。
(3) 将枕头及患者移向对侧,使患者侧卧。
(4) 松开近侧各层床单,将其上卷于中线处塞于患者身下,清扫整理近侧床褥;依次铺近侧各层床单。
(5) 将患者及枕头移至近侧,使患者侧卧。
(6) 松开对侧各层床单,将其内卷后取出,同法清扫和铺单。
(7) 患者平卧,更换清洁被套及枕套。
(8) 移回床旁桌、椅。
(9) 根据病情协助患者取舒适体位。
(10) 处理用物。

(三) 指导要点
(1) 告知患者床单位管理的目的及配合方法。
(2) 指导患者及家属正确使用床单位辅助设施。

(四) 注意事项
(1) 评估操作难易程度,运用人体力学原理,防止职业损伤。
(2) 操作过程中观察患者生命体征、病情变化、皮肤情况,注意保暖,保护患者隐私,避免牵拉管路。
(3) 操作中合理使用床档保护患者,避免坠床。
(4) 使用橡胶单或防水布时,避免其直接接触患者皮肤。
(5) 避免在室内同时进行无菌操作。

三、晨、晚间护理

(一) 评估和观察要点
(1) 了解患者的护理级别、病情、意识、自理程度等,评估患者清洁卫生及皮肤受压情况。
(2) 评估病室环境及床单位的清洁程度。
(3) 操作中倾听患者需求,观察患者的病情变化。

(二) 操作要点
(1) 根据需要准备用物。
(2) 整理床单位,必要时更换被服。
(3) 根据患者病情和自理程度协助患者洗漱、清洁。

(三) 指导要点
告知患者晨、晚间护理的目的和配合方法。

(四) 注意事项
(1) 操作时注意保暖,保护患者隐私。
(2) 维护管路安全。
(3) 眼睑不能闭合的患者应保持其角膜湿润,防止角膜感染。

（4）发现皮肤黏膜异常及时处理并上报。
（5）实施湿式扫床，预防交叉感染。
（6）注意患者体位舒适与安全。

四、口腔护理

（一）评估和观察要点

（1）评估患者的病情、意识、配合程度。
（2）观察患者口唇、口腔黏膜、牙龈、舌苔有无异常；口腔有无异味；牙齿有无松动，有无活动性义齿。

（二）操作要点

（1）核对患者，向患者解释口腔护理的目的、配合要点及注意事项，准备用物。
（2）选择合适的口腔护理液，必要时遵医嘱选择药物。
（3）协助患者取舒适、恰当的体位。
（4）于患者颌下垫治疗巾，放置弯盘。
（5）擦洗牙齿表面、颊部、舌面、舌下及硬腭部，遵医嘱处理口腔黏膜异常。
（6）操作前后认真清点棉球，温水漱口。
（7）协助患者取舒适体位，处理用物。

（三）指导要点

（1）告知患者口腔护理的目的和配合方法。
（2）指导患者正确的漱口方法。

（四）注意事项

（1）操作时避免弯钳触及牙龈或口腔黏膜。
（2）对于昏迷或意识模糊的患者棉球不能过湿，操作中注意夹紧棉球，防止遗留在口腔内，禁止漱口。
（3）有活动性义齿的患者协助其清洗义齿。
（4）使用开口器时从磨牙处放入。

五、会阴护理

（一）评估和观察要点

（1）了解患者的病情、意识、配合程度，有无失禁及留置导尿管。
（2）评估病室温度及遮蔽程度。
（3）评估患者会阴清洁程度，会阴皮肤、黏膜情况，会阴部有无伤口，阴道流血、流液情况。

（二）操作要点

（1）向患者解释会阴护理的目的和配合要点，准备用物。
（2）协助患者取仰卧位，屈膝，两腿略外展。
（3）臀下垫防水单。
（4）用棉球由内向外、自上而下擦洗会阴，先清洁尿道口周围，后清洁肛门。
（5）留置导尿管者，由尿道口处向远端依次用消毒棉球擦洗。
（6）擦洗完后擦干皮肤，皮肤、黏膜有红肿、破溃或分泌物异常时需及时给予处理。
（7）协助患者恢复舒适体位并穿好衣裤，整理床单位，处理用物。

（三）指导要点

（1）告知患者会阴护理的目的及配合方法。
（2）告知女性患者观察阴道分泌物的性状和有无异味等。

（四）注意事项

(1) 水温应适宜。
(2) 女性患者月经期宜采用会阴冲洗。
(3) 为患者保暖，保护隐私。
(4) 避免牵拉引流管、导尿管。

六、协助沐浴和床上擦浴

（一）评估和观察要点

(1) 评估患者的病情、自理能力、沐浴习惯及合作程度。
(2) 评估病室或浴室环境。
(3) 评估患者皮肤状况。
(4) 观察患者在沐浴中及沐浴后的反应。

（二）操作要点

1. 协助沐浴

(1) 向患者解释沐浴的目的及注意事项，取得配合。
(2) 调节室温和水温。
(3) 必要时护理人员护送患者进入浴室并协助其穿脱衣裤。
(4) 观察病情变化及沐浴时间。

2. 床上擦浴

(1) 向患者解释床上擦浴的目的及配合要点。
(2) 调节室温和水温。
(3) 保护患者隐私，给予遮蔽。
(4) 按照由上至下、由前到后的顺序擦洗。
(5) 协助患者更换清洁衣服。
(6) 整理床单位，整理用物。

（三）指导要点

(1) 协助沐浴时，指导患者使用浴室呼叫器的方法。
(2) 告知患者沐浴时不应用湿手接触电源开关，不要反锁浴室门。
(3) 告知患者沐浴时预防意外跌倒和晕厥的方法。

（四）注意事项

(1) 浴室内应配备防跌倒设施（如防滑垫、浴凳、扶手等）。
(2) 床上擦浴时随时观察病情，注意与患者沟通。
(3) 妊娠 7 个月以上孕妇不适宜盆浴。
(4) 床上擦浴时注意保暖，保护患者隐私。
(5) 保护伤口和管路，避免伤口受压、管路打折扭曲。

七、床上洗头

（一）评估和观察要点

(1) 评估患者病情、配合程度、头发卫生情况及头皮状况。
(2) 评估操作环境。
(3) 观察患者在操作中、操作后有无病情变化。

（二）操作要点

（1）调节适宜的室温、水温。
（2）协助患者取舒适、方便的体位。
（3）患者颈下垫毛巾，放置马蹄形防水布垫或洗头设施，开始清洗。
（4）洗发后用温水冲洗。
（5）为患者擦干面部及头发。
（6）协助患者取舒适卧位，整理床单位，处理用物。

（三）指导要点

（1）告知患者床上洗头的目的和配合要点。
（2）告知患者操作中如有不适及时告知护士。

（四）注意事项

（1）为患者保暖，观察患者病情变化，有异常情况应及时处理。
（2）操作中保持患者体位舒适，保护伤口及各种管路，防止水流入耳、眼。
（3）应用洗头车时，按使用说明书或指导手册操作。

第二节　营养与排泄护理

患者营养与排泄护理的主要目的是满足患者营养成分摄入与排泄的需要，预防和发现由于营养摄入与排泄障碍导致的相关并发症。护理中，应遵循安全和标准预防的原则，评估患者的病情和营养状况，满足患者自理需求，协助诊断和治疗，避免或减轻并发症，促进患者康复。

一、协助进食和饮水

（一）评估和观察要点

（1）评估患者病情、意识状态、自理能力、合作程度。
（2）评估患者饮食类型、吞咽功能、咀嚼能力、口腔疾病、营养状况、进食情况。
（3）了解有无餐前、餐中用药，有无特殊治疗或检查。

（二）操作要点

（1）协助患者洗手，对视力障碍、行动不便的患者，将食物、餐具等置于容易取放的位置，必要时协助其进餐。
（2）注意食物温度、软硬度。
（3）进餐完毕，协助患者漱口，整理用物及床单位。
（4）观察患者进食中和进食后的反应，做好记录。
（5）需要记录出入量的患者，记录进食和饮水时间、食物种类和含水量、饮水量等。

（三）指导要点

根据患者的疾病特点，对患者或家属进行饮食指导。

（四）注意事项

（1）特殊饮食的患者，在进食前应仔细查对。
（2）与患者及家属沟通，给予饮食指导。
（3）患者进食和饮水延迟时，做好交接班。

二、肠内营养支持

（一）评估和观察要点

（1）评估患者病情、意识状态、营养状况、合作程度。

(2) 评估管饲通路情况、输注方式，有无误吸风险。
(3) 观察营养液输注中、输注后的反应。

（二）操作要点

(1) 核对患者，准备营养液，温度以接近正常体温为宜。
(2) 若病情允许，协助患者取半卧位。
(3) 输注前，检查并确认喂养管位置，抽吸并估计胃内残留量，如有异常及时报告。
(4) 输注前、后用约 30ml 温水冲洗喂养管。
(5) 输注速度均匀。
(6) 输注完毕，包裹、固定喂养管。
(7) 观察并记录输注量及输注中、输注后的反应。
(8) 病情允许时输注后 30 分钟保持半卧位，避免搬动患者或进行可能引起误吸的操作。

（三）指导要点

(1) 携带喂养管出院的患者，告知患者及家属妥善固定喂养管，输注营养液或特殊用药前后，应用温开水冲洗喂养管。
(2) 告知患者喂养管应定期更换。

（四）注意事项

(1) 营养液现配现用，粉剂应搅拌均匀，配制后的营养液放置在冰箱冷藏，24 小时内用完。
(2) 长期留置鼻胃管或鼻肠管者，每天用油膏涂拭鼻腔黏膜，轻轻转动鼻胃管或鼻肠管，每日进行口腔护理，定期（或按照说明书）更换喂养管，对胃造口、空肠造口者，保持造口周围皮肤干燥、清洁。
(3) 特殊用药前后用约 30ml 温水冲洗喂养管，药片或药丸经研碎、溶解后注入喂养管。
(4) 避免空气入胃，引起胀气。
(5) 注意放置合适的管路标识。

三、肠外营养支持

（一）评估和观察要点

(1) 评估患者病情、意识、合作程度、营养状况。
(2) 评估输液通路情况、穿刺点及其周围皮肤状况。

（二）操作要点

(1) 核对患者，准备营养液。
(2) 输注时建议使用输液泵，在规定时间内匀速输完。
(3) 固定管道，避免过度牵拉。
(4) 巡视、观察患者在输注过程中的反应。
(5) 记录营养液使用的时间、量、滴速及输注过程中患者的反应。

（三）指导要点

(1) 告知患者输注过程中如有不适及时通知护士。
(2) 告知患者翻身、活动时保护管路及穿刺点局部清洁干燥的方法。

（四）注意事项

(1) 营养液配制后若暂时不输注，应置于冰箱冷藏，输注前置于室温下复温，保存时间不超过 24 小时。
(2) 等渗或稍高渗溶液可经周围静脉输入，高渗溶液应从中心静脉输入，明确标识。
(3) 如果选择中心静脉导管输注，不宜从输入营养液的管路输血、采血。

四、排尿异常的护理

(一) 评估和观察要点

(1) 评估患者病情、意识、自理能力、合作程度,了解患者治疗及用药情况。
(2) 了解患者饮水习惯、饮水量,评估排尿次数、量、伴随症状,观察尿液的性状、颜色、透明度等。
(3) 评估膀胱充盈度,有无腹痛、腹胀及会阴部皮肤情况;了解患者有无导尿管、尿路造口等。
(4) 了解尿常规、血电解质检验结果等。

(二) 操作要点

1. 尿量异常的护理
(1) 记录24小时出入液量和尿比重,监测酸碱平衡和电解质变化,监测体重变化。
(2) 根据尿量的异常情况监测相关并发症的发生,有无脱水、休克、水肿、心力衰竭、高血钾或低血钾、高血钠或低血钠表现等。
(3) 遵医嘱补充水、电解质。

2. 尿失禁的护理
(1) 保持床单清洁、平整、干燥。
(2) 及时清洁会阴部皮肤,保持清洁干爽,必要时涂皮肤保护剂。
(3) 根据病情采取相应的保护措施,男性患者可采用尿套,女性患者可采用尿垫、集尿器或留置导尿管。

3. 尿潴留的护理
(1) 诱导排尿:如维持有利于排尿的姿势、听流水声、温水冲洗会阴部、按摩或叩击耻骨上区等,注意保护隐私。
(2) 留置导尿管定时开放,定期更换。

(三) 指导要点

(1) 告知患者导尿管夹闭训练及盆底肌训练的意义和方法。
(2) 指导患者养成定时排尿的习惯。

(四) 注意事项

(1) 留置导尿管期间,注意尿道口清洁。
(2) 尿失禁时注意局部皮肤的护理。

五、排便异常的护理

(一) 评估和观察要点

(1) 评估患者病情,有无高血压、心脏病、肠道病变等。
(2) 了解患者排便习惯、次数、量,粪便的颜色、性状,有无排便费力、便意不尽等。
(3) 了解患者饮食习惯、治疗和检查、用药情况。

(二) 操作要点

1. 便秘的护理
(1) 指导患者增加粗纤维食物摄入,适当增加饮水量。
(2) 指导患者环形按摩腹部,鼓励其适当运动。
(3) 指导患者训练每天定时排便。
(4) 遵医嘱给予缓泻药或灌肠。

2. 腹泻的护理
(1) 观察记录生命体征、出入量等。
(2) 保持会阴部及肛周皮肤清洁干燥,评估肛周皮肤有无破溃、湿疹等,必要时涂皮肤保护剂。

（3）合理饮食，协助患者餐前、便前、便后洗手。
（4）遵医嘱给药，补充水、电解质等。
（5）记录排便的次数和粪便性状，必要时留取标本送检。

3. 大便失禁的护理
（1）评估大便失禁的原因，观察粪便的性状。
（2）必要时观察记录生命体征、出入量等。
（3）做好会阴及肛周皮肤护理，评估肛周皮肤有无破溃、湿疹等，必要时涂皮肤保护剂。
（4）合理膳食。
（5）指导患者根据病情和以往排便习惯、定时排便，进行肛门括约肌及盆底肌肉收缩训练。

（三）指导要点
（1）指导患者合理膳食。
（2）指导患者养成定时排便的习惯，适当运动。

（四）注意事项
（1）心脏病、高血压等患者，避免用力排便，必要时使用缓泻药。
（2）大便失禁、腹泻患者，应注意观察肛周皮肤情况。
（3）腹泻者注意观察有无脱水、电解质紊乱的表现。

六、导 尿

（一）评估和观察要点
（1）评估患者自理能力、合作程度及耐受力。
（2）评估患者病情、意识、膀胱充盈度、会阴部皮肤黏膜状况，了解男性患者有无前列腺疾病等易引起尿路梗阻的情况。

（二）操作要点
（1）准备温度适宜、隐蔽的操作环境。
（2）摆好体位，按照无菌原则清洁并消毒患者外阴及尿道口。
（3）戴无菌手套，铺孔巾。
（4）检查尿管气囊有无漏气，润滑导尿管前端至气囊后 4～6cm（男患者至气囊后 20～22cm）。
（5）再次按无菌原则消毒尿道口。
（6）插入尿道内 4～6cm（男性患者，提起阴茎与腹壁成 60°角，插入 20～22cm），见尿后再插入 5～7cm，夹闭导尿管开口。
（7）按照导尿管标明的气囊容积向气囊内缓慢注入无菌生理盐水，轻拉导尿管有阻力后，连接引流袋。
（8）固定引流管及尿袋，尿袋的位置应低于膀胱，导尿管应有标识并注明置管日期。
（9）安置患者，整理用物。
（10）记录置管日期，尿液的量、性质、颜色等。
（11）留置导尿管期间，应该做到：①保持引流通畅，避免导管受压、扭曲、牵拉、堵塞等；②应每日给予会阴擦洗；③定期更换引流装置、更换导尿管；④拔管前采用间歇式夹闭引流管方式；⑤拔管后注意观察小便自解情况。

（三）指导要点
（1）告知患者导尿的目的及配合方法。
（2）告知患者防止导尿管受压、脱出的注意事项。
（3）告知患者离床活动时的注意事项。

（四）注意事项

（1）导尿过程中，若导尿管触及尿道口以外区域，应重新更换导尿管。
（2）膀胱过度膨胀且衰弱的患者第一次放尿不宜超过 1000ml。
（3）男性患者包皮和冠状沟易藏污垢，导尿前要彻底清洁，导尿管插入前建议使用润滑止痛胶，插管遇阻力时切忌强行插入，必要时请专科医师插管。

七、灌　肠

（一）评估和观察要点

（1）了解患者病情，评估其意识、自理情况、合作及耐受程度。
（2）了解患者排便情况，评估肛门周围皮肤黏膜状况。

（二）操作要点

1. 大量不保留灌肠

（1）核对医嘱及患者，注意操作环境隐蔽、室温适宜。
（2）配制灌肠液，温度 39～41℃，用止血钳夹闭排液管。
（3）患者取左侧卧位，臀部垫防水布，屈膝。
（4）灌肠液挂于输液架上，液面比肛门高 40～60cm。
（5）将肛管与灌肠液的排液管连接，润滑肛管，排除管道气体，将肛管缓缓插入肛门 7～10cm。
（6）固定肛管，松开止血钳，观察液体流入及患者耐受情况；根据患者耐受程度，适当调整灌肠液高度。
（7）灌毕，夹闭并返折排液管，再将肛管拔出，擦净肛门。
（8）嘱患者尽量于 5～10 分钟后排便。
（9）了解患者排便情况，安置患者，整理用物。

2. 甘油灌肠

（1）核对医嘱及患者，准备环境和物品。
（2）患者取左侧卧位，臀部靠近床沿，屈膝，臀部垫高。
（3）打开甘油灌肠剂，挤出少许液体润滑管口，将灌肠剂管缓缓插入肛门 7～10cm。
（4）固定灌肠剂，轻轻挤压，观察液体流入及患者耐受情况。
（5）灌毕，返折灌肠剂管口同时拔出，擦净肛门。
（6）嘱患者尽量保留 10 分钟后排便。
（7）安置患者，整理用物，记录排便情况。

3. 保留灌肠

（1）核对医嘱和患者，嘱患者先排便，准备环境及灌肠药液，灌肠液量不宜超过 200ml。
（2）根据病情和病变部位取合适卧位，臀部垫高约 10cm，必要时准备便盆。
（3）润滑并插入肛管 15～20cm，液面至肛门的高度应<30cm，缓慢注入药液。
（4）药液注入完毕后，返折肛管并拔出，擦净肛门，嘱患者尽可能忍耐，药液保留 20～30 分钟。
（5）安置患者，整理用物。
（6）观察用药后的效果并记录。

（三）指导要点

告知患者灌肠的目的及配合方法。

（四）注意事项

（1）妊娠、急腹症、消化道出血、严重心脏病等患者不宜灌肠；直肠、结肠和肛门等手术后及大便失禁的患者不宜灌肠。

(2) 伤寒患者灌肠时溶液不超过 500ml，液面不高于肛门 30cm，肝性脑病患者禁用肥皂水灌肠。

(3) 灌肠过程中发现患者脉搏细速、面色苍白、出冷汗、剧烈腹痛、心慌等，应立即停止灌肠，并报告医生。

(4) 保留灌肠时，肛管宜细，插入宜深，速度宜慢，量宜少，防止气体进入肠道。

八、持续膀胱冲洗

（一）评估和观察要点

(1) 评估病情、意识状态、自理及合作程度。

(2) 观察尿液性质、出血情况、排尿不适症状等。

(3) 注意患者反应，观察冲洗液出入量、颜色及有无不适主诉。

（二）操作要点

(1) 遵医嘱准备冲洗液。

(2) 在留置无菌三腔导尿管后，排空膀胱。

(3) 将膀胱冲洗液悬挂在输液架上，液面高于床面约 60cm，连接前对各个连接部进行消毒。

(4) 将冲洗管与冲洗液连接，三腔尿管一头连接冲洗管，另一头连接尿袋。夹闭尿袋，打开冲洗管，使溶液滴入膀胱，速度 80~100 滴/分；待患者有尿意或滴入 200~300ml 后，夹闭冲洗管，打开尿袋，排出冲洗液，遵医嘱如此反复进行。

(5) 冲洗完毕，取下冲洗管，消毒导尿管远端管口并与尿袋连接。

(6) 固定尿袋，使其位置低于膀胱。

(7) 安置患者，整理用物并记录。

（三）指导要点

(1) 告知患者冲洗的目的和配合方法。

(2) 告知患者冲洗过程中如有不适及时通知护士。

（四）注意事项

(1) 根据患者反应及症状调整冲洗速度和冲洗液用量，必要时停止冲洗并通知医生。

(2) 冲洗过程中观察病情变化及引流管是否通畅。

第三节　身体活动管理

身体活动管理即根据患者病情和舒适度的要求，协助采取主动体位或被动体位，以减轻身体不适和疼痛，预防并发症；遵医嘱为患者安置牵引体位或肢体制动，以达到不同的治疗目的。

一、卧位护理

（一）评估和观察要点

(1) 评估患者病情、意识状态、自理能力、合作程度。

(2) 了解诊断、治疗和护理要求，选择体位。

(3) 评估患者自主活动能力、卧位习惯。

（二）操作要点

1. 薄枕平卧位

(1) 垫薄枕，头偏向一侧。

(2) 患者腰椎麻醉或脊髓腔穿刺后，取此卧位。

(3) 昏迷患者注意观察其神志变化，谵妄、全麻尚未清醒患者应预防发生坠床，必要时使用约束带并按约束带使用原则护理。

（4）做好呕吐患者的护理，防止窒息，保持舒适。

2. 仰卧中凹位（休克卧位）
（1）抬高头胸部10°～20°，抬高下肢20°～30°。
（2）保持呼吸道畅通，按休克患者观察要点护理。

3. 头低足高位
（1）患者仰卧，头偏向一侧，将枕头横立于床头，床尾抬高15～30cm。
（2）观察患者耐受情况，颅内高压患者禁用此体位。

4. 侧卧位
（1）侧卧，两臂屈肘，一手放于胸前，一手放于枕旁，下腿稍伸直，上腿弯曲。
（2）必要时在两膝之间、后背和胸、腹前分别放置软枕。

5. 俯卧位
（1）俯卧，两臂屈肘放于头部两侧，两腿伸直，胸下、髋部及踝部各放一软枕，头偏向一侧。
（2）气管切开、颈部损伤、呼吸困难者不宜采取此体位。

6. 半坐卧位
（1）仰卧，床头支架或靠背架抬高30°～60°，下肢屈曲。
（2）放平时，先放平下肢，后放床头。

7. 端坐卧位
（1）坐起，床上放一跨床小桌，桌上放软枕，患者伏桌休息；必要时可使用软枕、靠背架等支持物辅助坐姿。
（2）防止坠床，必要时加床档，做好背部保暖。

8. 屈膝仰卧位
（1）仰卧，两膝屈起并稍向外分开。
（2）注意保暖，保护隐私，保证患者安全，必要时加床档。

9. 膝胸卧位
（1）跪卧，两腿稍分开，胸及膝部贴床面，腹部悬空，臀部抬起，头转向一侧，两臂屈肘放于头的两侧，应注意保暖和遮盖。
（2）女患者在胸部下放一软枕，注意保护膝盖皮肤；患有心、肾疾病的孕妇禁用此体位。

10. 截石位
（1）仰卧，两腿分开放在支腿架上，臀部齐床边，两手放在胸前或身体两侧。
（2）臀下垫治疗巾，支腿架上放软垫。
（3）注意保暖，减少暴露时间，保护患者隐私。

（三）指导要点
（1）协助并指导患者按要求采用不同体位及更换体位时保护各种管路的方法。
（2）告知患者调整体位的意义和方法，注意适时调整和更换体位，如局部感觉不适，应及时通知医务人员。

（四）注意事项
（1）注意各种体位承重处的皮肤情况，预防压疮。
（2）注意各种体位的舒适度，及时调整。
（3）注意各种体位的安全，必要时使用床档或约束物。

二、制 动 护 理

制动是让患者身体的某一部分处于不动的状态。制动可以控制肿胀和炎症，避免再损伤。

（一）评估和观察要点

（1）评估病情、身体状况、肌肉和关节活动情况。
（2）了解患者的诊断和治疗，明确制动原因。
（3）评估患者自理能力、非制动部位的活动能力、制动部位及其皮肤情况等。

（二）操作要点

1. 头部制动

（1）采用多种方法（头部固定器、支架、沙袋等）或手法（双手或双膝）使患者头部处于固定不动状态。
（2）观察受压处皮肤情况。
（3）头部制动睡眠时，可在颈部两侧放置沙袋。
（4）新生儿可采用凹式枕头部制动，2岁以上患者可使用头部固定器，并可与颈椎和头部固定装置一起使用，不宜与真空夹板一起使用。

2. 肢体制动

（1）暴露患者腕部或踝部，用棉垫或保护垫包裹腕部或踝部，将保护带或加压带等将腕或踝固定于床缘两侧。
（2）根据制动目的和制动部位选择合适的制动工具。

3. 躯干制动

（1）选择合适的方法固定患者躯干，如筒式约束带、大单、支具等。
（2）搬动时勿使伤处移位、扭曲、震动。

4. 全身制动

（1）遵医嘱使用约束物，紧紧包裹躯干及四肢，必要时用约束带。
（2）约束时松紧适宜，手腕及足踝等骨突处，用棉垫保护；约束胸、腹部时，保持其正常的呼吸功能。
（3）制动时维持患者身体各部位的功能位。
（4）每15分钟观察1次约束肢体的末梢循环情况，约2小时解开约束带放松1次，并协助翻身、局部皮肤护理及全关节运动。

5. 石膏固定

（1）石膏固定后注意观察患肢末梢的温度、皮肤颜色及活动情况，评估患肢是否肿胀，观察其表面的渗血情况。
（2）四肢石膏固定，抬高患肢；髋人字石膏固定患者须用软枕垫起腰凹，悬空臀部。
（3）石膏未干前，不可在石膏上覆盖被毯；保持石膏清洁，避免水、分泌物、排泄物等刺激皮肤。
（4）防止石膏断裂，尽量避免搬动。在石膏未干前搬动患者，须用手掌托住石膏，忌用手指捏压；石膏干涸后有脆性，采用滚动法翻身，勿对关节处实施成角应力。
（5）保持石膏末端暴露的指（趾）及指（趾）甲的清洁、保暖。

6. 夹板固定

（1）选择合适长度、宽度的夹板及固定的方式。
（2）两块夹板置于患肢的内外侧，并跨越上下两关节，夹板下加垫并用绷带或布带固定。
（3）观察患肢血供情况、夹板固定松紧度及疼痛等；可抬高患肢，使其略高于心脏平面。

7. 牵引

（1）观察肢端皮肤颜色、温度、桡动脉或足背动脉搏动、毛细血管充盈情况、指（趾）活动情况。
（2）下肢牵引抬高床尾，颅骨牵引则抬高床头。
（3）小儿行双腿悬吊牵引时，注意皮牵引是否向牵引方向移动。
（4）骨牵引治疗肱骨髁上骨折时，要屈肘45°，肩部离床。

（5）枕颌带牵引时，颈部两侧放置沙袋制动，避免颈部无意识地摆动，颌下垫小毛巾，经常观察颌下、耳廓及枕后皮肤情况，防止压疮；颈下垫小软枕，减轻不适感。

（6）股骨颈骨折、转子间骨折时摆正骨盆，患肢外展，足部置中立位，可穿丁字鞋，防止外旋。

（7）骨牵引者，每天消毒针孔处。

（8）牵引须保持一定的牵引力，持续牵引并保持牵引有效。

（9）对于下肢牵引的患者，注意防止压迫腓总神经，根据病情，每天主动或被动做足背伸活动，防止关节僵硬和跟腱挛缩。

（三）指导要点

（1）向患者及家属说明使用约束物的原因及目的，取得理解与合作。

（2）指导患者进行功能锻炼。

（3）告知患者及家属不可改变牵引装置、不得去除石膏内棉和夹板，如有不适及时通知医务人员。

（四）注意事项

（1）根据不同的制动方法，观察患者局部和全身的情况。

（2）协助患者采用舒适体位，减轻疼痛；每2~3小时协助翻身1次，观察皮肤受压情况。

（3）观察局部皮肤的完整性、血液循环情况。

三、体位转换

（一）评估和观察要点

（1）评估病情、意识状态、皮肤情况，活动耐力及配合程度。

（2）评估自理能力，有无导管、牵引、夹板固定，身体有无移动障碍。

（3）评估患者体位是否舒适；了解肢体和各关节是否处于合理的位置。

（4）翻身或体位改变后，检查各导管是否扭曲、受压、牵拉。

（二）操作要点

1. 协助患者翻身

（1）检查并确认病床处于固定状态。

（2）妥善安置各种管路，翻身后检查管路是否通畅，根据需要为患者叩背。

（3）检查并安置患者肢体，使各关节处于合理位置。

（4）轴线翻身时，保持整个脊椎平直，翻身角度不可超过60°，有颈椎损伤时，勿扭曲或旋转患者的头部，保护颈部。

（5）记录翻身时间。

2. 协助患者体位转换

（1）卧位到坐位的转换，长期卧床患者注意循序渐进，先半坐卧位，再延长时间逐步改为坐位。

（2）协助患者从床尾移向床头时，根据患者病情放平床头，将枕头横立于床头，向床头移动患者。

（三）指导要点

（1）告知患者及家属体位转换的目的、过程及配合方法。

（2）告知患者及家属体位转换时和转换后的注意事项。

（四）注意事项

（1）注意各种体位转换间的患者安全，保护管路。

（2）注意体位转换后患者的舒适；观察病情、生命体征的变化，记录体位维持时间。

（3）协助患者体位转换时，不可拖拉，注意节力。

（4）被动体位患者翻身后，应使用辅助用具支撑体位保持稳定，确保肢体和关节处于功能位。

（5）注意各种体位受压处的皮肤情况，做好预防压疮的护理。

（6）颅脑手术后，不可剧烈翻转头部，应取健侧卧位或平卧位。
（7）颈椎或颅骨牵引患者，翻身时不可放松牵引。
（8）石膏固定和伤口较大患者翻身后应使用软垫支撑，防止局部受压。

四、轮椅与平车使用

（一）评估和观察要点

（1）评估患者生命体征、病情变化、意识状态、活动耐力及合作程度。
（2）评估自理能力、治疗及各种管路情况等。

（二）操作要点

1. 轮椅

（1）患者与轮椅间的移动：①使用前：检查轮椅性能，从床上向轮椅移动时，在床尾处备轮椅，轮椅应放在患者健侧，固定轮椅。护士协助患者下床、转身、坐入轮椅后，放好足踏板。②从轮椅向床上移动时，推轮椅至床尾，轮椅朝向床头，并固定轮椅。护士协助患者站起、转身、坐至床边，选择正确卧位。③从轮椅向坐便器移动时，轮椅斜放，使患者的健侧靠近坐便器，固定轮椅。协助患者足部离开足踏板，健侧手按到轮椅的扶手，护士协助其站立、转身，坐在坐便器上。④从坐便器上转移到轮椅上时，按从轮椅向坐便器移动的程序反向进行。

（2）轮椅的使用：①患者坐不稳或轮椅下斜坡时，用束腰带保护患者；②下坡时，倒转轮椅，使轮椅缓慢下行，患者头及背部应向后靠；③如有下肢水肿、溃疡或关节疼痛，可将足踏板抬起，并垫软枕。

2. 平车

（1）患者与平车间的移动：①能在床上配合移动者采用挪动法；儿童或体重较轻者可采用1人搬运法；不能自行活动或体重较重者采用2~3人搬运法；病情危重或颈、胸、腰椎骨折患者采用4人以上搬运法。②使用前，检查平车性能，清洁平车。③借助搬运器具进行搬运。④挪动时，将平车推至与床平行，并紧靠床边，固定平车，将盖被平铺于平车上，协助患者移动到平车上，注意安全和保暖。⑤搬运时，应先将平车推至床尾，使平车头端与床尾成钝角，固定平车，1人或以上人员将患者搬运至平车上，注意安全和保暖。⑥拉起护栏。

（2）平车的使用：①头部置于平车的大轮端；②推车时小轮在前，车速适宜，拉起护栏，护士站于患者头侧，上下坡时应使患者头部在高处一端；③在运送过程中保证输液和引流的通畅，特殊引流管可先行夹闭，防止牵拉脱出。

（三）指导要点

（1）告知患者在使用轮椅或平车时的安全要点及配合方法。
（2）告知患者感觉不适时，及时通知医务人员。

（四）注意事项

（1）使用前应先检查轮椅和平车，保证完好无损方可使用；轮椅、平车放置位置合理，移动前应先固定。
（2）轮椅、平车使用中注意观察患者病情变化，确保安全。
（3）保护患者安全、舒适，注意保暖，骨折患者应固定好骨折部位再搬运。
（4）遵循节力原则，速度适宜。
（5）搬运过程中，妥善安置各种管路，避免牵拉。

第四节 常见症状护理

症状是疾病过程中机体内的一系列功能、代谢和形态结构异常变化所引起的患者主观上的异常感觉，包括患者自身的各种异常感觉和医务人员感知的各种异常表现。临床护理人员在工作中，应早期识别症状，及时、准确地判断病情，发现问题及时告知医生或采取相应的护理措施改善患者的症状，预防并发症的发生。

一、呼吸困难的护理

（一）评估和观察要点

（1）评估患者病史、发生时间、起病缓急、诱因、伴随症状、活动情况、心理反应和用药情况等。
（2）评估患者神志、面容与表情、口唇、指（趾）端皮肤颜色，呼吸的频率、节律、深浅度，体位、胸部体征、心率、心律等。
（3）评估血氧饱和度、动脉血气分析、胸部 X 线检查、CT、肺功能检查等。

（二）操作要点

（1）提供安静、舒适、洁净、温湿度适宜的环境。
（2）每日摄入足够的热量，避免刺激性强、易于产气的食物，做好口腔护理。
（3）保持呼吸道通畅，痰液不易咳出者采用辅助排痰法，协助患者有效排痰。
（4）根据病情取坐位或半卧位，改善通气，以患者自觉舒适为原则。
（5）根据不同疾病严重程度及患者实际情况选择合理的氧疗或机械通气方式。
（6）遵医嘱应用支气管舒张剂、抗菌药物、呼吸兴奋药等，观察药物疗效和副作用。
（7）呼吸功能训练。
（8）指导患者有计划地进行休息和活动，循序渐进地增加活动量和改变运动方式。

（三）指导要点

（1）告知患者呼吸困难的常见诱因，指导患者识别并尽量避免。
（2）指导患者进行正确、有效的呼吸肌功能训练。
（3）指导患者合理安排休息和活动，调整日常生活方式。
（4）指导患者配合氧疗或机械通气的方法。

（四）注意事项

（1）评估判断呼吸困难的诱因。
（2）安慰患者，增强患者安全感。
（3）不能单纯从血氧饱和度的高低来判断病情，必须结合血气分析来判断缺氧的严重程度。
（4）心源性呼吸困难患者应严格控制输液速度，以 20～30 滴/分为宜。

二、咳嗽、咳痰的护理

（一）评估和观察要点

（1）评估咳嗽的发生时间、诱因、性质、节律、与体位的关系、伴随症状、睡眠等。
（2）评估咳痰的难易程度，观察痰液的颜色、性质、量、气味和有无肉眼可见的异常物质等。
（3）必要时评估生命体征、意识状态、心理状态等，评估有无发绀。
（4）了解痰液直接涂片和染色镜检（细胞学、细菌学、寄生虫学检查）、痰培养和药物敏感试验等检验结果。

（二）操作要点

（1）提供整洁、舒适、温湿度适宜的环境，减少不良刺激。
（2）保持舒适体位，避免诱因，注意保暖。
（3）对于慢性咳嗽者，给予高蛋白、高维生素、足够热量的饮食，嘱患者多饮水。
（4）促进有效排痰，包括深呼吸和有效咳嗽、湿化和雾化疗法、胸部叩击与胸壁振荡、体位引流及机械吸痰等。
（5）记录痰液的颜色、性质、量，正确留取痰标本并送检。

（6）按医嘱指导患者正确用药，观察药物疗效和副作用。

（三）指导要点

（1）指导患者识别并避免诱因。
（2）告知患者养成正确的饮食、饮水习惯。
（3）指导患者掌握正确的咳嗽方法。
（4）教会患者有效咳痰的方法。
（5）指导患者正确配合雾化吸入或蒸汽吸入。

（四）注意事项

（1）患儿、老年体弱者慎用强镇咳药。
（2）患儿、老年体弱者取侧卧位，防止痰液堵塞窒息。
（3）保持口腔清洁，必要时行口腔护理。
（4）有窒息危险的患者，备好吸痰物品，做好抢救准备。
（5）对于过敏性咳嗽患者，避免接触过敏原。

三、咯血的护理

（一）评估和观察要点

（1）评估患者咯血的颜色、性状及量，伴随症状，治疗情况，心理反应，既往史及个人史。
（2）评估患者生命体征、意识状态、面容与表情等。
（3）了解血常规、出凝血时间、结核菌检查等检查结果。

（二）操作要点

（1）大咯血患者绝对卧床，取患侧卧位，出血部位不明患者取仰卧位，头偏向一侧。
（2）及时清理患者口鼻腔血液，安慰患者。
（3）吸氧。
（4）建立静脉通道，及时补充血容量及遵医嘱用止血药物，观察疗效及副作用。
（5）观察、记录咯血量和性状。
（6）床旁备好气管插管、吸痰器等抢救用物。
（7）保持大便通畅，避免用力排便。

（三）指导要点

（1）告知患者及家属咯血发生时的正确卧位及自我紧急护理措施。
（2）指导患者合理饮食，补充营养，保持大便通畅，大咯血时禁食。
（3）告知患者及时轻咳出血块，严禁屏气或剧烈咳嗽。

（四）注意事项

（1）注意鉴别咯血、呕血及口腔内出血。
（2）咯血量的估计应考虑患者吞咽、呼吸道残留的血液及混合的唾液、痰等因素。
（3）及时清除口腔及气道血液，避免窒息。
（4）做好口腔护理。
（5）咯血过程突然中断，出现呼吸急促、发绀、烦躁不安、精神极度紧张、有濒死感、口中有血块等情况时，立即抢救。

四、恶心、呕吐的护理

（一）评估和观察要点

（1）评估患者恶心与呕吐发生的时间、频率、原因或诱因，呕吐的特点及呕吐物的颜色、性质、量、气味，伴随的症状等。

(2) 评估患者生命体征、神志、营养状况，有无脱水表现，腹部体征。

(3) 了解患者呕吐物、毒物分析或细菌培养等检查结果。

(4) 呕吐量大者注意有无水电解质紊乱、酸碱平衡失调。

（二）操作要点

(1) 出现前驱症状时协助患者取坐位或侧卧位，预防误吸。

(2) 清理呕吐物，更换清洁床单。

(3) 必要时监测生命体征。

(4) 测量和记录每日的出入量、尿比重、体重及电解质平衡情况等。

(5) 剧烈呕吐时暂禁食，遵医嘱补充水分和电解质。

（三）指导要点

(1) 告知患者及家属恶心及呕吐发生的危险因素及紧急护理措施。

(2) 告知患者避免直立性低血压、头晕、心悸的方法。

(3) 呕吐停止后进食少量清淡、易消化的食物，少食多餐，逐渐增加进食量。

（四）注意事项

(1) 呕吐发生时应将患者头偏向一侧或取坐位。

(2) 呕吐后及时清理呕吐物，协助漱口，开窗通风。

(3) 口服补液时，应少量多次饮用。

(4) 注意观察生命体征、意识状态、电解质和酸碱平衡情况及有无低血钾表现。

(5) 剧烈呕吐时，应暂停饮食及口服药物；待呕吐减轻时可给予流质或半流质饮食，少量多餐，并鼓励多饮水。

五、呕血、便血的护理

（一）评估和观察要点

(1) 评估患者呕血、便血的原因、诱因及出血的颜色、量、性状和伴随症状，治疗情况，心理反应，既往史及个人史。

(2) 评估患者生命体征、精神和意识状态、周围循环状况、腹部体征等。

(3) 了解患者血常规、凝血功能、大便隐血、腹部超声、内镜检查等结果。

（二）操作要点

(1) 卧床，呕血患者床头抬高 10°～15°或头偏向一侧。

(2) 及时清理呕吐物，做好口腔护理。

(3) 建立有效静脉输液通道，遵医嘱进行输血、输液及其他止血治疗等抢救措施。

(4) 监测患者神志及生命体征变化，记录出入量。

(5) 根据病情及医嘱，给予相应饮食及指导。

(6) 判断有无再次出血的症状与体征。

（三）指导要点

(1) 教会患者及家属识别早期出血征象、再出血征象及应急措施。

(2) 指导患者合理饮食，避免诱发呕血或便血。

(3) 告知患者缓解症状的方法，避免误吸。

（四）注意事项

(1) 输液开始宜快，必要时测定中心静脉压作为调整输液量和速度的依据。

(2) 注意保持患者口腔清洁，注意肛周皮肤清洁保护。

(3) 辨别便血与食物或药物因素引起的黑便。
(4) 必要时留置胃管观察出血量，做好内镜止血的准备。

六、腹胀的护理

（一）评估和观察要点
(1) 评估患者腹胀的程度、持续时间、伴随症状，腹胀的原因，排便、排气情况，治疗情况，心理反应，既往史及个人史。
(2) 了解患者相关检查结果。

（二）操作要点
(1) 根据病情协助患者采取舒适体位或行腹部按摩、肛管排气、补充电解质等方法减轻腹胀。
(2) 遵医嘱用药或给予相应治疗措施，观察疗效和副作用。
(3) 合理饮食，适当活动。
(4) 做好相关检查的准备工作。

（三）指导要点
(1) 指导患者减轻腹胀的方法。
(2) 告知患者及家属腹胀的诱因和预防措施。

（四）注意事项
腹胀症状持续不缓解者应严密观察，配合医生实施相关检查。

七、心悸的护理

（一）评估和观察要点
(1) 评估心悸发作诱因、伴随症状，患者的用药史、既往史等。
(2) 评估患者生命体征、意识状况等。
(3) 了解患者血红蛋白、血糖、心电图、甲状腺功能、电解质水平等的检查结果。

（二）操作要点
(1) 保持环境安静。
(2) 卧床休息，取舒适卧位，伴呼吸困难时可吸氧。
(3) 测量生命体征，准确测量心率（或脉率），必要时行心电图检查或心电监测。
(4) 指导患者深呼吸或听音乐等放松方法。
(5) 遵医嘱给予相应治疗措施并观察效果，做好记录。

（三）指导要点
(1) 指导患者自测脉搏的方法及注意事项。
(2) 指导患者识别并避免发生心悸的诱因。

（四）注意事项
(1) 帮助患者减轻恐惧、紧张心理，增加安全感。
(2) 房颤患者须同时测量心率和脉率。

八、头晕的护理

（一）评估和观察要点
(1) 评估患者头晕的性质、持续时间、诱因、伴随症状，与体位及进食有无相关，治疗情况，心理反应，既往史及个人史。
(2) 评估生命体征、意识状况等。

(3) 了解患者相关检查结果。

(二) 操作要点

(1) 保持病室安静,操作轻柔。
(2) 卧床休息。
(3) 监测生命体征变化。
(4) 遵医嘱使用药物,并观察药物疗效与副作用。
(5) 保持周围环境中无障碍物,注意地面防滑。
(6) 将患者经常使用的物品放在容易拿取的地方。

(三) 指导要点

(1) 告知患者及家属头晕的诱因。
(2) 告知患者及家属头晕发生时的注意事项。

(四) 注意事项

(1) 指导患者改变体位尤其是转动头部时应缓慢。
(2) 患者活动时须有人陪伴,症状严重者须卧床休息。
(3) 教会患者使用辅助设施,如扶手、护栏等。
(4) 对于精神紧张、焦虑不安的患者,给予心理安慰和支持。

九、抽搐的护理

(一) 评估和观察要点

(1) 评估抽搐发生的时间、持续时间、次数、诱因、过程、部位、性质及患者既往史等。
(2) 评估患者生命体征、意识状态,有无舌咬伤、尿失禁等。
(3) 了解患者头颅影像、电解质、脑电图检查结果等。

(二) 操作要点

(1) 立即移除可能损伤患者的物品,放入开口器,如有义齿应取出,解开衣扣、裤带。
(2) 取侧卧位,头偏向一侧,打开气道,备好负压吸引器,及时清除口鼻腔分泌物与呕吐物。
(3) 加床档,必要时约束保护,吸氧。
(4) 遵医嘱注射镇静药物,观察并记录用药效果。
(5) 抽搐时勿按压肢体,观察患者抽搐发作时的病情及生命体征变化并做好记录。
(6) 避免强光、声音刺激,保持安静。

(三) 指导要点

(1) 告知患者及家属抽搐的相关知识,寻找并避免诱因。
(2) 告知患者及家属抽搐发作时应采取的安全措施。
(3) 告知患者避免从事危险的活动或职业。
(4) 告知患者单独外出时应随身携带注明病情及家人联系方式的卡片。
(5) 告知患者和家属切勿自行停药或减药。

(四) 注意事项

(1) 开口器上应缠纱布,从磨牙处放入。
(2) 提高患者服药的依从性。

十、疼痛的护理

(一) 评估和观察要点

(1) 评估患者疼痛的部位、性质、程度、发生及持续的时间,疼痛的诱发因素、伴随症状,患者的既往史及心理反应；应用疼痛评估量表评估疼痛的严重程度。

(2) 评估生命体征的变化。

(3) 了解相关的检查化验结果。

(二) 操作要点

(1) 根据疼痛的部位协助患者采取舒适的体位。

(2) 给予患者安静、舒适环境。

(3) 遵医嘱给予治疗并观察效果和副作用。

(4) 合理饮食，避免便秘。

(三) 指导要点

告知患者及家属疼痛的原因或诱因及减轻和避免疼痛的方法，听音乐、分散注意力等放松技巧。

(四) 注意事项

遵医嘱给予止痛药缓解疼痛症状时，应注意观察药物疗效和副作用。

十一、水肿的护理

(一) 评估和观察要点

(1) 评估水肿的部位、时间、范围、程度、发展速度，与饮食、体位及活动的关系，患者的心理状态、伴随症状、治疗情况、既往史及个人史。

(2) 观察生命体征、体重、颈静脉充盈程度，有无胸腔积液、腹水征，患者的营养状况、皮肤血供、张力变化及是否有移动性浊音等。

(3) 了解相关检查结果。

(二) 操作要点

(1) 轻度水肿患者限制活动，严重水肿患者取适宜体位卧床休息。

(2) 监测体重和病情变化，必要时记录 24 小时液体出入量。

(3) 限制钠盐和水分的摄入，根据病情摄入适当蛋白质。

(4) 遵医嘱使用利尿药或其他药物，观察药物疗效及副作用。

(5) 观察皮肤完整性，发现压疮及时处理。

(三) 指导要点

(1) 告知患者水肿发生的原因及治疗护理措施。

(2) 指导患者合理限盐限水。

(四) 注意事项

(1) 晨起餐前、排尿后测量体重。

(2) 保持病床柔软、干燥、无皱褶。

(3) 操作时避免拖、拉、拽，保护皮肤。

(4) 严重水肿患者穿刺后延长按压时间。

十二、发热的护理

(一) 评估和观察要点

(1) 评估患者发热的时间、程度、诱因及伴随症状等。

(2) 评估患者意识状态、生命体征的变化。

(3) 了解患者相关检查结果。

(二) 操作要点

(1) 监测体温变化，观察热型。

（2）卧床休息，减少机体消耗。
（3）高热患者给予物理降温或遵医嘱药物降温。
（4）降温过程中出汗时及时擦干皮肤，随时更换衣物，保持皮肤和床单清洁、干燥；注意降温后的反应，避免虚脱。
（5）降温处理30分钟后测量体温。
（6）补充水分，防止脱水，鼓励患者进食高热量、高维生素、营养丰富的半流质或软质饮食。
（7）做好口腔护理。

（三）指导要点
（1）鼓励患者多饮水。
（2）告知患者穿透气、棉质衣服，寒战时应给予保暖。
（3）告知患者及家属限制探视的重要性。

（四）注意事项
（1）冰袋降温时注意避免冻伤。
（2）发热伴大量出汗者应记录24小时液体出入量。
（3）对原因不明的发热慎用药物降温法，以免影响对热型及临床症状的观察。
（4）有高热惊厥史的患儿要及早遵医嘱给予药物降温。
（5）必要时留取血培养标本。

第五节 皮肤、伤口、造口护理

皮肤、伤口、造口患者的护理内容包括准确评估皮肤、伤口、造口状况，为患者实施恰当的护理措施，从而减少或去除危险因素，预防相关并发症，增加患者舒适度，促进其愈合。

一、压疮预防

（一）评估和观察要点
（1）评估发生压疮的危险因素，包括患者病情、意识状态、营养状况、肢体活动能力、自理能力、排泄情况及合作程度等。
（2）评估患者压疮易患部位。

（二）操作要点
（1）根据病情使用压疮危险因素评估表评估患者。
（2）对活动能力受限或长期卧床患者，定时变换体位或使用充气床垫或采取局部减压措施。
（3）保持患者皮肤清洁无汗液，衣服和床单位清洁、干燥、无皱褶。
（4）大小便失禁患者及时清洁局部皮肤，肛周可涂皮肤保护剂。
（5）高危人群的骨突处皮肤可使用半透膜敷料或者水胶体敷料保护，但皮肤脆薄者慎用。
（6）病情需要限制体位的患者，采取可行的压疮预防措施。
（7）每班严密观察并严格交接患者皮肤状况。

（三）指导要点
（1）告知患者及家属发生压疮的危险因素和预防措施。
（2）指导患者加强营养，增加皮肤抵抗力，保持皮肤干燥清洁。
（3）指导患者功能锻炼。

（四）注意事项
（1）感觉障碍的患者避免使用热水袋或冰袋，防止烫伤或冻伤。
（2）受压部位在解除压力30分钟后压红不消退者，应缩短变换体位时间，禁止按摩压红部位皮肤。

(3) 正确使用压疮预防器具，不宜使用橡胶类圈状物。

二、压疮护理

（一）评估和观察要点

(1) 评估患者病情、意识、活动能力及合作程度。
(2) 评估患者营养及皮肤状况，有无大小便失禁。
(3) 辨别压疮分期，观察压疮的部位、大小（长、宽、深）、创面组织形态、潜行、窦道、渗出液等。
(4) 了解患者接受的治疗和护理措施及效果。

（二）操作要点

(1) 避免压疮局部受压。
(2) 长期卧床患者可使用充气床垫或者采取局部减压措施，定期变换体位，避免压疮加重或出现新的压疮。
(3) 压疮Ⅰ期患者局部使用半透膜敷料或者水胶体敷料加以保护。
(4) 压疮Ⅱ～Ⅳ期患者采取针对性的治疗和护理措施，定时换药，清除坏死组织，选择合适的敷料，皮肤脆薄者禁用半透膜敷料或者水胶体敷料。
(5) 对分期不明确的压疮和怀疑深层组织损伤的压疮须进一步全面评估，采取必要的清创措施，根据组织损伤程度选择相应的护理方法。
(6) 根据患者情况加强营养。

（三）指导要点

(1) 告知患者及家属发生压疮的相关因素、预防措施和处理方法。
(2) 指导患者加强营养，增加创面愈合能力。

（四）注意事项

(1) 压疮Ⅰ期患者禁止局部皮肤按摩，不宜使用橡胶类圈状物。
(2) 病情危重者，根据病情变换体位，保证护理安全。

三、伤口护理

（一）评估和观察要点

(1) 评估患者病情、意识、自理能力、合作程度。
(2) 了解伤口形成的原因及持续时间。
(3) 了解患者曾经接受的治疗、护理情况。
(4) 观察伤口的部位、大小（长、宽、深）、潜行、组织形态、渗出液、颜色、感染情况及伤口周围皮肤或组织状况。

（二）操作要点

(1) 协助患者取舒适卧位，暴露换药部位，保护患者隐私。
(2) 依次取下伤口敷料，若敷料粘在伤口上，用生理盐水浸湿软化后缓慢取下。
(3) 选择合适的伤口清洗剂清洁伤口，去除异物、坏死组织等。
(4) 根据伤口类型选择合适的伤口敷料。
(5) 胶布固定时，粘贴方向应与患者肢体或躯体长轴垂直，伤口包扎不可固定太紧。

（三）指导要点

(1) 告知患者及家属保持伤口敷料及周围皮肤清洁的方法。
(2) 指导患者沐浴、翻身、咳嗽及活动时保护伤口的方法。

（四）注意事项

（1）定期对伤口进行观察、测量并记录。
（2）根据伤口渗出情况确定伤口换药频率。
（3）伤口清洗一般选用生理盐水或对人体组织没有毒性的消毒液。
（4）如有多处伤口需换药，应先换清洁伤口，后换感染伤口；清洁伤口换药时，应从伤口中间向外消毒；感染伤口换药时，应从伤口外向中间消毒；有引流管时，先清洁伤口，再清洁引流管。
（5）换药过程中密切观察病情，出现异常情况及时报告医生。

四、造口护理

（一）评估和观察要点

（1）评估患者病情、意识、自理能力、合作程度、心理状态、家庭支持程度、经济状况。
（2）了解患者或家属对造口护理方法和知识的掌握程度。
（3）辨别造口类型、功能状况及有无并发症，评估造口周围皮肤情况。

（二）操作要点

（1）每日观察造口处血供及周围皮肤情况。
（2）每日观察排出物的颜色、量、性状及气味。
（3）根据需要更换造口底盘及造口袋
1）更换时保护患者隐私，注意保暖。
2）一手固定造口底盘周围皮肤，一手由上向下移除造口袋，观察排泄物的性状。
3）温水清洁造口及周围皮肤。
4）测量造口大小。
5）修剪造口袋底盘，剪裁的开口与造口黏膜之间保持适当空隙（1～2mm）。
6）按照造口位置自下而上粘贴造口袋，必要时可涂皮肤保护剂、防漏膏等，用手按压底盘1～3分钟。
7）夹闭造口袋下端开口。

（三）指导要点

（1）引导患者参与造口的自我管理，告知患者及家属更换造口袋的详细操作步骤，小肠造口者选择空腹时更换。
（2）告知患者和家属造口及其周围皮肤并发症的预防和处理方法。
（3）指导患者合理膳食，训练排便功能。

（四）注意事项

（1）使用造口辅助用品前阅读产品说明书或咨询造口治疗师。
（2）移除造口袋时注意保护皮肤；粘贴造口袋前保证造口周围皮肤清洁干燥。
（3）保持造口袋底盘与造口之间的空隙在合适的范围。
（4）避免做增加腹压的运动，以免形成造口旁疝。
（5）定期扩张造口，防止狭窄。

五、静脉炎预防及护理

（一）评估和观察要点

（1）评估患者年龄、血管，选择合适的导管型号、材质。
（2）评估穿刺部位皮肤状况、血管弹性及肢体活动度。
（3）了解药物的性质、治疗疗程及输液速度对血管通路的影响。

（4）根据静脉炎分级标准评估静脉炎状况。

（二）操作要点

（1）根据治疗要求，选择最细管径和最短长度的穿刺导管；置管部位宜覆盖无菌透明敷料，并注明置管及换药时间。

（2）输注前应评估穿刺点及静脉情况，确认导管通畅。

（3）直接接触中心静脉穿刺的导管时应戴灭菌无粉手套。

（4）输入高浓度、刺激性强的药物时宜选择中心静脉。

（5）多种药物输注时，合理安排输注顺序，在两种药物之间用等渗液体冲洗管路后再输注另一种药物。

（6）出现沿血管部位疼痛、肿胀或条索样改变时，应停止输液，及时通知医生，采取必要的物理治疗或局部药物外敷等方式处理。

（7）根据静脉炎的处理原则实施护理，必要时拔出导管并进行导管尖端培养。

（三）指导要点

（1）告知患者及家属保持穿刺部位皮肤清洁、干燥，避免穿刺侧肢体负重。

（2）告知患者穿刺部位敷料松动、潮湿或感觉不适时，及时通知医护人员。

（四）注意事项

（1）选择粗直、弹性好、易于固定的血管，尽量避开关节部位，不宜在同一部位反复多次穿刺。

（2）合理选择血管通路器材，及时评估、处理静脉炎。

（3）湿热敷时，避开血管穿刺点，防止烫伤。

六、烧伤创面护理

（一）评估和观察要点

（1）评估患者病情、意识、受伤时间、原因、性质、疼痛程度、心理状况等。

（2）评估烧伤面积、深度、部位，渗出液的气味、量及性质，有无污染、感染等。

（3）严重烧伤患者应观察生命体征。

（4）肢体包扎或肢体环形焦痂患者应观察肢体远端血供情况，如皮肤温度及颜色、动脉搏动情况、是否肿胀等。

（二）操作要点

（1）病室环境清洁，温湿度适宜，实施暴露疗法时室温保持在28～32℃，相对湿度50%～60%，床单位每日用消毒液擦拭。

（2）遵医嘱给予止痛剂、抗生素及补液，观察用药反应。

（3）抬高患肢，观察患肢末梢皮肤温度、颜色、动脉搏动、肿胀、感觉等情况。

（4）术前应剃除烧伤创面周围的毛发，大面积烧伤患者应保持创面清洁干燥，定时翻身。

（5）术后观察切、削痂及供、植皮部位敷料渗出情况，有渗出、异味及时更换。

（6）患者出现高热、寒战，创面出现脓性分泌物、坏死、臭味等，及时报告医生。

（7）特殊部位烧伤的护理

1）呼吸道烧伤：给予鼻导管或面罩吸氧，必要时给予呼吸机辅助呼吸，充分湿化气道，观察有无喉头水肿的表现，保持呼吸道通畅。

2）眼部烧伤：化学烧伤者早期反复彻底冲洗眼部，一般选用清水或生理盐水；分泌物较多者，及时用无菌棉签清除分泌物，白天用眼药水滴眼，晚间用眼药膏涂在眼部；眼睑闭合不全者，用无菌油纱布覆盖以保护眼球。

3）耳部烧伤：保持外耳道清洁干燥，及时清理分泌物，在外耳道入口处放置无菌干棉球，定时更换；耳周部位烧伤用无菌纱布铺垫。

4）鼻烧伤：保持鼻腔清洁、湿润、通畅，及时清理分泌物及痂皮，防止鼻腔干燥出血。

5）口腔烧伤：保持口腔清洁，早期用湿棉签湿润口腔黏膜，拭去脱落的黏膜组织。能进流食者进食后应保持口腔创面清洁。

6）会阴部烧伤：采用湿润暴露疗法，剃净阴毛清创后，留置导尿管，每日擦洗会阴；及时清理创面分泌物；女性患者用油纱布隔开阴唇，男性患者兜起阴囊；排便时避免污染创面，便后冲洗消毒创面后再涂药。

7）指（趾）烧伤：指（趾）与指（趾）之间用油纱布分开包扎，观察甲床的颜色、温度、敷料包扎松紧，注意抬高患肢以促进循环、减少疼痛。

（8）维持关节功能位，制订并实施个体化康复训练计划。

（三）指导要点

（1）告知患者创面愈合、治疗过程。
（2）告知患者避免对瘢痕性创面的机械性刺激。
（3）指导患者进行患肢功能锻炼的方法及注意事项。

（四）注意事项

（1）使用吸水性、透气性好的敷料进行包扎且松紧度适宜。
（2）烦躁或意识障碍的患者，适当约束肢体。
（3）注意变换体位，避免创面长时间受压。
（4）半暴露疗法应尽量避免敷料移动，暴露创面不宜覆盖敷料或被单。

七、供皮区皮肤护理

（一）评估和观察要点

评估患者病情、吸烟史及供皮区皮肤情况。

（二）操作要点

（1）观察伤口及敷料固定和渗出情况，有渗液或渗血时及时更换敷料。
（2）伤口加压包扎时，观察肢端血供。
（3）伤口有臭味、分泌物多、疼痛等异常征象，及时报告医生。

（三）指导要点

（1）告知患者供皮区域勿暴露于高温、强日光下，避免损伤。
（2）告知患者局部伤口保持干燥。

（四）注意事项

（1）在愈合期应注意制动，卧床休息，避免供皮区敷料受到污染。
（2）加压包扎供皮区时，松紧度适宜；避免供皮区受到机械性刺激。

八、植皮区皮肤护理

（一）评估和观察要点

（1）评估患者病情、意识、自理能力、合作程度。
（2）观察植皮区皮瓣色泽、温度、指压反应、血供情况及疼痛程度。

（二）操作要点

（1）观察伤口及敷料有无渗血、渗液，有无异味。
（2）使用烤灯照射时，烤灯的功率、距离应适宜，防止烫伤。
（3）监测皮瓣温度并与健侧作对照，出现异常及时报告医生。

(4) 使用抗凝药物和扩血管药物期间，观察局部血供及有无出血倾向。

(5) 患肢制动，采取相应措施预防压疮和手术后并发症。

（三）指导要点

(1) 告知患者戒烟的重要性。

(2) 告知患者避免皮瓣机械性刺激的重要性。

(3) 告知患者植皮区域的护理方法和注意事项。

（四）注意事项

(1) 避免使用血管收缩药物。

(2) 避免在强光下观察皮瓣情况。

(3) 避免患肢在制动期间牵拉皮瓣或皮管。

(4) 植皮区域勿暴露于高温、强日光下，避免损伤。

(5) 植皮区皮肤成活后，创面完全愈合，应立即佩戴弹力套持续压迫 6 个月，预防创面出现瘢痕增生。

(6) 植皮区皮肤瘙痒，切忌用手抓，以免破溃出血感染。

九、糖尿病足的预防

（一）评估和观察要点

(1) 评估发生糖尿病足的危险因素。

(2) 了解患者自理程度及依从性。

(3) 了解患者对糖尿病足预防方法和知识的掌握程度。

（二）操作要点

(1) 询问患者足部感觉，检查足部有无畸形，皮肤颜色、温度，足背动脉搏动，皮肤的完整性及局部受压情况。

(2) 测试足部感觉，即振动觉、痛觉、温度觉、触觉和压力觉。

（三）指导要点

(1) 告知患者糖尿病足的危险性、早期临床表现及预防的重要性，指导患者做好定期足部筛查。

(2) 教会患者促进肢体血液循环的方法。

(3) 告知患者足部检查的方法，引导其主动参与糖尿病足的自我防护。

(4) 指导患者足部日常护理方法，温水洗脚、不泡脚，保持皮肤清洁、湿润，洗脚后采取平剪方法修剪趾甲，有视力障碍者，请他人帮助修剪，按摩足部促进血液循环。

(5) 指导患者选择鞋尖宽大、鞋面透气性好、系带、平跟厚鞋，穿鞋前确认鞋内干净无杂物，穿新鞋后检查足部受到挤压或摩擦处皮肤并逐步增加穿用时间。

(6) 指导患者选择浅色、袜腰松、吸水性好、透气性好、松软暖和的袜子，不宜穿有破损或有补丁的袜子。

(7) 不要赤脚或赤脚穿凉鞋、拖鞋行走。

(8) 定期随诊，合理饮食，适量运动，控制血糖，积极戒烟。

（四）注意事项

(1) 不用化学药自行消除鸡眼或胼胝。

(2) 尽可能不使用热水袋、电热毯或烤灯，谨防烫伤，同时应注意预防冻伤。

十、糖尿病足的护理

（一）评估和观察要点

(1) 评估患者病情、意识状态、自理能力及合作程度。

（2）根据 Wagner 分级标准，评估患者足部情况。
（3）监测血糖变化。

（二）操作要点

（1）根据不同的创面选择换药方法。
（2）根据伤口选择换药敷料，敷料应具有透气性及较好的吸收能力，更换时避免再次损伤。
（3）伤口的换药次数根据伤口的情况而定。
（4）溃疡创面周围的皮肤可用温水、中性肥皂清洗，然后用棉球拭干，避免挤压伤口和损伤创面周围皮肤。
（5）每次换药时观察伤口的动态变化。
（6）观察足部血液循环情况，防止局部受压，必要时改变卧位或使用支被架。
（7）必要时请手足外科医生协助清创处理。

（三）指导要点

（1）告知患者及家属糖尿病足伤口定期换药及敷料观察的重要性。
（2）告知患者做好糖尿病足的自我管理，教会患者采用多种方法减轻足部压力。
（3）新发生皮肤溃疡者应及时就医。

（四）注意事项

（1）避免在下肢进行静脉输液。
（2）严禁使用硬膏、鸡眼膏或有腐蚀性药物接触伤口。
（3）准确测量伤口面积并记录。

十一、截肢护理

（一）评估和观察要点

评估患者病情、自理能力、合作程度、营养及心理状态。

（二）操作要点

（1）根据病情需要选择卧位，必要时抬高残肢。
（2）观察截肢伤口有无出血、渗血及肢体残端皮肤的颜色、温度、是否肿胀等，保持残端清洁、干燥。
（3）观察伤口引流液的颜色、性状及量。
（4）做好伤口疼痛和幻肢痛的护理，必要时遵医嘱给予止痛药，长期顽固性疼痛可行神经阻断手术。
（5）指导患者进行患肢功能锻炼，防止外伤。

（三）指导要点

（1）教会患者保持残端清洁的方法。
（2）教会患者残肢锻炼的方法。
（3）教会患者使用辅助器材。

（四）注意事项

（1）弹力绷带松紧度应适宜。
（2）维持残肢于功能位。
（3）使用辅助器材时做好安全防护，鼓励患者早期下床活动，进行肌肉强度和平衡锻炼，为安装假肢做准备。

第六节 气 道 护 理

肺的呼吸功能是指机体与外环境之间进行气体交换的能力，对维持机体正常新陈代谢起着关键作用。通畅的气道是呼吸的基本前提，若丧失对气道的控制，数分钟内可对机体造成严重后果。建立人工气道，及时、准确地应用机械通气，能迅速改善患者的缺氧状况，防止重要脏器的组织损害和功能障碍，是抢救呼吸衰竭患者的重要手段。气道护理的目的是维持气道的通畅，保证肺通气和换气过程的顺利进行，改善缺氧状况，预防并发症的发生。

一、吸　氧

（一）评估和观察要点

(1) 评估患者的病情、意识、呼吸状况、合作程度及缺氧程度。
(2) 评估鼻腔状况，有无鼻息肉、鼻中隔偏曲或分泌物阻塞等。
(3) 动态评估氧疗效果。

（二）操作要点

(1) 严格掌握吸氧指征，选择适合的吸氧方式。
(2) 正确安装氧气装置，管道或面罩连接紧密。
(3) 根据病情调节合适的氧流量。
(4) 用氧的过程中密切观察患者呼吸、神志、氧饱和度及缺氧程度改善情况等。

（三）指导要点

(1) 向患者解释用氧目的以取得合作。
(2) 告知患者或家属勿擅自调节氧流量，注意用氧安全。
(3) 根据用氧方式指导有效呼吸。

（四）注意事项

(1) 保持呼吸道通畅，注意气道湿化。
(2) 保持吸氧管路通畅，无打折、分泌物堵塞或扭曲。
(3) 面罩吸氧时，检查面部、耳郭皮肤受压情况。
(4) 吸氧时先调节好氧流量再与患者连接，停氧时先取下鼻导管或面罩，再关闭氧流量表。
(5) 注意用氧安全，尤其是使用氧气筒给氧时注意防火、防油、防热及防震。
(6) 新生儿吸氧应严格控制用氧浓度和用氧时间。

二、有 效 排 痰

（一）评估和观察要点

(1) 评估患者的病情、意识、咳痰能力、合作能力及影响咳痰的因素。
(2) 观察痰液的颜色、性质、量、气味，与体位的关系。
(3) 评估肺部呼吸音情况。

（二）操作要点

1. 有效咳嗽

(1) 协助患者取正确体位，上身微向前倾。
(2) 缓慢深呼吸数次后，深吸气至膈肌完全下降，屏气数秒，然后进行2~3声短促有力的咳嗽，缩唇将余气尽量呼出，循环2~3次，休息或正常呼吸几分钟后可再重新开始。

2. 叩击或震颤法

(1) 在餐前30分钟或餐后2小时进行。
(2) 根据患者病变部位采取相应体位。
(3) 避开乳房、心脏和骨突（如脊椎、胸骨、肩胛骨等）部位。
(4) 叩击法：叩击时五指并拢成空杯状，利用腕力从肺底由下向上、由外向内，快速有节奏地叩击胸背部。

(5) 震颤法：双手交叉重叠，按在胸壁部，配合患者呼气时自下而上震颤加压。
(6) 振动排痰仪：根据患者病情、年龄选择适当的振动频率和时间，振动时由慢到快、由下向上、由外向内。

3. 体位引流
(1) 餐前 1～2 小时或餐后 2 小时进行。
(2) 根据患者病灶部位和患者的耐受程度选择合适的体位。
(3) 引流顺序：先上叶，后下叶；若有 2 个以上炎性部位，应引流痰液较多的部位。
(4) 引流过程中密切观察病情变化，出现心律失常、血压异常等并发症时，立即停止引流并及时处理。
(5) 辅以有效咳嗽或胸部叩击或震颤，及时有效清除痰液。

（三）指导要点
(1) 告知患者操作的目的、方法及注意事项。
(2) 告知患者操作过程中的配合方法。

（四）注意事项
(1) 注意保护胸、腹部伤口，合并气胸、肋骨骨折时禁做叩击。
(2) 根据患者体型、营养状况、耐受能力，合理选择叩击方式、时间和频率。
(3) 操作过程中密切观察患者意识及生命体征变化。

三、口咽通气道放置

（一）评估和观察要点
(1) 评估患者的病情、生命体征、意识及合作程度。
(2) 评估患者的口腔、咽部及气道分泌物情况，有无活动性义齿。

（二）操作要点
(1) 选择合适的体位。
(2) 吸净口腔及咽部分泌物。
(3) 选择恰当的放置方法
1) 顺插法：在舌拉钩或压舌板的协助下，将口咽通气道放入口腔。
2) 反转法：口咽通气道的咽弯曲部朝上插入口腔，当其前端接近口咽部后壁时，将其旋转 180° 成正位，并用双手拇指向下推送至合适的位置。
(4) 测试人工气道是否通畅，防止舌或唇夹置于牙和口咽通气道之间。

（三）指导要点
告知患者及家属放置口咽通气道的目的、方法以取得配合。

（四）注意事项
(1) 根据患者中切牙到耳垂或下颌角的距离选择适宜的口咽通气道型号。
(2) 意识清楚、有牙齿折断或脱落危险和浅麻醉患者（短时间应用的除外）禁用。
(3) 牙齿松动者，插入及更换口咽通气道前后应观察有无牙齿脱落。
(4) 口腔内及上下颌骨创伤、咽部气道占位性病变、咽部异物梗阻患者禁忌使用口咽通气道。
(5) 定时检查口咽通气道是否通畅。

四、气管插管

（一）评估和观察要点
(1) 评估患者的病情、意识、有无活动性义齿、呼吸道通畅程度及既往史。

(2) 评估负压吸引装置是否处于备用状态，备齐插管用物及急救药物等。
(3) 观察生命体征、血氧饱和度、双侧呼吸音及胸廓运动情况。
(4) 评估口鼻腔状况，选择合适型号的导管。

（二）操作要点

(1) 取下活动性义齿，观察牙齿是否松动并做妥善固定，清除口、鼻腔分泌物，经鼻插管还须检查鼻腔有无堵塞、感染、出血，鼻中隔是否偏曲。
(2) 检查气管导管气囊是否漏气，润滑导管前半部。
(3) 将患者置于正确体位，充分开放气道。
(4) 插管成功后，迅速拔出管芯，向气囊内充气。
(5) 放入牙垫或通气道，固定导管，听诊呼吸音，检查气道是否通畅，清理气道，连接呼吸机或简易呼吸气囊。
(6) 观察导管外露长度，做标记并记录。
(7) 摆好患者体位，必要时约束患者双手。
(8) 做胸部 X 线检查，确定插管位置，观察有无口腔、牙齿损伤。

（三）指导要点

告知患者或家属气管插管的目的、过程和潜在并发症，取得合作。

（四）注意事项

(1) 选择合适型号的气管导管，管芯内端短于导管口 1.0～1.5cm。
(2) 选择合适的喉镜叶片，确保喉镜光源明亮。
(3) 避免反复插管。
(4) 严密观察患者生命体征及血氧饱和度、两侧胸廓起伏情况等变化。

五、人工气道固定

（一）评估和观察要点

(1) 评估患者的病情、意识、生命体征及合作程度。
(2) 评估管路位置、深度，气囊压力，固定部位的皮肤情况。

（二）操作要点

(1) 测量气管导管外露长度，经口插管者应测量距中切牙处的长度，经鼻插管者应测量距外鼻孔的长度，记录并做标记。
(2) 监测气管导管气囊的压力，吸净气管及口腔内分泌物。
(3) 固定气管导管，将牙垫放置在导管的一侧嘱患者咬住；防止气管导管左右偏移，可在导管的两侧都放置牙垫。
(4) 采用蝶形交叉固定法，先固定气管导管和牙垫，再交叉固定气管导管，胶布末端固定于面颊部；或选择其他适宜的固定方法，如固定器。
(5) 气管切开导管固定时，在颈部一侧打死结或手术结，松紧度以能放入一指为宜，用棉垫保护颈部皮肤。
(6) 操作后，测量气管导管的气囊压力，观察两侧胸廓起伏是否对称，听诊双肺呼吸音是否一致。

（三）指导要点

(1) 告知患者插管的意义及固定的重要性，取得患者的配合。
(2) 嘱患者不要随意变换体位。

（四）注意事项

(1) 操作前，测量气囊压力，使其在正常范围。

（2）操作前后，检查气管导管深度和外露长度，避免气管导管的移位。
（3）躁动者给予适当约束或应用镇静药。
（4）更换胶布固定部位，避免皮肤损伤，采取皮肤保护措施；气管切开患者，注意系绳的松紧度，防止颈部皮肤受压或气管切开套管脱出。
（5）调整呼吸机管路的长度和位置，保持头颈部与气管导管活动的一致性。

六、气管导管气囊压力监测

（一）评估和观察要点

（1）评估患者的病情、意识及合作程度。
（2）评估气管导管或气管切开套管的型号、插管深度及气囊充盈情况。
（3）观察患者的生命体征、血氧饱和度及呼吸机参数。

（二）操作要点

（1）将气囊压力监测表连接于气管导管或气管切开套管气囊充气口处，调整气囊压力在适当范围内。
（2）应用最小闭合容量技术，将听诊器放于气管处，向气囊内少量缓慢充气，直到吸气时听不到漏气声为止。

（三）指导要点

（1）向清醒患者说明气囊压力测定的目的及意义。
（2）在监测过程中嘱患者平静呼吸，勿咳嗽。

（四）注意事项

（1）定时监测气囊压力，禁忌在患者咳嗽时测量。
（2）避免过多、过快地抽出和充入气囊气体。
（3）患者出现烦躁不安、心率加快、血氧饱和度下降、呼吸机气道低压报警或低潮气量报警时，应重新检查气囊压力。
（4）呼吸机持续低压报警，在气管插管处可听到漏气声或者用注射器从气囊内无限抽出气体时，可能为气囊破裂，应立即通知值班医师进行处理。
（5）放气前，先吸净气道内及气囊上滞留物。

七、人工气道湿化

（一）评估和观察要点

（1）评估患者意识、生命体征、血氧饱和度、双肺呼吸音及合作程度。
（2）评估患者痰液的黏稠度、颜色、性质、量及气道通畅情况。

（二）操作要点

（1）使用恒温湿化器，及时添加灭菌注射用水，调节适宜温度；湿化罐水位适宜，定期更换。
（2）使用温湿交换器（人工鼻）时，应与气管导管紧密连接。
（3）使用雾化加湿时，保持管路装置密闭。
（4）湿化后配合胸部物理治疗，及时清理呼吸道分泌物。

（三）指导要点

（1）向患者解释人工气道湿化的目的、意义，以取得配合。
（2）指导患者有效咳嗽。

（四）注意事项

（1）保证呼吸机湿化装置温度在合适的范围之内。
（2）及时倾倒管道内积水。

（3）定期更换人工鼻，若被痰液污染随时更换；气道分泌物多且黏稠、脱水、低温或肺部疾病引起的分泌物潴留的患者应慎用人工鼻。

（4）不建议常规使用气道内滴注湿化液。

（5）恒温湿化器、雾化装置、呼吸机管路等应严格消毒。

八、气道内吸引

（一）评估和观察要点

（1）评估患者病情、意识、生命体征、合作程度、双肺呼吸音、口腔及鼻腔有无损伤。

（2）评估痰液的性质、量及颜色。

（3）评估呼吸机参数设置、负压吸引装置、操作环境及用物准备情况。

（二）操作要点

（1）吸痰前后听诊患者双肺呼吸音，给予纯氧吸入，观察血氧饱和度变化。

（2）调节负压吸引压力在 20～40kPa。

（3）经口鼻腔吸痰者，吸痰管经口或鼻进入气道，边旋转边向上提拉。

（4）人工气道内吸痰者，正确开放气道，迅速将吸痰管插入至适宜深度，边旋转边向上提拉，每次吸痰时间不超过15秒。

（5）吸痰管到达适宜深度前避免负压，逐渐退出的过程中提供负压。

（6）观察患者生命体征和血氧饱和度变化，听诊呼吸音，记录痰液的性状、量及颜色。

（三）指导要点

（1）告知患者气道内吸引的目的，取得配合。

（2）吸痰过程中，鼓励并指导患者深呼吸，进行有效咳嗽和咳痰。

（四）注意事项

（1）观察患者生命体征及呼吸机参数变化。

（2）遵循无菌原则，每次吸痰时均须更换吸痰管，应先吸气管内，再吸口鼻处。

（3）吸痰前整理呼吸机管路，倾倒冷凝水。

（4）掌握适宜的吸痰时间。

（5）注意吸痰管插入是否顺利，遇有阻力时应分析原因，不得粗暴操作。

（6）选择型号适宜的吸痰管，吸痰管外径应≤气管插管内径的1/2。

九、气管导管气囊上滞留物清除

（一）评估和观察要点

（1）评估患者的病情、生命体征、意识及合作程度。

（2）评估呼吸机参数设置、负压吸引装置、操作环境、用物准备情况；了解患者所用气管导管的型号、插管深度及气囊充盈情况。

（3）评估患者痰液的性状、量及颜色。

（二）操作要点

（1）协助患者取合适体位。

（2）吸尽口、鼻腔及气管内分泌物。

（3）在患者呼气初挤压简易呼吸器的同时将气囊放气。

（4）使用较大的潮气量，在塌陷的气囊周围形成正压，将滞留的分泌物"冲"到口咽部，于呼气末将气囊充气。

（5）立即清除口鼻腔内分泌物。

（6）连接呼吸机，吸纯氧 2 分钟。
（7）使用有气囊上分泌物引流功能气管导管时，应用适宜负压持续或间断进行分泌物清除或使用 EVAC 泵。

（三）指导要点
（1）告知患者操作的目的、步骤和配合方法。
（2）操作过程中，鼓励并指导患者深呼吸。

（四）注意事项
（1）挤压简易呼吸器及气囊充气、放气的时机应正确。
（2）反复操作时，可让患者休息 2~5 分钟，酌情予以吸氧。

十、经口气管插管患者口腔护理

（一）评估和观察要点
（1）评估患者的病情、生命体征、意识状态和合作程度。
（2）评估操作环境和用物准备情况。
（3）观察口腔黏膜有无出血点、溃疡、异味及口腔内卫生情况。

（二）操作要点
（1）根据患者的病情，协助患者摆好体位。
（2）保证气囊压力在适宜范围，吸净气管及口腔内的分泌物。
（3）记录气管导管与中切牙咬合处的刻度，测量气管导管外露部分中切牙的长度。
（4）2 人配合，1 人固定导管，另 1 人进行口腔护理。
（5）操作过程观察患者病情变化，必要时停止操作。
（6）将牙垫置于导管的一侧并固定，定期更换牙垫位置。
（7）操作完毕后，再次测量气管导管外露长度和气囊压力，观察两侧胸部起伏是否对称，听诊双肺呼吸音是否一致。

（三）指导要点
（1）告知患者及家属口腔护理的目的、方法及可能造成的不适，以取得配合。
（2）指导清醒患者充分暴露口腔以便操作。

（四）注意事项
（1）操作前测量气囊压力。
（2）操作前后认真清点棉球数量，禁止漱口，可采取口鼻腔冲洗。
（3）检查气管导管深度和外露长度，避免移位和脱出。
（4）躁动者适当约束或应用镇静药。

十一、拔出气管插管

（一）评估和观察要点
（1）评估患者的病情、意识、血氧饱和度和合作程度。
（2）评估拔管指征，撤离呼吸机成功，患者咳嗽和吞咽反射恢复，可自行有效排痰，上呼吸道通畅，无喉头水肿、喉痉挛等气道狭窄表现。
（3）评估呼吸功能、操作环境、用物准备情况。

（二）操作要点
（1）拔管前给予充分吸氧，观察生命体征和血氧饱和度。
（2）吸净气道、口鼻内及气囊上的分泌物。

(3) 2人配合，1人解除固定，1人将吸痰管置入气管插管腔内，另1人用注射器将气管导管气囊内气体缓慢抽出，然后边拔气管导管边吸引气道内痰液。

(4) 拔管后立即给予吸氧，观察患者生命体征、血氧饱和度、气道是否通畅等。

(5) 协助患者排痰，必要时继续吸引口鼻内分泌物。

（三）指导要点

(1) 告知患者拔出气管导管的目的、方法，以取得配合。

(2) 指导患者进行有效咳嗽和咳痰。

（四）注意事项

(1) 拔管前吸净口鼻内分泌物。

(2) 拔管后若发生喉痉挛或呼吸不畅，可用简易呼吸器加压给氧，必要时再行气管插管。

十二、气管切开伤口换药

（一）评估和观察要点

(1) 评估患者的病情、意识及合作程度。

(2) 评估操作环境，用物准备情况。

(3) 评估气管切开伤口情况，套管有无脱出迹象，敷料污染情况，颈部皮肤情况。

（二）操作要点

(1) 协助患者取合适体位，暴露颈部。

(2) 换药前充分吸痰，观察气道是否通畅，防止换药时痰液外溢污染。

(3) 操作前后检查气管切开套管位置、气囊压力及固定带松紧度，防止操作过程中因牵拉使导管脱出。

(4) 擦拭伤口顺序正确；无菌纱布敷料完全覆盖气管切开伤口。

（三）指导要点

(1) 告知患者气管切开伤口换药的目的及配合要点，以取得配合。

(2) 指导患者及家属气管切开伤口的护理方法和注意事项，预防并发症。

（四）注意事项

(1) 根据患者气管切开伤口处情况选择敷料。

(2) 每天换药至少一次，保持伤口敷料及固定带清洁、干燥。

(3) 操作中防止牵拉。

十三、气管切开套管内套管更换及清洗

（一）评估和观察要点

(1) 评估患者的病情、意识、呼吸型态、痰液、血氧饱和度和合作程度。

(2) 评估患者的气管切开伤口，气管套管的种类、型号和气囊压力。

(3) 评估气管切开套管内套管有无破损及异物。

（二）操作要点

(1) 协助患者取合适体位。

(2) 取出气管切开内套管，避免牵拉。

(3) 冲洗消毒内套管。

(4) 戴无菌手套，将干净内套管放回气管切开套管内。

（三）指导要点

告知患者操作目的及配合要点。

（四）注意事项

操作中保持呼吸道通畅，取出和放回套管时动作轻柔。

十四、无创正压通气

（一）评估和观察要点

（1）评估患者的病情、意识、生命体征、呼吸道通畅程度、排痰情况及血氧饱和度。
（2）评估操作环境、设备仪器准备及运行情况。
（3）评估呼吸机参数、人机同步性及患者合作程度等。

（二）操作要点

（1）正确连接呼吸机管路，湿化器中加无菌蒸馏水，接电源、氧源。
（2）患者取坐位或半卧位。
（3）选择合适的鼻罩或面罩，使患者佩戴舒适且使漏气量最小。
（4）根据病情选择最佳通气模式及适宜参数。
（5）指导患者呼吸频率与呼吸机同步，从较低压力开始，逐渐增加到患者能够耐受的适宜压力，保证有效潮气量。
（6）观察有无并发症，如恐惧或精神紧张、口咽部干燥、腹胀气、鼻面部压迫性损伤、气胸等。

（三）指导要点

（1）告知患者及家属无创通气的目的、方法，可能出现的不适及如何避免，取得患者和家属的配合。
（2）教会患者正确使用头带，固定松紧适宜。
（3）指导患者有规律地放松呼吸，不要张口呼吸。
（4）指导患者有效排痰。

（四）注意事项

（1）每次使用前检查呼吸机管路连接情况，避免破损漏气，保持呼气口通畅，使用过程中检查呼吸机管道及接头是否漏气。
（2）固定松紧适宜，避免张力过高引起不适。
（3）保护受压部位皮肤，必要时使用减压贴。
（4）在治疗前或治疗中协助患者翻身拍背，鼓励患者有效咳嗽、咳痰，适当间隙饮水。
（5）注意气道湿化。
（6）注意呼吸机管道的消毒及鼻罩或面罩的清洁，鼻罩或面罩专人专用。
（7）避免在饱餐后使用呼吸机，一般在餐后 1 小时左右为宜。
（8）使用后出现不适，如胸闷、气短、剧烈头痛、鼻或耳疼痛时，应停止使用呼吸机，并通知医生。

十五、有创机械通气

（一）评估和观察要点

（1）评估患者病情、意识状态、合作程度。
（2）评估人工气道类型、气道通畅程度、肺部情况、痰液性质及量。
（3）评估呼吸机参数设定，报警设定；观察自主呼吸与呼吸机是否同步，呼吸机运转情况。
（4）观察患者的氧合状况，包括血氧饱和度水平、血气分析的指标变化等。

（二）操作要点

（1）连接好呼吸机，接模拟肺试机，试机正常方可与患者连接。
（2）调节呼吸机参数，设置报警限。

(3) 保证加湿装置工作正常，温度适宜。
(4) 监测患者生命体征、血氧饱和度及呼吸机实际监测值的变化。
(5) 听诊双肺呼吸音，检查通气效果。

（三）指导要点

(1) 告知患者及家属机械通气的目的、方法、可能出现的不适，取得患者和家属的配合。
(2) 指导患者正确使用肢体语言进行交流。
(3) 指导患者进行呼吸功能锻炼及有效排痰。

（四）注意事项

(1) 执行标准预防，预防医院感染。
(2) 无禁忌证患者保持床头抬高 30°～45°。
(3) 间断进行脱机训练，避免患者产生呼吸机依赖。
(4) 及时处理报警，如呼吸机发生故障或报警未能排除，应断开呼吸机并给予简易呼吸器手动通气，待故障解除、试机正常后再连接呼吸机。

第七节　引流护理

引流是指依靠吸引力或重力从体腔或伤口引出液体的行为、过程和办法。临床上应用的引流管种类很多，多用于导尿、伤口引流、胸腔、腹腔、脑室、胃肠道、胆道引流等。引流的目的是将人体组织间隙或体腔中积聚的液体引导至体外，引流的护理旨在保证引流的有效性，防止术后感染，促进伤口愈合。在引流护理的过程中要注意保证引流管的通畅，妥善固定，详细记录引流液的颜色、性质和量的变化，以利于对患者病情的判断。

一、胃肠减压的护理

（一）评估和观察要点

(1) 评估患者的病情，意识状态及合作程度。
(2) 评估口腔黏膜、鼻腔及插管周围皮肤情况；了解有无食管静脉曲张。
(3) 评估胃管的位置、固定情况及负压吸引装置工作情况。
(4) 观察引流液的颜色、性质和量。
(5) 评估腹部体征及胃肠功能恢复情况。

（二）操作要点

(1) 协助患者取舒适卧位，清洁鼻腔，测量插管长度（从鼻尖经耳垂至胸骨剑突处的距离）。
(2) 润滑胃管前端，沿一侧鼻孔轻轻插入，到咽喉部（插入 14～15cm）时，嘱患者做吞咽动作，随后迅速将胃管插入。
(3) 证实胃管在胃内后，固定并做好标记。
(4) 正确连接负压吸引装置，负压吸力不可过强，以免堵塞管口和损伤胃黏膜。
(5) 保持胃管通畅，定时回抽胃液或向胃管内注入 10～20ml 生理盐水冲管。
(6) 固定管路，防止牵拉并保证管路通畅。
(7) 记录 24 小时引流量。
(8) 口服给药时，将药片碾碎溶解后注入并用温水冲洗胃管，夹管 30 分钟。
(9) 给予口腔护理。
(10) 必要时雾化吸入，保持呼吸道的湿润及通畅。
(11) 定时更换引流装置。
(12) 拔管时，先将吸引装置与胃管分离，捏紧胃管末端，嘱患者吸气并屏气，迅速拔出胃管。

(三)指导要点

(1) 告知患者胃肠减压的目的和配合方法。
(2) 告知患者及家属防止胃管脱出的措施。

(四)注意事项

(1) 给昏迷患者插胃管时,应先撤去枕头,使患者头向后仰,当胃管插入 15cm 时,将患者头部托起,使下颌靠近胸骨柄以增大咽喉部通道的弧度,便于胃管顺利通过会厌部。
(2) 插管时若患者出现恶心,应休息片刻,嘱患者深呼吸再插入,出现呛咳、呼吸困难、发绀等情况,立即拔出,休息后重新插入。
(3) 食管和胃部手术后,冲洗胃管有阻力时不可强行冲洗,应通知医生采取相应措施。
(4) 长期胃肠减压者,每月更换胃管 1 次,再从另一侧鼻孔插入。

二、腹腔引流的护理

(一)评估和观察要点

(1) 评估患者的病情及腹部体征。
(2) 观察引流是否通畅、引流液的颜色、性质和量。
(3) 观察伤口敷料处有无渗出液。

(二)操作要点

(1) 引流管用胶布 S 形固定,防止滑脱,标识清楚。
(2) 引流袋位置必须低于切口平面。
(3) 定时挤捏引流管,保持引流通畅,防止引流管打折、扭曲、受压。
(4) 观察引流液颜色、性质,发现引流量突然减少或增多、颜色性状改变,患者出现腹胀、发热、生命体征改变等异常情况应立即报告医生。
(5) 准确记录 24 小时引流量。
(6) 定时更换引流袋。

(三)指导要点

(1) 告知患者更换体位或下床活动时保护引流管的措施。
(2) 告知患者出现不适及时通知医护人员。

(四)注意事项

(1) 拔管后注意观察伤口渗出情况,渗出液较多者应及时通知医生处理。
(2) 观察有无感染、出血、慢性窦道等并发症。

三、T 管引流的护理

(一)评估和观察要点

(1) 评估患者的病情、生命体征及腹部体征,如有无发热、腹痛、黄疸等。
(2) 评估患者的皮肤、巩膜黄染消退情况及大便颜色;T 管周围皮肤有无胆汁侵蚀。
(3) 观察引流液的颜色、性质和量。

(二)操作要点

(1) 引流管用胶布 S 形固定,标识清楚。
(2) 引流袋位置必须低于切口平面。
(3) 保持引流通畅,避免打折成角、扭曲、受压。
(4) T 管周围皮肤有胆汁渗漏时,可用氧化锌软膏保护。
(5) 观察胆汁颜色、性质,并准确记录 24 小时引流量。

(6)定时更换引流袋。

(三)指导要点
(1)告知患者更换体位或下床活动时保护T管的措施。
(2)告知患者出现不适及时通知医护人员。
(3)如患者须带T管回家,指导其管路护理及自我监测方法。
(4)指导患者进清淡饮食。

(四)注意事项
(1)观察生命体征及腹部体征的变化,及早发现胆瘘、胆汁性腹膜炎等并发症。
(2)T管引流时间一般为12~14天,拔管之前遵医嘱夹闭T管1~2天,夹管期间和拔管后观察有无发热、腹痛、黄疸等情况。

四、经皮肝穿刺置管引流术的护理

(一)评估和观察要点
(1)评估生命体征、腹部体征及病情变化,包括黄疸情况,如皮肤、巩膜颜色及大小便颜色,肝功能恢复情况等。
(2)观察引流液的颜色、性质、量。
(3)观察经皮肝穿刺置管引流术(PTCD)者引流管周围皮肤及伤口敷料情况。

(二)操作要点
(1)妥善固定引流管,防止脱出;对躁动不安的患者,应有专人守护或适当约束。
(2)引流袋位置应低于切口平面。
(3)保持引流通畅,避免打折成角、扭曲。
(4)准确记录24小时引流量。
(5)定时更换引流袋。

(三)指导要点
(1)告知患者更换体位时防止引流管脱出或受压的措施。
(2)告知患者出现腹痛、腹胀时,及时通知医护人员。
(3)如患者须带PTCD引流管回家,指导其管路护理及自我监测方法。
(4)根据患者病情,给予饮食指导。

(四)注意事项
(1)PTCD术后注意观察有无血性胆汁流出,术后1~2天胆汁呈浑浊墨绿色,以后逐渐呈清黄色或黄绿色。若胆汁引流量突然减少,应检查引流管是否脱出,若有异常通知医生处理。
(2)重度梗阻性黄疸的患者不能开腹手术或择期手术时行PTCD,将胆汁引出体外,减轻黄疸,改善肝脏功能;胆管恶性肿瘤行PTCD术后须长期保留引流管,指导患者及家属进行PTCD引流的自我管理。

五、伤口负压引流的护理

(一)评估和观察要点
(1)评估患者病情变化、生命体征。
(2)观察引流是否通畅,引流液颜色、性质、量。
(3)观察伤口敷料有无渗出液。

(二)操作要点
(1)妥善固定引流管,防止脱出。

（2）遵医嘱调节压力，维持有效负压。
（3）保持引流通畅，避免打折成角、扭曲、受压。
（4）准确记录24小时引流量。

（三）指导要点
告知患者更换体位时防止引流管意外脱出或打折、受压的措施。

（四）注意事项
拔管后注意观察局部伤口敷料，若发现渗出，及时通知医生处置。

六、胸腔闭式引流的护理

（一）评估和观察要点
（1）评估患者生命体征及病情变化。
（2）观察引流液的颜色、性质、量。
（3）观察长管内水柱波动（正常为4～6cm），咳嗽时有无气泡溢出。
（4）观察伤口敷料有无渗出液、有无皮下气肿。

（二）操作要点
（1）连接引流装置，使用前检查引流装置的密闭性能，保持连接处紧密，防止滑脱。
（2）引流瓶低于胸壁引流口平面60～100cm，水封瓶长管没入无菌生理盐水中3～4cm，并保持直立。
（3）定时挤压引流管，引流液多或有血块则按需正确挤压，捏紧引流管的远端，向胸腔的方向挤压，再缓慢松开捏紧的引流管，防止引流瓶中液体倒吸；如接有负压装置，吸引压力应适宜，避免过大的负压引起胸腔内出血及患者疼痛。
（4）根据病情尽可能采取半卧位。
（5）应保持引流装置密闭和无菌，保持胸壁引流口处的敷料清洁干燥，敷料渗出液较多时应及时通知医生更换。
（6）根据病情需要定时准确记录引流量。
（7）引流瓶内无菌生理盐水每天更换，引流瓶每周更换，床旁备血管钳，更换时必须夹闭引流管，防止空气进入胸膜腔引起气胸。

（三）指导要点
（1）告知患者胸腔引流的目的及配合方法。
（2）告知患者正确的咳嗽、深呼吸、变换体位的方法并鼓励患者咳嗽、深呼吸及变换体位。

（四）注意事项
（1）出血量多于100ml/h，呈鲜红色，有血凝块，同时伴有脉搏增快，提示有活动性出血的可能，应及时通知医生。
（2）水封瓶打破或接头滑脱时，要立即夹闭或反折近胸端胸腔引流管。
（3）引流管自胸壁伤口脱出，立即用手顺皮肤纹理方向捏紧引流口周围皮肤（注意不要直接接触伤口）并立即通知医生处理。
（4）患者下床活动时，引流瓶的位置应低于膝盖且保持平稳，保证长管没入液面下；外出检查前须将引流管夹闭，漏气明显的患者不可夹闭胸腔引流管。
（5）拔管后注意观察患者有无胸闷、憋气、皮下气肿、伤口渗液及出血等症状，有异常及时通知医生。

七、心包、纵隔引流的护理

（一）评估和观察要点
（1）评估患者意识状态、生命体征及病情变化。
（2）观察引流液的颜色、性质、量。
（3）观察长玻璃管内水柱波动（正常为4~6cm）。

（二）操作要点
（1）连接吸引装置，使用前检查吸引装置的密闭性能，保持连接处紧密，防止滑脱。
（2）保持引流管通畅，防止堵管，避免受压、扭曲或打折。
（3）引流瓶低于胸壁引流口平面60~100cm，水封瓶长玻璃管没入水中3~4cm。
（4）保持管道密闭无菌，防止逆行感染。
（5）患者清醒后可抬高床头15°，循环稳定后取半卧位。
（6）记录单位时间内引流量及24小时累积引流量。
（7）引流装置定时更换，保持胸壁引流口处的敷料清洁干燥，有外渗时及时通知医生更换。
（8）床旁备血管钳。

（三）指导要点
（1）告知患者心包、纵隔引流的目的及配合方法。
（2）告知患者更换体位时防止引流管意外脱出或打折、受压等的措施。

（四）注意事项
（1）术后当日每30~60分钟挤压引流管1次，若引流液多或有血块则按需正确挤压，防止堵塞；如接有负压装置，吸引压力一般1.5~2.0kPa。
（2）若手术当日2~3小时引流管内出现大量鲜红色的血性液体，如成人>300ml/h，小儿>4ml×体重（kg）/h，且无减少趋势，及时通知医生。
（3）引流量偏多，以后突然减少或引流不畅，患者出现血压下降、心率增快、呼吸困难、发绀、面色苍白、出汗等症状，考虑心脏压塞的可能，应及时通知医生。
（4）发现引流出大量血性液体或引流管被较多的血块堵塞，应立即通知医生。
（5）患者下床活动时，须将引流管夹闭，以防导管脱落、漏气或液体反流。
（6）拔管后观察患者有无胸闷、憋气、心悸，伤口渗液及出血，有异常及时通知医生。

八、脑室、硬膜外、硬膜下引流的护理

（一）评估和观察要点
（1）评估患者意识、瞳孔、生命体征及头痛、呕吐等情况。
（2）观察引流管内液面有无波动，引流液的颜色、性状、量。
（3）观察伤口敷料有无渗出。

（二）操作要点
（1）保持引流管通畅，标识清楚，防止引流装置受压、打折、扭曲。
（2）脑室引流瓶（袋）入口处应高于外耳道10~15cm；硬膜外、硬膜下引流管根据颅内压情况置于床面或遵医嘱调整。
（3）留置脑室引流管期间，保持患者平卧位，如要摇高床头，须遵医嘱对应调整引流管高度。
（4）适当限制患者头部活动范围，患者躁动时，可酌情予以约束。
（5）记录24小时引流量。
（6）定时更换引流装置。

（三）指导要点

（1）告知患者及家属置脑室、硬膜外、硬膜下引流管的意义。

（2）告知患者及家属留置脑室、硬膜外、硬膜下引流管期间安全防范措施，如不能随意移动引流袋位置，应保持伤口敷料清洁，不可抓挠伤口等。

（四）注意事项

（1）脑室引流管拔管前遵医嘱先夹闭引流管24~48小时，观察患者有无头痛、呕吐等颅内高压症状。

（2）引流早期（1~2小时）须特别注意引流速度，切忌引流过快、过多。

（3）观察脑室引流管波动情况，注意检查管路是否堵塞。

（4）翻身时，避免引流管牵拉、滑脱、扭曲、受压；搬运患者时将引流管夹闭、妥善固定。

（5）硬膜外、硬膜下引流管放置高度应遵医嘱。

（6）硬膜外、硬膜下引流液量及颜色突然改变时，及时通知医生给予处理。

第八节　围手术期护理

围手术期是围绕手术的一个全过程，从决定接受手术治疗开始，直至基本康复，包括手术前、手术中及手术后的一段时间。手术能治疗疾病，但也可能导致并发症和后遗症。患者接受手术，要经历麻醉和手术创伤的刺激，机体处于应激状态。任何手术都会使患者产生心理和生理负担。因此，围手术期护理旨在为患者提供身心整体护理，增加患者的手术耐受性，使患者以最佳状态顺利度过围手术期，预防或减少术后并发症，促进患者早日康复。

一、术前护理

（一）评估和观察要点

（1）评估患者的病情、配合情况、自理能力、心理状况。

（2）评估患者生命体征、饮食、睡眠、排便、原发病治疗用药情况、既往史等。

（3）了解女性患者是否在月经期。

（4）了解患者对疾病和手术的认知程度。

（二）操作要点

（1）向患者及家属说明术前检查的目的及注意事项，协助完成各项辅助检查。

（2）帮助患者了解手术、麻醉相关知识：可利用图片资料、宣传手册、录音、录像或小讲课等多种形式介绍有关知识、手术方式、麻醉方式等。

（3）向患者说明手术的重要性，术前、术中、术后可能出现的情况及配合方法。

（4）做好术前常规准备，如个人卫生、手术区域的皮肤准备、呼吸道准备、胃肠道准备、体位训练等。

（5）根据手术需要，配合医生对手术部位进行标记。

（6）做好身份识别标志，以利于病房护士与手术室护士进行核对。

（三）指导要点

（1）呼吸功能训练：根据手术方式，指导患者进行呼吸训练，教会患者有效咳痰，告知患者戒烟的重要性和必要性。

（2）床上排泄：根据病情，指导患者练习在床上使用便器排便。

（3）体位训练：教会患者自行调整卧位和床上翻身的方法以适应术后体位的变化；根据手术要求训练患者特殊体位以适应术中和术后特殊体位的要求。

（4）饮食指导：根据患者病情，指导患者饮食。

（5）肢体功能训练：针对手术部位和方式，指导患者进行功能训练。

（四）注意事项

（1）指导患者及家属阅读手术须知。

（2）对教育效果需进行评价：患者能否正确复述术前准备相关配合要点，能否正确进行功能训练；护士应注意观察患者情绪变化，评估患者有无焦虑状态及焦虑是否减轻或消除。

二、术中护理

（一）评估和观察要点

（1）根据不同的手术需要，选择合适的手术间进行手术并评估手术间环境和各种仪器设备的情况。

（2）评估患者的病情、意识状态、自理能力、全身情况、配合程度、术前准备情况、物品带入情况等。

（3）术中注意评估患者的体位摆放情况、皮肤受压情况。

（4）评估手术需要的物品并将其合理放置。

（5）评估手术间的消毒隔离方法。

（二）操作要点

（1）护士常规检查手术室环境，保证所有电源、仪器、接线板、吸引器等都处于正常工作状态，仪器设备按规范化布局放置到位。

（2）运用两种及以上的方法进行患者手术信息核对，同时对患者意识和全身状况及患者带入物品进行评估并记录；通过交谈缓解患者的紧张情绪。

（3）根据手术不同，评估并准备适合患者的手术辅助设备、器械和敷料，按规范化布局进行各类仪器的摆放。

（4）连接各仪器，使其处于功能状态。建立静脉通路，在实施正确体位的同时，确保静脉通路、导尿管等各类引流管的通畅及电刀负极板的安全放置。

（5）手术医师、麻醉医师、手术室护士三方核对确认患者身份。

（6）手术体位的安置由手术医师、麻醉医师、手术室护士共同完成，注意做好患者隐私的保护。

（7）手术过程中要给予患者必要的保温措施。

（8）限制手术室内人员数量。

（9）巡回护士应密切观察患者的反应，及时发现患者的不适，配合麻醉医师和手术医师做好各种并发症及紧急情况的抢救工作。

（10）巡回护士与洗手护士按照物品清点制度要求，在手术开始前、关闭体腔前、关闭体腔后、术毕共同查对手术器械、敷料、缝针等物品数目无误并准确记录，术中如有添加应及时记录。

（11）患者出手术室前须再次评估各种引流管是否正确连接、固定牢固、引流通畅，伤口有无渗血、包扎是否妥当、受压皮肤是否完好。

（三）指导要点

指导患者熟悉手术间的环境，了解手术过程。

（四）注意事项

（1）术中用药、输血的核查：由麻醉医师或手术医师根据需要下达医嘱并做好相应记录，由手术室护士与麻醉医师共同核查。

（2）体位安置要安全合理，防止坠床或损伤；保护患者受压皮肤，预防压疮的发生，做好交班并记录。

三、术后护理

（一）评估和观察要点

（1）了解麻醉方式、手术方式及术中情况。

（2）观察意识状态、生命体征及病情变化，观察伤口敷料有无渗出，引流管的类型、位置、是否通畅，观察引流液的颜色、性质、量，皮肤受压情况等。

（3）观察有无疼痛、发热、恶心呕吐、腹胀、呃逆及尿潴留等常见的术后反应，并遵医嘱给予处理。

（二）操作要点

（1）根据患者手术和麻醉方式，采取适当的卧位。

（2）观察有无舌后坠、痰液堵塞气道等情况。

（3）连接各种治疗性管路，妥善固定，保持通畅。

（4）根据需要给予床档保护和保护性约束。

（5）观察并记录病情变化。

（6）遵医嘱给药，控制疼痛，增进舒适感。

（7）协助患者床上翻身、叩背。

（8）根据病情选择适当的饮食。

（9）根据患者的恢复情况进行术后康复指导，实施出院计划。

（三）指导要点

（1）根据病情指导患者适量活动，合理膳食。

（2）告知患者严格按医嘱服用药物，如有疑问及时与医师取得联系。

（3）指导患者及家属保护伤口、造（瘘）口及各引流管的方法。

（4）根据患者病情及手术方式，指导患者进行功能锻炼。

（四）注意事项

（1）从生理、心理、社会等方面为患者提供整体护理服务。

（2）可运用患者经验分享、专题讲座等多种教育手段讲解术后配合的相关知识并对教育效果进行评价。